Abkürzungen und Begriffe in der Medizin

Abkürzungen und Begriffe in der Medizin

Herbert Dräger

Rund 7 000 Abkürzungen und über 10 000 Begriffe
4 Tabellen

1992
Georg Thieme Verlag Stuttgart · New York

Herbert Dräger
Steinbahn 106
5200 Siegburg

Die Deutsche Bibliothek – CIP-Einheitsaufnahme

Dräger, Herbert
Abkürzungen und Begriffe in der Medizin : rund 7000 Abkürzungen und
über 10 000 Begriffe ; 4 Tabellen / Herbert Dräger. – Stuttgart ; New York :
Thieme, 1992
NE: HST

© 1992 Georg Thieme Verlag, Rüdigerstraße 14, D-7000 Stuttgart 30
Printed in Germany
Satz: Compart, D-7406 Mössingen (Ventura 2.0, Linotronic 300)
Druck: Druckhaus Götz GmbH, D-7140 Ludwigsburg

ISBN 3-13-773801-6   2 3 4 5 6

Vorwort

Der Gebrauch von Abkürzungen in der medizinischen Fachliteratur nimmt ständig zu. Da viele Abkürzungen unterschiedliche Bedeutungen haben, ist es nicht verwunderlich, daß es häufig zu Verwechslungen oder zu Unsicherheiten kommt. In den gängigen Nachschlagewerken sind die Abkürzungen als eigene Einträge entweder gar nicht oder nur am Rande berücksichtigt; meist finden sie sich unter dem betreffenden ausgeschriebenen Stichwort im Text und können daher nicht nachgeschlagen werden. Hier soll das vorliegende Lexikon ein zuverlässiger Helfer sein. Neben zahlreichen Abkürzungen und Begriffen aus der Medizin enthält dieses Buch einen Abschnitt, der sich mit den Abkürzungen in medizinischen bzw. arzneilichen Rezepten befaßt. Weiterhin findet sich ein Kapitel über SI-Einheiten sowie eine Auswahl von Abkürzungen und Umrechnungsfaktoren amerikanischer, britischer und metrischer Maße und Gewichte. Insgesamt enthält dieses Nachschlagewerk rund 7 000 Abkürzungen und mehr als 10 000 Begriffe.

Diese Buch ist für alle diejenigen von Interesse, die im medizinischen Bereich tätig oder an der Medizin interessiert sind. Es ist ein Nachschlagewerk, das sich als nützliche Ergänzung zu den allgemein bekannten Wörterbüchern und Lexika der Medizin versteht.

Siegburg, Oktober 1991   *Herbert Dräger*

Hinweise zum Gebrauch des Lexikons

Alle Abkürzungen sind alphabetisch bzw. alphanumerisch sortiert. Großbuchstaben sind vor Kleinbuchstaben, Abkürzungen ohne Punkt oder andere Zeichen vor Abkürzungen mit Punkt oder anderen Zeichen angeordnet.

Bei einer Abkürzung mit mehreren Bedeutungen sind die Begriffe in alphabetischer Reihenfolge eingebracht und zur deutlichen Unterscheidung numeriert.

Ist einem Begriff ein „→" angefügt, folgen eine oder mehrere Abkürzungen. Sie sind an anderer Stelle im Buch aufgeführt und betreffen den vorgenannten Begriff. Zum Teil wird der Begriff anders geschrieben, hat aber die gleiche Bedeutung.

Folgt einem Begriff die Abkürzung „vgl.", wird auf einen vergleichbaren weiteren Begriff bzw. Abkürzung hingewiesen.

Ist einer Abkürzung und Begriff ein „(E)" angefügt, so handelt es sich um einen englischsprachigen Begriff, der auch im deutschsprachigen Raum Verwendung finden kann. Fast immer ist auch die deutsche Bedeutung angegeben.

Abkürzungen und Begriffe, denen ein „(L)" angefügt ist, sind lateinische Begriffe, meist mit angefügter deutscher Bedeutung.

Im Kapitel 2 sind eine Auswahl von Abkürzungen mit lateinischen Begriffen und deren deutschen Bedeutungen zusammengetragen. Diese Abkürzungen werden überwiegend in der Pharmazie, für arzneiliche sowie medizinische Rezepte verwendet.

Das Kapitel 3 informiert in Kurzform über SI-Einheiten und deren Abkürzungen.

Eine Auswahl von Abkürzungen, Bezeichnungen und Umrechnungsfaktoren amerikanischer, britischer und metrischer Maße sowie Gewichte ist im Kapitel 3 zusammengestellt. Sie sollen bei einer notwendigen Umrechnung als Hilfe dienen.

Über römische Ziffern oder Zahlenzeichen informiert das Kapitel 4. Auch diese kleine Aufstellung kann gelegentlich eine große Hilfe darstellen.

Inhaltsverzeichnis

Mehrfach verwendete Abkürzungen und Zeichen

Bez.	Bezeichnung
bzw.	beziehungsweise
(E)	überwiegend im englischen Sprachgebrauch verwendete Abkürzung, Begriff oder Schreibweise bzw. englischen Ursprungs
(F)	überwiegend im französischen Sprachgebrauch verwendete Abkürzung, Begriff oder Schreibweise bzw. französischen Ursprungs
f.	für
(L)	lateinischer Begriff bzw. lateinischer Abstammung
lat.	lateinisch
pl., Plur.	Plural, Mehrzahl
s.	siehe
Symb.	Symbol
u.	und
vgl.	vergleichbar, vergleiche
→	für den Begriff wird/werden auch nachfolgende Abkürzung(en) verwendet

1. Abkürzungen und Begriffe

A

A 1. Absorbance (E) – Absorption 2. Acceleration; → a 3. Acceptor (E) – Akzeptor 4. Acid (E) – Säure, sauer; → a 5. Acidum – Säure 6. Adenom 7. Adenin; → ADE, Ade 8. Adrenalin; → Adr 9. Adult (E) – Erwachsener, erwachsen 10. Akkommodation; → a, ACC 11. Albumin 12. Allergy (E) – Allergie 13. Ampere; → Amp 14. Amphetamin 15. Analyse 16. Anaphase 17. Aneurysma, → An 18. Angiotensin 19. Angström(einheit); → Å, AE, ÅE 20. Anisotropie 21. Anode 22. Anspannungszeit 23. Antigen A 24. Antrektomie 25. Aortenton 26. Aqueous (E) – wäßrig 27. Area (E) – Bereich, Fläche, Gebiet, Raum, Zone; → a 28. Argon 29. Arteria; → A., a 30. Atomgewicht 31. Axial; → a, ax

A. Arteria; → A, a

Å Angström(-einheit) – nicht mehr zugelassene Einheit der Licht- und Röntgenwellenlänge; → A, AE, ÅE

A₁ Erster Aortenton (Klappenöffnungston)

A₂ Zweiter Aortenton (Schluß der Aortenklappe)

a 1. Acceleration; → A 2. Accommodation (E) – Akkommodation; → A, ACC 3. Acid (E) – Säure, sauer; → A 4. Annus – das Jahr 5. Ante; → a. 6. Anterior 7. Area (E) – Bereich, Fläche, Gebiet, Raum, Zone; → A 8. Artery (E) – Arterie; → A, A. 9. Atto 10. Axial; → A, ax

a. Ante; → a

AA 1. Achievement age (E) – Leistungsalter 2. Acupunctural analgesia (E) – Akupunkturanalgesie 3. Adenylic acid (E) – Adenylsäure 4. Adjuvans-Arthritis; vgl. AIP 5. Alloantigene 6. Amino acid (E) – Aminosäure 7. Anionenaustauscher; → AAT 8. Aortenareal – Auskultationspunkt der Aortenklappe 9. Aplastische Anämie

Aa, aa Arteriae – Arterien

AAA 1. Abdominelles Aortenaneurysma 2. Acquired aplastic anemia (E) – erworbene aplastische Anämie 3. Acute

anxiety attack (E) – akuter Angstanfall 4. Antiphlogistische antipyretische Analgetika

AAC Antibiotikaassoziierte Kolitis (Colitis)

AAD Alloxazine-adenine-dinucleotide (E) – Flavin-Adenin-Dinucleotid; → FAD, FADN

AaDO₂ Alveoloarterieller Sauerstoffgradient

AAE Acute allergic encephalitis (E) – akute allergische Enzephalitis

AAF 1. Antiatelektasefaktor 2. Ascorbic acid factor (E) – Ascorbinsäure-Faktor

AAG Aortoarteriographie

AAK 1. Anti-Antikörper 2. Antigen-Antikörper-Komplex; → AG-AK-Komplex, Ag/Ak-Komplex

AAL Anterior axillary line (E) – vordere Axillarlinie

AAM Angeborener Auslösemechanismus; → IRM

a-Amyl.i.H. α-Amylase im Harn

a-Amyl.i.S. α-Amylase im Serum

AANMT Alkylaminaryl-N-methyl-Transferase

A-Antigen 1. Antigen A der Blutgruppe A (des AB0-Systems) 2. Thermostabiles Kapselantigen der Kolibakterien

AAO Aminoacid oxidase (E) – Aminosäureoxidase

A.A.P. American Academy of Pediatrics = Amerikanische Akademie für Kinderheilkunde

AAR Antigen-Antikörper-Reaktion; → AG-AK-Reaktion, Ag/Ak-Reaktion

AAS 1. Allgemeines Adaptionssyndrom 2. Allgemeines Anpassungssyndrom 3. Anthrax-Antiserum 4. Atomabsorptionsspektrometrie

AAT 1. α-Antitrypsin 2. Anionenaustauscher; → AA 3. Asparaginamino-Transferase

AAV Adeno associated virus (E) – Adenoassoziiertes Virus

AAZ, AaZ Atemanhaltezeit

AB 1. Antibody (E) – Antikörper; → Ab, AK, Ak 2. Apex beat (E) – Herzspitzenstoß; → HSS 3. Asthmatische Bronchitis

Ab Antibody (E) – Antikörper; → AB

Ab. Abortus

ab 1. Abortion (E) – Abort 2. About (E) – etwa

ABA Aminobutyric acid (E) – Aminobuttersäure

Abb. Abbildung(en)

ABC 1. Antibody coating test (E) – Verfahren zur Lokalisation von Entzündungsherden, wobei die Antikörperbindung an Antigene des infektiösen Erregers gemessen wird; → ACB-Test 2. Antigen binding capacity (E) – Antigenbindungskapazität 3. Antigen binding cell (E) – Antigenbindende Zelle

ABCD-Maßnahmen A (air-way), B (breathing), C (circulation), D (droge) (E) – Atemwege freimachen/-halten, Beatmung, Kreislauf/Herzmassage, Medikamente – Maßnahmen bei akuten Notfällen

ABC-Schutz Schutz vor atomarer Rückstandsstrahlung, biologischen und chemischen Kampfmitteln

Abd. Abdomen

abd. Abdominal

ABDA Arbeitsgemeinschaft der Berufsvertretungen Deutscher Apotheker

ABE Acute bacterial endocarditis (E) – akute bakterielle Endokarditis

ABG Arterial blood gases (E) – arterielle Blutgase

ABI Atherothrombotic brain infarction (E) – atherothrombotischer Hirninfarkt

ABL Antigen binding lymphocyte (E) – antigenbindende Lymphozyten

Abl., Abltg. Ableitung(en)

ABN, Abn. Abnormal

ABNull-System Einteilung des klassischen Blutgruppensystems (A, B, 0, AB; nach Landsteiner); → AB0-System

AB0-Erythroblastose Fetale Erythroblastose durch AB0-Inkompatibilität zwischen Mutter und Kind

AB0-HD AB0 hemolytic disease (E) – hämolytische Anämie durch AB0-Unverträglichkeit

AB0-Inkompatibilität Unverträglichkeit im AB0-Blutgruppensystem

AB0-System Einteilung des klassischen Blutgruppensystems (A, B, 0, AB; nach Landsteiner); → ABNull-System

ABP 1. Aldosteronbindendes Protein 2. Androgen-binding protein (E) – androgenbindendes Protein 3. Arterial blood pressure (E) – arterieller Blutdruck

abPV Aberrierende Pulmonalvene

ABR-Probe Abortus-Bang-Ringprobe; →

ABR-Test

ABR-Test Abortus Bang ring test (E) – Abortus-Bang-Ringprobe; → ABR-Probe

ABr-Test Agglutination test for brucellosis (E) – Bruzelloseagglutinationstest

ABS 1. Abdominal surgery (E) – Bauchchirurgie 2. Acute brain syndrome (E) – Delirium 3. Alkylbenzolsulfonat 4. Amnion-band-Syndrom 5. Antibodies (E) – Antikörper (Plur.); → Abs 6. Aorten-Bogen-Syndrom

Abs. Antibodies (E) – Antikörper (Plur.); → ABS

abs. 1. Absent (E) – nicht vorhanden 2. Absolut(us) 3. Absorbed (E) – absorbiert (resorbiert)

AC 1. Activated charcoal (E) – Aktivkohle 2. Adenokarzinom 3. Adenylat-Cyclase 4. Adrenal cortex (E) – Nebennierenrinde 5. Alternating current (E) – Wechselstrom 6. Anodal closure (E) – Anodenschließung 7. Anterior chamber (E) – vordere Augenkammer 8. Antiphlogistic corticoid (E) – antiphlogistisches Kortikoid 9. Acetylcholin; → ACh, AcCh

Ac 1. Symb. f. Actinium 2. Akzeleranz 3. Azidose

Ac. Acidum – Säure

a.c. 1. Ad concham (L) – an der Muschel 2. Anni currentis – des laufenden Jahres 3. Ante cenam – vor der Mahlzeit 4. Ante cibum (cibos) – vor dem Essen

a-c Intervall in der Jugularvenenpulskurve

ACA Acrodermatitis chronica atrophicans

AC-Amb. Allgemeinchirurgische Ambulanz

ACAT Acyl-Coenzym-A-Cholesterin – Acyl-Transferase

ACB Aortokoronarer Bypass; → AKB

ACB-Test Antibody coated bacteria (E) – Verfahren zur Lokalisation von Entzündungsherden, wobei die Antikörperbindung an Antigene des infektiösen Erregers gemessen wird; → ABC

ACC 1. Accelerin-Convertin 2. Accommodation (E) – Akkommodation: → A, a 3. Alveolarzellkarzinom 4. Anodal closure contraction (E) – Anodenschließungszuckung; → ACCl, AnCC, ASZ

acc. Accident (E) – Unfall, Verletzung

AcCh Acetylcholine (E) – Acetylcholin; → AC, ACh

ACCl Anodal closure clonus (E) – Anodenschließungszuckung; → ACC, AnCC, ASZ

AcCoA Acetyl coencyme A (E) – Acetyl-Coenzym A; → Acetyl-CoA

ACD 1. Absolute cardiac dullness (E) – absolute Herzdämpfung 2. Allergic contact dermatitis (E) – allergische Kontaktdermatitis

A.c.d. Arteria coronaria dextra (L) – rechte Koronararterie

ACD-Stabilisator Acidum-Citricum-Dextrose-Lösung (zur Frischblutkonservierung)

ACE 1. Adrenokortikalextrakt – Nebennierenrindenextrakt 2. Alcohol-chloroform-ether (E) – Alkohol-Chloroform-Aether 3. Angiotensin converting enzyme (E) – Angiotensin-Konversionsenzym

ACED Anhidrotische kongenitale ektodermale Dysplasie

Acet. Aceton

Acetyl-CoA Acetyl-Coenzym A; → Ac-CoA

ACF Accessory clinical findings (E) – laborklinischer Befund

ACG 1. Angiokardiographie; → AKG 2. Aortokoronarographie 3. Apexkardiogramm; → AKG, APC, APK 4. Apexkardiographie; → AKG, APC, APK

Ac-Globulin Akzeleranz-Globulin

ACH Adrenal cortical hormone (E) – Nebennierenrindenhormon

ACh Acetylcholin; → AC, AcCh

ACHE, AChE Acetylcholin-Esterase

ACH index Arm girth, chest depth, hip width index (E) – Armumfang, Brusttiefe, Hüftweite

AchRAK Acetylcholin-Rezeptor-Antikörper

ACI 1. Acute coronary infarction (E) – akuter Koronarinfarkt 2. Acute coronary insufficiency (E) – akute Koronarinsuffizienz

ACO 1. Acute coronary occlusion (E) – akuter Koronarverschluß 2. Anodal closing odour (E) – Anodenschließungsgeruch

ACP 1. Acid cell phosphatase (E) – saure Erythrozytenphosphatase; → acP, SEP 2. Acyl carrier protein (E) – Acyl-Trägerprotein

acP Acid erythrocyte phosphatase (E) – saure Erythrozytenphosphatase; → ACP, SEP

ACPA Autoantikörper gegen zytoplasmatische Antigene

ACP-Virus Adeno-Conjunctival-Pharyngeal-Virus

ACR Anti-constipation regimen (E) – konstipationsverhindernde Diät

ACS 1. Anodal closing sound (E) – Anodenschließungston 2. Antiretikulär-zytotoxisches Serum 3. Antiretikuloendotheliales Serum

ACT Activated coagulation time (E) – aktivierte Gerinnungszeit

ACTe Anodal closure tetanus (E) – Anodenschließungstetanus

ACTH Adrenocorticotrophic hormone (E) – adrenocorticotropes Hormon (Corticotropin)

ACTH-Psychose Kortisonpsychose

ACTH-Test Klinische Funktionsprüfung der Nebennierenrinde durch ACTH-Gaben

ACTN Adrenocorticotropin – Corticotropin

ACTP Adrenocorticotropes Polypeptid

ACVB Aortokoronarer Venenbypass

Acyl-CoA Acyl-Coenzym A

AD 1. Accessory anterior descending coronary artery (E) – akzessorische anterior deszendierende Koronararterie 2. Addiction (E) – Abhängigkeit 3. Adenosin-Desaminase; → ADA 4. Alkohol-Dehydrogenase; → ADH 5. Anodal duration (E) – Anodenstromdauer 6. Antidepressiva 7. Arteriosclerotic disease (E) – Arteriosklerose; → AS 8. Atopic dermatitis (E) – allergische Hautentzündung 9. Auris dextra – rechtes Ohr 10. Average deviation (E) – Durchschnittsabweichung 11. Average doses (E) – Durchschnittsdosis. 12. Drug addict (E) – Rauschgiftsüchtiger

ADA Adenosin-Desaminase; → AD

A.D.A. 1. American Dental Association – Amerikanischer Zahnärzteverband 2. American Dietetic Association – Amerikanischer Diätärzteverband

ADC 1. Adenylat-Cyclase 2. Anodal duration contraction (E) – Anodendauerzuckung

ADCC Antibody-dependent cellular cytotoxicity (E) – antikörperabhängige zellvermittelte Zytotoxizität; → LALI

Add. 1. Adduktion 2. Adduktor

ADE 1. Acute disseminated encephalitis (E) – Enzephalitis disseminata acuta 2. Adenin, internationales Symbol; → A, Ade 3. Adrenalectomized (E) – ne-

bennierenexstirpiert; → ADX
Ade Adenin; → A, ADE
ADH 1. Alkohol-Dehydrogenase; → AD
2. Antidiuretic hormone (E) – antidi-
uretisches Hormon (= Adiuretin, Vaso-
pressin); → ADS
ADH-Test Alkohol-Dehydrogenase-Test;
syn. Vasopressin-Test
ADl Acceptable daily intake (E) –
höchstzulässige Tagesdosis (in mg/kg
KG) für Schadstoffe
ADLMC Antibody-dependent lympho-
cyte-mediated cytotoxity (E) – antikör-
perabhängige lymphozytenvermittelte
Zytotoxizität; vgl. ADCC
ADO Adenosin, internationales Symbol
ADP 1. Adenosindiphosphat 2. Adeno-
sindiphosphorsäure 3. Antidiuretisches
Prinzip
A.D.P.O. Allgemeine Deutsche Patien-
ten-Organisation
ADR Adverse drug reaction (E) – Arz-
neimittelnebenwirkung
Adr. Adrenalin; → A
ADS 1. Antidiuretic substance (E) – an-
tidiuretische Substanz (= Vasopressin);
→ ADH 2. Arbeitsgemeinschaft Deut-
scher Schwesternverbände
ADSA Action dynamique spécifique des
aliments (F) – spezifisch-dynamische
Wirkung der Nahrungstoffe
ADT 1. Adenosintriphosphat 2. A (any),
D (what you desire), T (thing) (E) –
gleichbedeutend mit Plazebo (Schein-
medikament) 3. Agar-Diffusionstest
ADTE s. EDTA
ADV, AD-Viren Adenoviren
ADX Adrenalectomized (E) – nebennie-
renexstirpiert; → ADE
AE 1. Above elbow (E) – über dem El-
lenbogen 2. Akute Erythrämie 3. Ang-
ström(-einheit); → A, Å, ÅE 4. Anti-
gen-Einheit 5. Antitoxin-Einheit; →
A.E. 6. Arzneimittelexanthem. 7. Avian
encephalomyelitis (E) – aviäre Enze-
phalomyelitis
ÅE Angström(-Einheit); → A, Å, AE
A.E. Antitoxin-Einheit; → AE
AEACA Acetyl-ε-aminocapronic-acid
(E) – Acetyl-ε-aminocapronsäure
AEB Atrial ectopic beat (E) – Vorhof-
extrasystole; → AEC, APB, APC
AEC 1. At earliest convenience (E) – so
schnell wie möglich 2. Atrial ectopic
contraction (E) – Vorhofextrasystole; →
AEB, APB, APC

AED Antiepileptic drug (E) – Antiepi-
leptikum
AEF Allogenic effect factor (E) – allo-
genisch wirkender Faktor
AEG Air encephalogram (E) – Pneum(o)-
enzephalogramm; → PEG
AEHP Akustisch evozierte Hirnstamm-
potentiale; → AEP
AEK-Diät Alkalisierende Eiweiß-Kohlen-
hydrat-Diät
AEL Akute Erythroblastenleukämie
AEP Akustisch evoziertes Potential; →
AEHP
AER 1. Abnorme Erlebnisreaktion 2. Acous-
tic evoked response (E) – akustischer
Reflex 3. Albumin-excretion rate (E) –
Albumin-Ausscheidungsrate 4. Aldo-
sterone-excretion rate (E) – Aldosteron-
Ausscheidungsrate 5. Average evoked
response (E) – durchschnittliche evo-
zierte Reaktion
Aer Aerosol
AERP Atrial excitation repolarisation
phase (E) – Vorhof-Erregungs-Repola-
risationsphase
AES 1. Aortic ejection sound (E) – aor-
taler Austreibungston. 2. Atriumextra-
systole
AET Antimykotikumelutionstest
AEV Verband der Arbeiter-Ersatzkassen
ÄO-Methode Ethylenoxid-Methode (Des-
infektions-, Sterilisationsmethode)
ÄT Äquivalenttemperatur
Ätiol. Ätiologie
ätiol. Ätiologisch
Ät.path. Ätiopathogenese
AF 1. Acid fast (E) – säurefest, säure-
beständig 2. Albuminfree (E) – albu-
minfrei 3. Aortic flow (E) – Aorten-
durchfluß 4. Atemfrequenz 5. Atrial fibrillation (E) – Vorhofflimmern 6. Au-
dio frequency (E) – Hörfrequenz 7. Auricular fibrillation (E) – Vorhofflimmern
8. Auswurffraktion
AFB Acid-fast bacillus (E) – säureresi-
stenter Bazillus
AFC Antibody forming cell (E) – antikörperbildende Zellen
AFCP, AFC-P Antibody forming cell progenitor (E) – antikörperbildende Vorläuferzellen
AFG Arbeitsförderungsgesetz
AFL Antifibrinolysis
AF-murmur Austin-Flint murmur (E) –
Austin-Flint-Geräusch (bei Aorteninsuffizienz)

AFORMED Alternating failure of response mechanical to electrical depolarisation (E) – fehlende Kontraktion bei jedem zweiten Herzschlag

AFP α-Fetoprotein

AFP-Test $α_1$-Fetoprotein

AFR Antifibrinolysin-Reaktion; → AFT

AFRD Acute febrile respiratory disease (E) – akute fieberhafte Erkrankung der oberen Luftwege; vgl. AFRI

AFRI Acute febrile respiratory illness (E) – entzündlicher Katarrh der oberen Luftwege; vgl. AFRD

AFT Antifibrinolysintest; → AFR

AG 1. Antisomatogen, Antigen; → Ag, Antigen 2. Arteriographie 3. Atemgeräusche; → Br sounds, BS 4. Atrial gallop - präsystolischer Galopprhythmus

A/G Albumin-Globulin-Quotient; → A/G ratio

Ag 1. Antisomatogen, Antigen; → AG, Antigen 2. Symb. f. Argentum - Silber

AGA Ausschuß für gefährliche Arbeitsstoffe

AG-AK-Komplex, Ag/Ak-Komplex Antigen-Antikörper-Komplex; → AAK

AgAkR, AG-AK-Reaktion, Ag/Ak-Reaktion Antigen-Antikörper-Reaktion; → AAR

A-Galle Lebergalle (= hellgelb), bei Duodenalsondierung spontan fließendes Sekret

AGD Agargel-Diffusion(stest)

AGd Assistent(in) im Gesundheitsdienst

AGDH α-Glycerolphosphat-Dehydrogenase

AGF 1. Adrenal growth factor (E) – adrenaler Wachstumsfaktor 2. Antigammaglobulin-Faktor

AGG 1. Agammaglobulinämie 2. Antigammaglobulin

AGGS Antigasgangrän-Serum (Gasbrandserum)

AG-I α-Glucosidase-Inhibitoren

AGKT, AGK-T Antiglobulinkonsumptionstest

AGL Acute granulocytic leucemia (E) – akute granulozytäre Leukämie

AGN Akute Glomerulonephritis

AGN-NW Arbeitsgemeinschaft Notärzte in Nordrhein-Westfalen

AGNP Arbeitsgemeinschaft für Neuropsychopharmakologie und Pharmakopsychiatrie

A/G ratio Albumin-globulin ratio (E) – Albumin-Globulin-Quotient; → A/G

AGS Adrenogenitales Syndrom

Ag-System Antigen-System

AGT Anatomisch geformter Tubus

AGTH Adrenoglomerulotropic hormone (E) – Adrenoglomerulotropin

AGW Atemgrenzwert; → MBC, MVV

AH 1. Akute Hepatitis 2. Antihyaluronidase; → AHD

AHA 1. American Heart Association – Amerikanische Herzgesellschaft 2. Auto-immune hemolytic anemia (E) – autoimmunhämolytische Anämie; → AIHA

AHB Anschlußheilbehandlung

AHBDH α-Hydroxybutyrat-Dehydrogenase

AHC 1. Acute hemorrhagic cystitis (E) – akute Cystitis haemorrhagica 2. Antihämophiler Faktor C (Faktor XI der Blutgerinnung)

AHCD Anterior horn cell disease (E) – Erkrankung der Vorderhornzellen

AHD 1. Antihyaluronidase; → AH 2. Arteriosclerotic heart disease (E) – arteriosklerotische Herzkrankheit 3. Autoimmune hemolytic disease (E) – Autoimmunkrankheit

AHE Acute hemorrhagic encephalitis (E) – akute hämorrhagische Enzephalitis

AHF 1. Angeborener Herzfehler 2. Antihemophilic factor (E) – Antihämophiliefaktor (Faktor VIII der Blutgerinnung); → AHG, vgl. AHP 3. Argentinisches hämorrhagisches Fieber

AHFA Antihämophiler Faktor A

AHFB Antihämophiler Faktor B

AHG 1. Agglutinationshemmungsreaktion 2. Antihämophiles Globulin (Faktor VIII der Blutgerinnung); → AHF, vgl. AHP

AHGA Antihämophiles Globulin A

AHGB Antihämophiles Globulin B

AHGG Antihumangammaglobulin

AHGS Antihumanglobulin-Serum

AHG-Test Antihumanglobulin-Test

AHH Aryl hydrocarbon hydroxylase (E) – Arylhydrocarbonhydroxylase

AHLG Antihuman-Lymphozyten-Globulin; → ALG, ALS

AHLS Antihuman-Lymphozyten-Serum

AHN Assistant head nurse (E) – Oberschwester

AHOP Adipositas-Hyperthermie-Oligomenorrhö-Parotis

AHOPS Adipositas-Hyperthermie-Oligomenorrhö-Parotis-Syndrom; AOP-Syndrom

AHP 1. Acute hemorrhagic pancreatitis (E) – akute Pankreasnekrose 2. Antihämophiles Plasma; vgl. AHF, AHG

AHR 1. Agglutinationshemmungsreaktion 2. Antihyaluronidase-Reaktion; → AHT

AHT 1. Agardiffusions-Hemmhoftest 2. Antihumanglobulintest 3. Antihyaluronidase-Test; → AHR 4. Arterial hypertension (E) – arterieller Bluthochdruck

AHTCG Antihuman-T-Zell-Globulin

AHV Arm-Halte-Versuch

AI 1. Altinsulin 2. Aortenklappeninsuffizienz 3. Aortic insufficiency (E) – Aorteninsuffizienz 4. Artificial insemination (E) – künstliche (artifizielle) Befruchtung

AIA Anstrengungsinduziertes Bronchialasthma

AIBA Amino-isobutyric acid (E) – Aminoisobuttersäure

AICF Auto-immune complement fixation (E) – autoimmune Komplementbindung

AID 1. Acute infectious disease (E) – akute Infektionskrankheit 2. Artificial insemination with donor semen (E) – künstliche (= artifizielle) Befruchtung mit Spendersamen; → A.I.D. 3. Autoimmune disease (E) – Autoimmunkrankheit 4. Automatischer implantierbarer Defibrillator

A.I.D., AID Artificial insemination with donor semen (E) – künstliche (= artifizielle) Befruchtung mit Spendersamen

AIDS Acquired immune deficiency syndrome (E) – erworbenes Immundefektsyndrom; vgl. GRID

AIH, A.I.H. 1. Artificial insemination homologous (E) – künstliche homologe Insemination 2. Artificial insemination husband (E) – künstliche Befruchtung mit dem Samen des Ehemannes

AIHA 1. Acute idiopathic hemolytic anemia (E) – akute idiopathische hämolytische Anämie 2. Autoimmunhämolytische Anämie; → AHA

AIL Angioimmunoblastische Lymphadenopathie

AIP 1. Adjuvans induzierte Polyarthritis; vgl. AA, a.i.P. 2. Akut intermittierende Porphyrie; → a.i.P. 3. Automatische Immunpräzipitation

AiP Arzt im Praktikum

a.i.P., AIP 1. Adjuvans induzierte Polyarthritis 2. Akut intermittierende Porphyrie

AIS 1. Adrenerges inhibitorisches System 2. Aortenisthmusstenose

AIT 1. Acute intensive treatment (E) – akute Intensivbehandlung 2. Arbeitsplatzbezogener Inhalationstest 3. Autoimmun-Thyreoiditis

AJ Ankle jerk (E) – Knöchelreflex

AJR Accelerated junctional rhythm (E) – beschleunigter AV-Verbindungsrhythmus

AK 1. Adenylatkinase; → Ak 2. Aktionspotential; → AP 3. Antikoagulanzien 4. Antikörper; → AB, Ab, Ak 5. Aortenklappe. 6. Acetatkinase

Ak, AK 1. Adenylatkinase 2. Antikörper; → AB, Ab

ak. Akut

AK amp Above knee amputation (E) – Amputation oberhalb des Knies

AKB Aortokoronarer Bypass; → ACB

AKG 1. Angiokardiographie; → ACG 2. Apexkardiogramm; → ACG, APC, APK 3. Apexkardiographie; → ACG, APC, APK

AKKG Apex-Karotis-Kardiogramm

A-Knoten Atrioventrikularknoten; → AVK, AV-Knoten, AVN

AKOD Arbeitsgemeinschaft krankenpflegender Ordensleute in Deutschland

AKP 1. Alkalische Phosphatase 2. Außenknöchelpuls

AKT Antikörpersuchtest

AL 1. Adaptation level (E) – Anpassungsniveau 2. Akute Leukämie 3. Alignment mark (E) – Einstellungsmarkierung

Al Symb. f. Aluminium

ALA Amino-laevulinic acid (E) – Aminolävulinsäure; → ALS

Ala Symb. f. Alanin

ALA-1 Aktiviertes Lymphozytenantigen 1

ALA(R)A-Prinzip As low as (radiation) achievable (E) – so niedrig als vernünftigerweise möglich

ALAT Alaninamino-Transferase, gleich SGPT; → ALT

Alb. Albumin

ALCAPA Anomalous left coronary artery from pulmonary artery (E) – Koronararterienanomalie, Ursprung der linken Arteria coronaria aus der linken Arteria pulmonalis = Bland-White-Garland-Syndrom

AlcR Alcohol rub (E) – Alkoholabreibung

ALD Aldolase

Aldehyd Alcoholus dehydrogenatus

ALDH Aldehyd-Dehydrogenase

Aldol Aldehydalkohol

ALFT Aluminium-Formol-Toxoid

ALG 1. Antihumanes Lymphozytenglobulin; → AHLG 2. Antilymphozytenglobulin; → ALS, vgl. AHLG

ALGG Antilymphozyten-γ-Globulinfaktor

ALGW, AlGW Aluminium-Gleichwert (radiologischer Filterwert).

ALH Anterior lobe hypophysis (E) – Hypophysenvorderlappen; → ALP

alk. Alkalisch

Alk.Phos. Alkalische Phosphatase

ALL 1. Akute lymphatische Leukämie. 2. Akute Lymphoblastenleukämie

Allerg. Allergologie

allerg. 1. Allergisch 2. Allergologisch

allg. Allgemein

ALLO Atypical Legionella-like organisms (E) – atypische legionellaähnliche Mikroorganismen

ALM Akrolentiginöses Melanom

ALP 1. Alkalische Leukozytenphosphatase; → aLP 2. Alveolarproteinose 3. Anterior lobe pituitary (E) – Hypophysenvorderlappen; → ALH

aLP Alkalische Leukozyten-Phosphatase; → ALP

ALPA, aLPA Alkalische Leukozyten-Phosphatase-Aktivität.

Alpha-GDH α-Glycerolphosphat-Dehydrogenase

Alpha-HBDH α-Hydroxybutyrat-Dehydrogenase

ALR Agglutinations-Lysis-Reaktion

ALS 1. Aminolävulinsäure; → ALA 2. Amyotropische Lateralsklerose 3. Antilymphocyte serum (E) – Antilymphozytenserum; → ALG, vgl. AHLG

ALT Alaninamino-Transferase, gleich SGPT; → ALAT

ALTB Acute laryngotracheobronchitis (E) – akute Laryngotracheobronchitis

ALV Akutes Leberversagen

ALZ Arm-Lungen-Zeit

AM 1. Aerospace medicine (E) – Luft- und Raumfahrtmedizin 2. Aktomyosin 3. Alveolar mucosa – Alveolenschleimhaut 4. Ametropie – Fehlsichtigkeit; → Am 5. Amplitudenmodulation 6. Arterieller Mitteldruck 7. Arzneimittel 8. Aviation medicine (E) – Luftfahrtmedizin 9. Myopic astigmatism (E) – Astigmatismus myopicus; → Am

Am 1. Symb. f. Americum 2. Ametropie – Fehlsichtigkeit; → AM 3. Myopic astigmatism (E) – Astigmatismus myopicus; → AM

a.m. 1. Ante menstruationem – vor der Menstruation. 2. Ante meridiem – vormittags 3. Ante mortem – vor dem Tode

AMA 1. Against medical advice (E) – gegen ärztlichen Rat 2. American Medical Association – Medizinische Gesellschaft Amerikas; → A.M.A. 3. Antimitochondriale Antikörper; → AMAK

A.M.A. American Medical Association – Medizinische Gesellschaft Amerikas; → AMA

AMAK Antimitochondrialer Antikörper; → AMA

Amb Ambulanz

amb. Ambulant

AMCA, AMCHA Amino-methylcyclohexane-carboxylic-acid (E) – Aminomethylcyclohexancarbonsäure

AMDP Arbeitsgemeinschaft für Methodik und Dokumentation in der Psychiatrie; → AMP

AME 1. Arzneimittelexanthem 2. Atomare Masseneinheit

AMG Arzneimittelgesetz

AMH 1. Anti-Müller-Hormon 2. Automated medical history (E) – automatisierte Anamneseerhebung

AMHA-TP Automatisierter Makrohämagglutinationstest mit Treponema-pallidum-Antigen

AMI 1. Acute myocardial infarction (E) – akuter Herzinfarkt 2. Anterior myocardial infarction (E) – Herzvorderwandinfarkt

AMI-P Acute myocardial infarction and pericarditis (E) – akuter Herzinfarkt und Perikarditis

AMIS Aspirin-Myokardinfarkt-Studie

AML 1. Akute Monozytenleukämie 2. Akute myeloblastische Leukämie 3. Akute myeloische Leukämie 4. Anterior mitral leaflet (E) – vorderes Mitralsegel

AMLS Antimäuselymphozytenserum

AMM Agnogenic myeloid metaplasia (E) – myeloische Metaplasie unbekannter Genese

AMML Akute myelomonozytäre Leukämie

AMN Aminonucleotid

AMP 1. Adenosinmonophosphat 2. Amphetamin 3. Arbeitsgemeinschaft für Methodik und Dokumentation in der

Psychiatrie; → AMDP
Amp. 1. Ampere – SI-Einheit der elektrischen Stromstärke; → A 2. Ampulle(n)
amp 1. Amplification (E) – Verstärkung 2. Ampoule (E) – Ampulle
AMPD Adenosinmonophosphatsäure-Desaminase
AMS 1. Amotivales Syndrom 2. Anteriores Mitralsegel 3. Antikörper-Mangelsyndrom 4. Antimakrophagenserum
ams Amount of substance (E) – Stoffmenge
Am-System α-Kettenmarker-System
AMT α-Methyltyrosin
AMV 1. Assisted mechanical ventilation (E) – assistierte Beatmung 2. Atemminutenvolumen; → RMV 3. Avian myeloblastosis virus (E) – Vogelmyeloblastenleukämievirus
AMW Average molecular weight (E) – mittleres Molekulargewicht.
Amyl. Amylase
An Aneurysma; → A
ANA Antinukleärer Antikörper
A.N.A. American Nurses Association – Amerikanischer Krankenschwesternverband
AN Ab Antinuclear antibody (E) – antinukleärer Antikörper; vgl. ANF
ANAE α-Naphthylacetat-Esterase
Anästh. 1. Anästhesie 2. Anästhesiologe 3. Anästhesiologie. 4. Anästhesist
anästh. Anästhesiologisch
Analg. Analgesie
Anat. 1. Anatom 2. Anatomie
anat. Anatomisch
ANB-Winkel Aurikulonasolabialwinkel
AnCC Anodal closure contraction (E) – Anodenschließungszuckung; → ACC, ACCl, ASZ
ANDRO Androsteron
Androl. 1. Androloge 2. Andrologie
androl. Andrologisch
AnDTe Anodal duration tetanus (E) – Anodendauerkontraktur
an.ex. Anode excitation (E) – Anodenreizung
ANF 1. Antinukleärer Faktor; vgl. AN Ab 2. Atrialer natriuretischer Faktor; vgl. ANP
ANG Alles-oder-nichts-Gesetz
angeb. Angeboren
Angiol. 1. Angiologe 2. Angiologie
angiol. Angiologisch
ANLL Akute nichtlymphatische Leuk-

ämie
AnOC Anodal opening contraction (E) – Anodenöffnungszuckung; → AOC, AÖZ
ANOVA Analysis of variance (E) – Varianzanalyse
ANP Atriales natriuretisches Peptid; vgl. ANF
AN-Region Atrionodale Region
ANS 1. Atemnotsyndrom (der Neugeborenen) 2. Autonomic nervous system (E) – autonomes Nervensystem
ant. Anterior
Anthrop. 1. Anthropologe 2. Anthropologie
anthrop. Anthropologisch
Anti-ENA-AK Antikörper gegen extrahierbare nukleäre Antigene
Anti-GBM-nephritis Anti-glomerular basement membrane antibody glomerulonephritis (E) – Antiglomerulusmembran-Antikörper-Glomerulonephritis.
Antigen Antisomatogen; → AG, Ag
Anti-H Heterogenetischer Antikörper
Anti-HAV Antikörper gegen Hepatitis-A-Virus
Anti-HAV-IgG Antikörper der Immunglobulin-Klasse G gegen Hepatitis-A-Virus
Anti-HAV-IgM Antikörper der Immunglobulin-Klasse M gegen Hepatitis-A-Virus
Anti-HB Antikörper gegen Australia-Antigen
Anti-HBAG Antikörper gegen Hepatitis-B-Antigen
Anti-Hbc Antikörper gegen Hepatitis-B-core-Antigen
Anti-HBc-IgM Antikörper der Immunglobulin-Klasse M gegen Hepatitis-B-core-Antigen
Anti-HBe Antikörper gegen Hepatitis-B-e-Antigen
Anti-HBs Antikörper gegen Hepatitis-B-surface-Antigen
ANV Akutes Nierenversagen
Anw. Anwendung(sgebiete)
AO 1. Abdominal Aorta – Bauchschlagader 2. Anodal opening (E) – Anodenöffnung 3. Anordnung 4. Antioxidanzien 5. Approbationsordnung für Ärzte; → A.O., AOÄ 6. Arbeitsgemeinschaft Osteosynthese; → A.O., AOS 7. Opening of atrioventricular valves (E) – Öffnung der Atrioventrikularklappen
A.O., AO 1. Approbationsordnung für Ärzte; → AOÄ 2. Arbeitsgemeinschaft

Osteosynthese; → AOS
Ao Aorta
AOAA Aminooxyacetic acid (E) – Aminooxyessigsäure
AOÄ Approbationsordnung für Ärzte; → AO, A.O.
AOB Alcohol on breath (E) – Alkoholfahne
AOC Anodal opening contraction (E) – Anodenöffnungszuckung; → AnOC, AÖZ
AOCl Anodal opening clonus (E) – Anodenöffnungsklonus
AOD Arterial occlusion disease (E) – arterielle Verschlußkrankheit; → AVK, OAD
AÖZ Anodenöffnungszuckung; → AnOC, AOC
AOG Aortographie
AOK Allgemeine Ortskrankenkasse
A.O.M. Artium obstetricus magister (L) – Geburtshelfer
AOO Anodal opening odour (E) – Anodenöffnungsgeruch
AOP 1. Anodal opening picture (E) – Anodenöffnungsbild 2. Aortic pressure (E) – Aortendruck; → AP
AOP-Syndrom Adipositas-Oligomenorrhö-Parotis-Syndrom; → AHOP-Syndrom
AOS 1. Anodal opening sound (E) – Anodenöffnungston 2. Arbeitsgemeinschaft Osteosynthese; → AO, A.O.
A.O.T.A. American Occupational Therapy Association – Amerikanische Gesellschaft für Beschäftigungstheorie
AOTe Anodal opening tetanus (E) – Anodenöffnungstetanus
AOZ Arm-Ohr-Zeit
AP 1. Acid phosphatase (E) – saure Phosphatase 2. Aktionspotential; → AK 3. Alkalische Phosphatase; → APh 4. Analysenprobe 5. Angina pectoris 6. Anomalous pathway (E) – anomaler Weg 7. Anstaltspackung 8. Anterior pituitary (E) – Hypophysenvorderlappen 9. Aortic pressure (E) – Aortendruck; → AOP 10. Appendektomie 11. Arterial pressure (E) – arterieller Druck 12. Arterieller Puls; → a.P. 13. Artificial pneumothorax (E) – künstlicher Pneumothorax 14. Atempause 15. Auskultation und Perkussion 16. Acetylpyridin.
A+P Adnexe und Parametrien
a.P. Arterieller Puls; → AP
a.p. 1. Ante partum – vor der Geburt

2. Ante prandium – vor dem Essen
3. Anterior posterior – Strahlengang – von vorn nach hinten (durch den Körper gehend); → a.-p.
a.-p., a.p. Anterior posterior – Strahlengang von vorn nach hinten (durch den Körper gehend)
APA 1. Aldosteron-producing adenoma (E) – aldosteronbildendes Adenom 2. Antipernicious anemia (E) – antiperniziöse Anämie
A.P.A. American Physiotherapy Association – Vereinigung amerikanischer Physiotherapeuten
APAF Antipernicious anemia factor (E) – Antiperniziosafaktor
APB Atrial premature beat (E) – Vorhofextrasystole; → AEB, AEC, APC
APC 1. Antigen presenting cells, antigen processing cells (E) – antigenpräsentierende Zellen, vgl. DC 2. Antiphlogistic corticoid (E) – antiphlogistisches Kortikoid 3. Apexkardiogramm; → ACG, AKG, APK 4. Apexkardiographie; → ACG, AKG, APK 5. Atrial premature contraction (E) – Vorhofextrasystole; → AEB, AEC, APB
APC-Viren Adenoidal-pharyngeal-conjunctival-Viren
APD Action potential duration (E) – Dauer des Aktionspotentials
APE Anterior pituitary extract (E) – Hypophysenvorderlappenextrakt
APF Alkoholprobefrühstück
APG 1. Animal pituitary hormone gonadotropin (E) – tierisches Gonadotropin der Hypophyse 2. Anterior pituitary gonadotropin (E) – Hypophysenvorderlappenhormon, Gonadotropin
APGAR-Schema Atmung, Puls, Grundtonus, Aussehen, Reflexe – Punkteschema zur Vitalitätsbeurteilung Neugeborener
APH 1. Ante partum hemorrhage – Vorgeburtsblutung 2. Anterior pituitary hormone (E) – Hypophysenvorderlappenhormon
APh 1. Acid phosphatase (E) – saure Phosphatase 2. Alkalische Phosphatase; → AP
A.P.H.A. American Public Health Association – Amerikanische Gesellschaft für Gesundheitswesen
A.phänomen Abduktionsphänomen
APK 1. Apexkardiogramm; → ACG, AKG, APC 2. Apexkardiographie; → ACG, AKG, APC

APL Akute Promyelozytenleukämie

APL-Hormon Anterior pituitary like hormone (E) – Choriongonadotropin

APNB, APNPB Alternating positive-negative pressure breathing (E) – alternierende positiv-negative Druckbeatmung; Wechseldruckbeatmung

APP 1. Akute Phase-Protein 2. Arteria pulmonalis pressure (E) – Druck der Lungenarterie

App. 1. Apparat 2. Appendizitis

Appl. Applikation

APR Anterior pituitary reaction (E) – Hypophysenvorderlappenreaktion; vgl. AZR

APRL Arterial pressure reducing lipid (E) – Vasodilatator

APRT Adeninphosphoribosyl-Transferase

APS 1. Adenosine phosphosulphate (E) – Adenosinphosphosulfat 2. Aminopolycarbonsäure

APTT Aktivierte partielle Thromboplastinzeit

APUD-Zellen Amine and precursor uptake and decarboxylation cells (E) – endokrine Zellen

APV Arbeitsgemeinschaft für pharmazeutische Verfahrenstechnik

AQ 1. Achievement quotient (E) – Leistungsquotient; → LQ 2. Anomalquotient

Aq Aqua - Wasser

Aq.astr. Aqua astricta – eiskaltes Wasser

Aq.bidest. Aqua bidestillata – bidestilliertes Wasser

Aq.bull. Aqua bullins – kochendes Wasser

Aq.cal. Aqua calida – heißes Wasser

Aq.comm. Aqua communis – Trinkwasser

Aq.dest. Aqua destillata – destilliertes Wasser

Aq.ferv. Aqua fervida – kochend heißes Wasser

Aq.font. Aqua fontana – Quell-, Trinkwasser

Aq.gel. Aqua gelida – kaltes Wasser

Aq.mar. Aqua marina – Meerwasser

Aq.pur. Aqua pura – reines Wasser

Aq.tep. Aqua tepida – lauwarmes Wasser

AR 1. Absorptionsrate 2. Accelerated reaction (E) – beschleunigte Reaktion 3. Airway resistance (E) – Atemwegswiderstand 4. Alarmreaktion 5. Analytical reagent (E) – analytisches Reagens

6. Atemreserve 7. Atrophic rhinitis (E) – Rhinitis atrophica

Ar Symb. f. Argon

ARAS Ascending reticular activating system (E) – aufsteigendes retikuläres aktivierendes System (des Hirnstammes)

ARBO-Viren Arthropode-borne-Viren

ArbPlSchG Arbeitsplatzschutzgesetz

ArbStättV Arbeitsstättenverordnung

ArbStoffV Arbeitsstoffverordnung

ARC 1. AIDS-related complex (E) – AIDS-verwandter Komplex 2. Anomalous retinal correspondence (E) – anomale Netzhautübereinstimmung

ARD Acute respiratory disease (E) – akute undifferenzierte Erkrankung der Atmungsorgane

ARDS Adult (acute) respiratory distress syndrome (E) – Atemnotsyndrom der Erwachsenen

ARD-Viren Acute respiratory distress viruses (E) – Viren, die akute respiratorische Erkrankungen hervorrufen

ARE Akute respiratorische Erkrankung

ARES Antiretikuloendotheliales Serum

ARF 1. Acute renal failure (E) – akutes Nierenversagen 2. Acute respiratory failure (E) – akutes Lungenversagen 3. Acute rheumatic fever (E) – akutes rheumatisches Fieber

ARG Aortorenographie

Arg Arginin – Aminosäure

ARI Acute respiratory insufficience (E) – akute respiratorische Insuffizienz

ARL Atemruhelage

ARM Artificial rupture of the membrane (E) – Eihautstich

Art. 1. Articulatio 2. Artikel

art. 1. Arteriell 2. Artificial (E) – künstlich

ARV 1. AIDS-assoziiertes Retrovirus 2. AIDS related virus (E) – AIDS-verwandter Virus, Erreger von AIDS

ARVD Arrhythmogenic right ventricular dysplasia (E) – Rhythmusstörung und rechtsventrikuläre Dysplasie

ARZ Arm-Retina-Zeit

AS 1. Aktionsstrom 2. Ameisensäure 3. Aminosäure; → As 4. Anaphylaktischer Schock 5. Ancylosing spondylitis (E) – Wirbelsäulenversteifung 6. Anfallserie 7. Aortenstenose 8. Aqueous solution (E) – wäßrige Lösung 9. Arteriosklerose; → AD 10. Astigmatismus; → As 11. Asystolie 12. Atemstoß 13. Auris sinistra – linkes Ohr

As 1. Aminosäure; → AS 2. Amperese-kunde 3. Symb. f. Arsen 4. Astigma-tismus; → AS

A.s. Atrium sinistra – linker Vorhof

ASA 1. Acetylsalicylic acid (E) – Ace-tylsalicylsäure (Aspirin); → ASS 2. Adam-Stokes-Anfall

ASAT Aspartatamino-Transferase

ASB 1. Arbeiter-Samariterbund 2. Assis-ted spontaneous breathing (E) – assi-stierte Spontanbeatmung

ASC Ascorbic acid (E) – Ascorbinsäure

asc Ascendens – aufsteigend

A-Scan Amplituden-Scan; eindimensio-nales Verfahren in der Ultraschalldia-gnostik

A-Sch-E-Verband Achsel-Schulter-Ellen-bogen-Verband

ASCVD 1. Arteriosclerotic cardiovascu-lar disease (E) – arteriosklerotische Kreis-lauferkrankung 2. Arteriosclerotic and cerebral vascular disease (E) – arterio-sklerotische und zerebrale Gefäßerkran-kung

ASD 1. Atrial septal defect (E) – Vor-hofseptumdefekt; → VSD 2. Atrium-Septum-Defekt, Vorhofseptumdefekt; → ASHD, VSD

ASE Antistreptolysin-Einheiten

ASF Aniline, sulfur and formaldehyd (E) – Anilin, Schwefel und Formaldehyd

ASG Arbeitsgemeinschaft der Sozialde-mokraten im Gesundheitsdienst

ASH 1. Aldosteronstimulierendes Hor-mon 2. Asymmetrische Septumhyper-trophie

AsH Hypertrophic astigmatism (E) – hy-pertropher Astigmatismus

ASHD 1. Arteriosclerotic heart disease (E) – arteriosklerotische Herzerkran-kung 2. Atrial septal heart defect (E) – Vorhofseptumdefekt; → ASD, VSD

ASiG Arbeitssicherheitsgesetz

ASK Antistreptokinase

ASL Antistreptolysin

ASLO Antistreptolysin O; → ASO, ASTO

ASL-Titer Antistreptolysin-Titer; → AST

AsM Myopic astigmatism (E) – my-opischer Astigmatismus

ASMA Anti smooth muscle antibodies (E) – Antikörper gegen glatte Musku-latur

Asn Asparagin

ASO 1. Antistreptolysin O; → ASLO, ASTO 2. Arteriosclerotic obliterans (E)

– obliterierende Arteriosklerose

ASP 1. Asparaginase 2. Asparaginsäure; → Asp 3. Aspartat

Asp, ASP Asparaginsäure

ASPAT 1. Aspartatamino-Transferase, entspricht dem SGOT; →AST 2. A-Streptokokken-Polysaccharid-Anti-körper-Titer

Asph Asphyxie – Pulslosigkeit

ASR 1. Achillessehnenreflex; → ATR 2. Aldosteron secretion rate (E) – Al-dosteronausscheidungsgeschwindigkeit 3. Antistreptolysin-Reaktion

ASS 1. Acetylsalicylsäure; → ASA 2. Anterior superior spine – vorderer oberer Darmbeinstachel

AST 1. Antistreptolysin-Test (Titer); → ASL-Titer 2. Aspartatamino-Transfe-rase, entspricht dem SGOT; →ASPAT 3. Atemstoßtest 4. Atriale Stimulation

Asth Asthenopie

AStL Antistaphylolysin

ASTO Antistreptolysin O; → ASLO, ASO

AStR Antistaphylolysin-Reaktion

AStT Antistaphylolysin-Titer(Test)

ASZ 1. Anodenschließungszuckung; → ACC, ACCl, AnCC 2. Anspannungszeit

AT 1. Achievement test (E) – Leistungs-test 2. Adenotomie 3. Agglutinations-test; → A.T. 4. α-Antitrypsin. 5. Alttu-berkulin; → A.T. 6. Amino-Transferase 7. Angiotensin 8. Antithrombin; → A.T. 9. Antitoxin 10. Antitrypsin 11. Aorten-ton; → A.T. 12. Appearance time (E) – Erscheinungszeit 13. Arzneitaxe; → A.T. 14. Atom time (E) – Atomzeit 15. Atrial tachycardia (E) – Vorhoftachy-kardie 16. Austauschtransfusion 17. Au-togenes Training

A.T., AT 1. Agglutinationstest 2. Alttu-berkulin 3. Antithrombin 4. Aortenton 5. Arzneitaxe

A-T Adenin-Thymin

At Symb. f. Astat

AT III Antithrombin III

A.T.10 Antitetanischer Faktor 10

at Technische Atmosphäre – veraltete Einheit des Drucks, wurde ersetzt durch die SI-Einheit Pascal (Pa)

ATA 1. Alimentäre toxische Aleukie 2. Antithrombozytäre Antikörper

ATB Atrioventrikulärer Block – Herz-block; → AV-Block

ATC Autologe T-Zell-Zytotoxizität

AT.-E. Antithrombineinheit

ATG 1. Anti-Thrombozyten-Globulin 2. Anti-Thymozyten-Globulin; vgl. ATS

AtG Atomgesetz

ATH Abdominale totale Hysterektomie

ATK Alttuberkulin Koch; → OT

ATL 1. Adult-T-cell leukemia (E) – T-Zell-Leukämie des Erwachsenen 2. Anterior tricuspid leaflet (E) – vorderes Trikuspidalsegel

Atm 1. Atmung 2. Physikalische Atmosphäre – veraltete Einheit des Drucks, wurde ersetzt durch die SI-Einheit Pascal (Pa)

ATMA Antithyreoidale mikrosomale Antikörper

ATN Akute tubuläre Nekrose

ATNR Asymmetrischer tonischer Nakkenreflex

ATP 1. Adenosintriphosphat 2. Adenosintriphosphorsäure 3. Autoimmunthrombozytopenie

ATPase Adenosintriphosphatase

ATPD Ambient temperature and pressure, dry (E) – Umgebungstemperatur und -druck, trocken

ATPS Ambient temperature and pressure, saturated (E) – Umgebungstemperatur und -druck, wasserdampfgesättigt

ATR Achilles tendon reflex (E) – Achillessehnenreflex; → ASR

Atr 1. Atrium – Vorhof 2. Atrophie – Gewebeschwund

ATS 1. Anti-Tetanus-Serum 2. Anti-Thymozyten-Serum; → ATG 3. Anxiety tension state (E) – Angstspannungszustand

ATT Alkali test time (E) – Alkalitestzeit; → ATZ

AT-Winkel Antetorsionswinkel

at.wt. Atomic weight (E) – Atomgewicht

ATZ 1. Alkalitestzeit; → ATT 2. Atypische Umwandlungszone 3. Austreibungston; → ET

AU 1. Antitoxin unit (E) – Antitoxin-Einheit 2. Arbeitsunfähigkeit 3. Arbeitsunfall 4. Arbitrary-Unit

Au 1. Symb. f. Aurum – Gold 2. Australia Antigen; → Au-Ag, Au-Antigen

A.u. Arthritis urica – Gicht

Au-Ag, Au-Antigen Australia-Antigen; → Au

Aufn. Aufnahme

AUG Ausscheidungsurographie

AUL Akute undifferenzierte Leukämie

AU/SH Ag, Au-SH-Ag, Au-SH-Antigen Australia-Serumhepatitis-Antigen

AUZ Austreibungszeit des linken Ventrikels

AUZ/DAZ Quotient aus Austreibungs- und Druckanstiegszeit

AV 1. Anteversio 2. Aortic valve (E) – Aortenklappe 3. Atemvolumen 4. Atrioventrikulär; → AV-, Av-, av., av-

AV-, AV, Av-, av., av- Atrioventrikulär

av Average (E) – Durchschnitt

a.v., a.-v. Arteriovenös

AVA Arterio-venous anastomosis (E) – arteriovenöse Anastomose

AVACH Allgemeine Vaterschaftsausschlußchance

AV-Block Atrioventrikulärer Block – Herzblock; → ATB

AVC Aberrant ventricular conduction (E) – abnorme ventrikuläre Erregungsausbreitung

AVD 1. Aortic valvular disease (E) – Aortenklappenerkrankung 2. Arteriovenöse Sauerstoffdifferenz; vgl. AVD-O_2, AVO_2

AV-Dissoziation Atrioventrikuläre Dissoziation

AVD-O_2 Arteriovenöse Sauerstoffdifferenz (in Vol.%); → AV-O_2, vgl. AVD

aVF Augmented Volt foot (E) – unipolare Extremitätenableitung (vom linken Fuß) des EKG nach Goldberg

AV-Fistel Arteriovenöse Fistel

AVG 1. Angestelltenversicherungsgesetz 2. Aortovenographie

AVHD Acquired valvular heart disease (E) – erworbene Herzklappenerkrankung

AVI Air velocity index (E) – Ventilationsgröße

AV-Intervall Atrioventrikuläre Überleitungszeit im EKG

AVK 1. Arterielle Verschlußkrankheit; → AOD, OAD, 2. Atrioventrikularknoten; → A-Knoten, AV-Knoten, AVN

AV-Kanal Atrioventrikulärkanal

AV-Knoten Atrioventrikularknoten; → A-Knoten, AVK, AVN

AVL Arterielles Verschlußleiden

aVL Augmented Volt left arm (E) – unipolare Extremitätenableitung (vom linken Arm) des EKG nach Goldberg

AVN Atrioventricular node – Atrioventrikularknoten; → A-Knoten, AVK, AV-Knoten

AV-O_2 Arteriovenöse Sauerstoffdifferenz (in Vol.%); →AVD-O_2, vgl. AVD

AVP 1. Antivirales Protein 2. Argininvasopressin

AVR 1. Accelerated ventricular rhythm (E) − beschleunigter Kammerrhythmus 2. Aortic valve replacement (E) − Aortenklappenersatz 3. Atrioventrikularknotenrhythmus

aVR Augmented Volt right arm (E) − unipolare Extremitätenableitung (vom rechten Arm) des Goldberger EKG

A-V-Resektion Magenresektion als Antrumresektion mit zusätzlicher Vagotomie

AVS Aortic valve stenosis (E) − Aortenklappenstenose

AV-Shunt Atrioventrikulärer Shunt

AV-Überleitungsstörung Atrioventrikuläre Überleitungsstörung

AW 1. Atemwiderstand; → A.W. 2. Ausgangswert

A.W. Atemwiderstand; → AW

A-wave Alpha-wave (E) − Alphawelle (im EKG) der Jugularvenenpulskurve; → a-Welle

a-Welle Alphawelle − Welle der Jugularvenenpulskurve; → A-wave

AWF Adrenal weight factor (E) − Nebennierenwuchsfaktor

AWMF Arbeitsgemeinschaft der Wissenschaftlichen Medizinischen Fachgesellschaften

AWMI Anterior-wall myocardial infarction (E) − Herzvorderwandinfarkt

AWO Airway obstruction (E) − Atemwegsobstruktion

ax 1. Axial; → A, a 2. Axillar 3. Axis

AXD-Virus Australian-X-disease virus (E) − auch Australian Murray-Valley-Enzephalitis-Virus

AZ 1. Adenylcyclase 2. Allgemeinzustand 3. Anspannungszeit 4. Atemzentrum 5. Acetylzahl

AZ/AUZ Quotient aus Anspannungszeit und Austreibungszeit

A-Zellen 1. Adhärente Zellen 2. α-Zellen 3. Azidophile Zellen (der Adenohypophyse) 4. Gluconbildende Zellen in Langerhans-Inseln des Pankreas

Azetyl-CoA Acetyl-Coenzym A; → Ac-CoA

AZL Azlocillin

AZQ Atemzeitquotient

AZR Aschheim-Zondeck-Reaktion − Aschheim-Zondeck-Schwangerschaftsreaktion; → AZT, vgl. APR

AZT 1. Aschheim-Zondeck-Test − Aschheim-Zondeck-Schwangerschaftstest;

→ AZR, vgl. APR 2. Azidothymidin

AZV 1. Atemzugvolumen 2. Atemzeitvolumen

AZZ Arm-Zungen-Zeit

B

B 1. Antigen B 2. Balneum − Bad 3. Bath (E) − Bad 4. Bazillus; → Baz. 5. Bel − physikalischer Begriff der Schallstärke; → b 6. Béniqué − Maßeinheit für Katheterdurchmesser 7. Blut 8. Symb. f. Borium − Bor 9. Bursa − Beutel, Tasche

B. Bronchus

b 1. Bar − Einheit des Druckes; wurde durch die SI-Einheit Pascal (Pa) ersetzt 2. Bel − physikalischer Begriff der Schallstärke; → B 3. Born (E) − geboren

B I, B II Billroth I bzw. Billroth II − Teilresektion des erkrankten Pylorusabschnittes

BA 1. Backache (E) − Rückenschmerzen 2. Bakterienagglutination 3. Basenabweichung; → BD 4. Beckenausgang 5. Benzylamin 6. Biologisches Alter 7. Blood agar (E) − Blutagar 8. Blutalkohol; → BEC 9. Boric acid (E) − Borsäure 10. Brachial artery (E) − Arteria brachialis (Armarterie) 11. Bronchialasthma 12. Bronchusadenom

Ba Symb. f. Barium

BAA 1. Bauchaortenaneurysma 2. Benzoylargininamid

BAC 1. Bacitracin 2. Bacterial antigen complex (E) − bakterieller Antigenkomplex 3. Benzalkoniumchlorid 4. Blood alcohol concentration (E) − Blutalkoholkonzentration; → BAK

Bac Bacillus

Bact Bacterium

BADP Brachial artery diastolic pressure (E) − diastolischer Brachialarteriendruck

BA-Ebene Beckenausgangsebene

BAEO Bundesärzteordnung

B-Ag Bakterien-Antigen

BAIBA ß-aminoisobutyric acid (E) − ß-Aminoisobuttersäure

BAK Blutalkoholkonzentration; → BAC

BÄK Bundesärztekammer

Bakt. Bakterien

bakt. 1. Bakteriell 2. Bakteriologisch; → bakteriol.

Bakteriol. 1. Bakteriologe 2. Bakteriologie

bakteriol. Bakteriologisch; → bakt.
BAL 1. British anti lewisite (E) – Dimercaptopropanol 2. Bronchoalveoläre Lavage
bal. 1. Balance (E) – Gleichgewicht, Ausgleich 2. Balanced (E) – ausgeglichen 3. Balneum – Bad; → B
Baln. 1. Balneologe 2. Balneologie – Bäder-, Heilquellenkunde
baln. Balneologisch
Bals. Balsam
BALT Bronchus-associated-lymphoid-tissue (E) – bronchus-assoziiertes lymphatisches Gewebe
BAMP Brachial artery mean pressure (E) – Brachialarterienmitteldruck
BAO Basal acid output (E) – Basalsäure-Ausstoß
BAP Brachial artery pressure (E) – Brachial-(Arm-)arteriendruck
BAPA Benzoylarginin-p-nitroanilid
BAPN ß-Aminoproprionitril
BAR Bakterienagglutinationsreaktion
Baso. Basophile
BASP Brachial artery systolic pressure (E) – systolischer Armarteriendruck
BAT 1. Biologische Arbeitsstofftoleranz 2. Bundesangestelltentarif
BAT-Werte Biologische Arbeitsstofftoleranzwerte
BAU Bundesanstalt für Arbeitsschutz und Unfallforschung
Baz. Bazillus; → B
BB 1. Beckenboden 2. Blood bank (E) – Blutbank 3. Blutbild; → Bb 4. Both bones (E) – beide Knochen (gebrochen)
Bb, BB Blutbild
BBA Born before arrival (E) – vor Einlieferung (in die Klinik) geboren
BBB 1. Blood-brain barrier (E) – Bluthirnschranke; → BHS, HEB 2. Bundle-branch block (E) – Schenkelblock
BBBB Bilateral bundle-branch block (E) – trifaszikulärer Block
BBF-Gips Becken-Bein-Fuß-Gipsverband
BBiG Berufsbildungsgesetz
BBM, BBR Benzbromaron
BBR 1. Benzbromaron; → BBM 2. Berliner-Blau-Reaktion
BBT Basal body temperature (E) – Basalkörpertemperatur; → BST, BT, Bt
BC 1. Biliary colic (E) – Gallenkolik 2. Birth control (E) – Geburtenkontrolle 3. Blood culture (E) – Blutkultur 4. Bone-conduction (E) – Knochenlei-

tung 5. Breathing capacity (E) – Atemkapazität
BCC 1. Basal cell carcinoma (E) – Basalzellenkarzinom 2. Birth control clinic (E) – Klinik für Familienplanung
BCDF B cell differentiation factor (E) – B-Lymphozyten-Differenzierungsfaktor
BCE Basal cell epithelioma (E) – Basalzellenepitheliom
BCG 1. Bacille-Calmette-Guérin 2. Ballistokardiogramm; → BKG 3. Ballistokardiographie; → BKG
BCGF B cell growth factor (E) – B-Lymphozyten-Wachstumsfaktor
BCG-Impfstoff Bacille-Calmette-Guérin-Impfstoff – Tuberkuloseimpfstoff
BCG-Schutzimpfung Bacille-Calmette-Guérin-Schutzimpfung – Tuberkuloseschutzimpfung
BCH Basal cell hyperplasia (E) – Basalzellenhypertrophie
BChE Butylcholinesterase
BCO Bilateral carotid occlusion (E) – doppelseitiger Verschluß der Arteria carotis
BCP Bromcresol purple (E) – Bromkresolpurpur
BCS 1. Battered child syndrom (E) – Kindesmißhandlungssyndrom 2. Budd-Chiari-Syndrom (Lebervenenverschlußkrankheit); → HVT, VOD
BD 1. Base deviation (E) – Basenabweichung; → BA 2. Bauchdecke(n) 3. Behavior disorder (E) – Verhaltensstörung 4. Belastungsdyskardie 5. Blutdruck 6. Brain death (E) – Hirntod
BdÄ Bundesverband deutscher Ärzteverbände
BDC Bundesverband der Deutschen Chirurgen
BDG Bilirubindiglucuronid
BdKJ Bund diabetischer Kinder und Jugendlicher
BDR Bauchdeckenreflex
bds. Beiderseits
BDSG Bundesdatenschutzgesetz
BDT Basophiler Degenerationstest
BE 1. Barium enema (E) – Bariumeinlauf 2. Base excess (E) – Basenüberschuß 3. Beckeneingang 4. Beckenendlage; → BEL 5. Behandlungserfolg 6. Below elbow (E) – unterhalb des Ellenbogens 7. Bodansky-Einheit; → BU 8. Boostereffekt 9. Broteinheit
Be Symb. f. Berryllium
BEC Blood ethyl alcohol concentration

(E) – Blutethanolkonzentration; → BA

BECF Brain extracellular fluid (E) – Extrazellularflüssigkeit im Gehirn

BEE Basale Energieexkretion

Bef. Befund

Begr. Begriff(e)

BEI Butanol-extractable iodine (E) – butanolextrahierbares Iod; → BEJ

BEJ, BEI Butanolextrahierbares Iod

BEK Barmer Ersatz-Kasse

BeKVO Berufskrankheitenverordnung; → BKVO

BEL Beckenendlage; → BE

Bel.EKG Belastungselektrokardiogramm

BEMA Bewertungsmaßstab

BEN Beginn der endgültigen Negativitätsbewegung im Elektrokardiogramm

BEP Basisch-enzephalitogenes Protein

Beta1H Kofaktor des Komplementsystems

Beta M ß-Mikroglobulin

BF 1. Blastogener Faktor 2. Blutfluß 3. Buffered (E) – gepuffert 4. Butter fat (E) – Butterfett

Bf Properdin-Faktor B

BfA Bundesversicherungsanstalt für Angestellte

B-Fasern Präganglionäre vegetative Fasern

BFP Biologically false positive (E) – biologisch falsch positiv(e Reaktion)

BFPR Biologically false positive reaction (E) – biologisch falsch positive Reaktion

BFR sol Buffered Ringer's solution (E) – gepufferte Ringer-Lösung

BFS Blood fasting sugar (E) – Nüchternblutzucker; → FBG, FBS, NBZ

BfS Befindlichkeitsskala

BFS-Virus Bacteria-free-stool-virus (E) – Erreger der epidemischen Virusenteritis

BFT Bentonite-Flockungstest

BG 1. Berufsgenossenschaft 2. Bilirubinglucuronid 3. Bloodglucose (E) – Blutzucker; → BlS, BS, BZ 4. Blutglucose; → BlS, BS, BZ 5. Bordet-Gengou-Bakterien (Erreger des Keuchhustens); → BG-Bakterien

BGA 1. Blutgasanalyse 2. Bundesgesundheitsamt

BG-Bakterien Bordet-Gengou-Bakterien (Erreger des Keuchhustens); → BG

B-Galle Blasengalle

BGB Bürgerliches Gesetzbuch

BGBl Bundesgesetzblatt

BGF Blutgerinnungsfaktor

BGG Bovine gamma globulin (E) – Rindergammaglobulin

BGH Bundesgerichtshof

B-Globulin ß-Globulin

BGT Bilirubinglucuronyl-Transferase

BGW Berufsgenossenschaft für Gesundheits- und Wohlfahrtspflege

BGZ Blutgerinnungszeit

BH 1. Borderline-Hypertonie 2. Brain hormone (E) – Gehirnhormon

BHA 1. Blasenhalsadenom 2. Butylhydroxyanisol

BHC Benzolhexachlorid

BHI Biosynthetisches Humaninsulin

BHL 1. Bilateral hilar lymphoma (E) – bilaterales Hiluslymphom; → Bhl 2. Biological half-life (E) – biologische Halbwertszeit

Bhl, BHL Bilateral hilar lymphoma (E) – bilaterales Hiluslymphom

BHN Bepheniumhydroxynaphthoat

BHR Bauchhautreflex

BHS Bluthirnschranke; → BBB, HEB

BHT Butyliertes Hydroxytoluol

BhV Beihilfeverordnung

BHV Beinhalteversuch

Bi Symb. f. Bismutum – Wismut (Bismut)

BIA Bioimmunoassay

BID Brought in dead (E) – tot eingeliefert; → DOA

b.i.d. Bis in die (L) – zweimal täglich

BIH Benign intracraniale hypertension (E) – benigne intrakraniale Drucksteigerung

BII Butanol insoluble iodine (E) – butanolunlösliches Iod

BIL, Bili Bilirubin – Gallenfarbstoff

Biochem. 1. Biochemie 2. Biochemiker

biochem. Biochemisch

Biol. 1. Biologe 2. Biologie

biol. Biologisch

BIS Building illness syndrome (E) – amerikanische Bezeichnung für eine Bürokrankheit (vor allem in Großraumbüros vorkommend)

BJ Biceps jerk (E) – Bizepsreflex

BJM Bones, joints, muscles (E) – Knochen, Gelenke, Muskeln

BJP Bence-Jones-Protein

BK 1. Bazillus Koch 2. Below knee (E) – unterhalb des Knies 3. Berufskrankheit 4. Blutkörperchen; → BLK 5. Blutkultur; → BlC 6. Bradykinin. 7. Bronchuskarzinom

Bk Symb. f. Berkelium

BKA Below-knee amputation (E) – Amputation unterhalb des Knies
BKE Brechkrafteinheit
BKG, BCG 1. Ballistokardiogramm 2. Ballistokardiographie
BKK Betriebskrankenkasse
BK-Nr. Berufskrankheiten-Nummer
BKS Blutkörperchensenkung(sgeschwindigkeit); → BSG, BSR, ESG, ESR, VES
Bkt. Bakterien
BKVO Berufskrankheitenverordnung; → BeKVO
BKWP Below-knee walking plaster (E) – Unterschenkelgips
BL 1. Bauchlage 2. Borderline-Lepra 3. Burkitt-Lymphom
Bl. 1. Blatt 2. Blut; → bl
bl 1. Bleeding (E) – Blutung 2. Blood (E) – Blut; → Bl
BIC Blood culture (E) – Blutkultur; → BK
BLG ß-Lactoglobulin
BLK Blutkörperchen; → BK
BIS Blood sugar (E) – Blutzucker; → BS, BG, BZ
BIT Blood type (E) – Blutgruppe
BM 1. Basal metabolism (E) – Grundumsatz; → BMR, GU 2. Beckenmitte 3. Blutmenge 4. Bowel movement (E) – Stuhlgang
BMA, B.M.A. British Medical Association – Britische Ärztegesellschaft
BMÄ Bewertungsmaßstab Ärzte
BMC Bone mineral content (E) – Knochenmineralgehalt
BMFT Bundesministerium für Forschung und Technologie
BMG Bilirubin-monoglucuronid
BMHP Brommercurihydroxypropan
BMR Basal metabolism rate (E) – Grundumsatz; → BM, GU
BMT Bone marrow transplantation (E) – Knochenmarktransplantation
BM-Test Boehringer/Mannheim-Test
BMVG Betäubungsmittelverschreibungsgesetz
BMVVO Betäubungsmittelverschreibungsverordnung; → BVV, BtmVVO
BNA Baseler Nomina Anatomica – Baseler anatomische Nomenklatur. Eine wissenschaftliche Namengebung und Zusammenstellung innerhalb des medizinischen Fachbereichs. Sie wurde durch die JNA und später der PNA aktualisiert

BNS-Krämpfe Blitz-Nick-Salaam-Krämpfe
BO 1. Beckenosteotomie 2. Body odour (E) – Körpergeruch 3. Bowels open (E) – regelmäßiger Stuhlgang
bo Bowel (E) – Darm
BOA Born on arrival (E) – bei der Einlieferung (in die Klinik) geboren
BOD Biochemical oxygen demand (E) – biochemischer Sauerstoffbedarf
BoLV Bovine (Rinder-)Leukämie-Virus
BOR Bowels open regulary (E) – normaler Stuhlgang
BOW Bag of waters (E) – Fruchtblase
BP 1. Barometric pressure (E) – Luftdruck 2. Basisches Myelinprotein 3. Benzpyren 4. Biotic potential (E) – biotisches Potential 5. Birth place (E) – Geburtsort 6. Blasenpunktion 7. Blood pressure (E) – Blutdruck 8. Boiling point (E) – Siedepunkt
BPA 1. Berufsverband der praktischen Ärzte und Ärzte für Allgemeinmedizin 2. Bovine plasma albumin (E) – Rinderplasmaalbumin
BPB Bromphenolblau
BPD Blood pressure diastolic (E) – diastolischer Blutdruck; → DBD, DBP
BPH Benign prostatic hypertrophy (E) – gutartige Prostatahypertrophie
BPM 1. Beats per minute (E) – Minutenschlagzahl 2. Blood pressure mean (E) – mittlerer Blutdruck
BPO 1. Basal pepsin output (E) – nichtstimulierte Basal-Pepsin-Sekretion des Magens 2. Benzoylperoxid
BPP Blood pressure and pulse (E) – Blutdruck und Puls
BPS Blood pressure systolic (E) – systolischer Blutdruck; → SBD, SBP
BPSV Bovine-Pustular-Stomatitis-Virus
BPT Bronchialer Provokationstest; vgl. IBT
BPTH Bovines Parathyreoid-Hormon
BPTI Basic pancreatic trypsin inhibitor (E) – basischer pankreatischer Trypsin-Inhibitor
Bq. Becquerel - SI-Einheit der Radioaktivität
BR 1. Blinkreflex 2. Breathing reserve (E) – Atemreserve
Br Symb. f. Brom
BRB 1. ß-Rezeptoren-Blocker 2. ß-Rezeptoren-Blockade

B.R.C.S. British Red-Cross Society – Britisches Rotes Kreuz

BRIC Benigne (gutartige) rekurrierende intrahepatische Cholestase

BRK Bayerisches Rotes Kreuz

BRM Biological response Modifiers (E) – biologisch modifizierte Immunantwort

BRO Bronchoskopie

Brph. Bronchophony (E) – Bronchophonie

BRR Brachioradialisreflex; → RPR

Br sounds Breath sounds (E) – Atemgeräusche; → AG, BS

BS 1. Blood sugar (E) – Blutzucker; → BG, BlS, BZ 2. Bowel sounds (E) – Darmgeräusche 3. Breathing sounds (E) – Atemgeräusche; → AG, Br sounds 4. Bronchialsekret 5. Bronchitissyndrom

BSA 1. Benzene sulphonic acid (E) – Benzolsulfonsäure 2. Body surface area (E) – Bereich der Körperoberfläche 3. Bovine serum albumin (E) – Rinderserumalbumin

B-scan Brightness scan – zweidimensional gewonnenes Bild bei der Ultraschalldiagnostik

BSD Bilanzsynthetische Diät

BSeuchG, BSG Bundesseuchengesetz

BSF B-Zellen-stimulierender Faktor

BSG 1. Blutsenkungsgeschwindigkeit; → BKS, BSR, ESG, ESR VES 2. Bundesseuchengesetz; → BSeuchG 3. Bundessozialgericht

BSHG Bundessozialhilfegesetz

BSN Bowel sounds normal (E) – normale Darmgeräusche

BSO Bernsteinsäureoxidase

BSP Bromsulphalein, Bromsulfonphthalein

BSR 1. Bizepssehnenreflex 2. Blood sedimentation rate (E) – Blutkörperchensenkungsgeschwindigkeit; → BSG, BKS, ESG, ESR, VES 3. Blutkörperchensenkungsreaktion; → BSG, BKS, ESG, ESR, VES

BSS Buffered saline solution (E) – gepufferte Kochsalzlösung

BST 1.Basaltemperatur; → BBT, BT, Bt 2. Blood serological test (E) – Blutserumtest

BT 1. Basaltemperatur; → BBT, BST, BT, Bt 2. Bleeding time (E) – Blutungszeit; → BZ 3. Body temperature (E) –

Körpertemperatur 4. Brain tumor (E) – Gehirntumor 5. Breast tumour (E) – Brusttumor

Bt Basaltemperatur; → BBT, BST, BT

BTD Brust-Thermodetektor

B-Teilchen ß-Teilchen

BTG ß-Thromboglobin

BTK Basaltemperaturkurve

BTM, Btm Betäubungsmittel

BtMG Betäubungsmittelgesetz

BtmVVO Betäubungsmittelverschreibungsverordnung; → BMVVO, BVV

BTPS Body temperature, pressure, saturated (E) – Körpertemperatur, Druck und (Wasserdampf-)Sättigung; internationale Kennzeichnung für die unter Körperbedingungen gemessenen und auf Lungenwerte umgerechneten atemphysiologischen Werte

BTS Brenztraubensäure

BT-Shunt Blalock-Taussig shunt (E) – Blalock-Taussig-Anastomose

BU 1. Bauchumfang 2. Berufsunfähigkeit 3. Bodansky unit (E) – Bodansky-Einheit; → BE 4. Bromurazil

BUA 1. Blood uric acid (E) – Harnsäurespiegel 2. Bundesumweltamt

BUN Blood urea nitrogen (E) – Blut-Harnstoff-Stickstoff

BV 1. Bildverstärker 2. Biological value (E) – biologischer Wert 3. Bleivergiftung 4. Blood vessel (E) – Blutgefäß 5. Blood volume (E) – Blutvolumen

B.V. Balneum vaporis – Dampfbad

BVH Biventrikuläre Hypertrophie

BVV Betäubungsmittelverschreibungsverordnung; → BMVVO, BtmVVO

BW 1. Birth weight (E) – Geburtsgewicht 2. Body weight (E) – Körpergewicht 3. Brustwand 4. Brustwirbel

BWA Brustwandableitung (beim EKG)

B-Wellen ß-Wellen

BWG-Syndrom Bland-White-Garland-Syndrom – angeborene Herzgefäßmißbildung

BWK Brustwirbelkörper

BWS Brustwirbelsäule

BWS-Syndrom Brustwirbelsäulensyndrom, Thorakalsyndrom

BZ 1. Belegzellen 2. Benzoyl 3. Beobachtungszeit 4. Blutungszeit; → BT 5. Blutzucker; → BG, BlS, BS

BZD Benzodiazepine

B-Zellen 1. Basophile Zellen des Hypophysenvorderlappens 2. ß-Zellen 3. B-

Lymphozyten 4. Bone marrow-cells (E) – Knochenmarklymphozyten

BZgA Bundeszentrale für gesundheitliche Aufklärung

C

C 1. Antigen C 2. Symb. f. Carboneum – Kohlenstoff 3. Cathode (E) – Kathode; → Ca 4. Celsius 5. Central (E) – zentral 6. Centum – hundert 7. Cervikal 8. Clearance 9. Clonus 10. Closure (E) – Verschluß 11. Coarse (E) – rauh (Bakterienform) 12. Cocaine (E) – Kokain 13. Coeffizient (E) – Koeffizient 14. Complement 15. Compliance 16. Condylus 17. Contraction (E) – Kontraktion 18. Coulomb – SI-Einheit der elektrischen Menge 19. Curie – nicht mehr gültige Einheit der radiologischen Aktivität, wurde ersetzt durch die SI-Einheit Becquerel (Bq) 20. Cystin 21. Cytosin.

c Vorsatz centi = 10^{-2}

°C Grad Celsius – Kurzform für Temperaturangabe

CA 1. Cancer Antigen 2. Carboanhydrase; → Ca, CAH 3. Carbonanhydrate Antigen 4. Carcinoma – Karzinom; → Ca, Ca. 5. Cardiac arrest (E) – Herzstillstand 6. Chronological age (E) – chronologisches Alter 7. Croup-associated (E) – kruppassoziiert

Ca 1. Symb. f. Calcium – Kalzium 2. Carboanhydrase; → CA, CAH 3. Carcinoma – Karzinom; → CA, Ca. 4. Cathode (E) – Kathode; → C 5. Cathodal (E) – Kathoden

Ca. Carcinoma – Karzinom, Krebs; → CA, Ca

CAB Coronary artery bypass (E) – koronarer Bypass

CABG Coronary artery bypass graft (E) – Bypass-Transplantat für Koronararterien

Ca-Blocker Calcium-Blocker

CaBP Calciumbindendes Protein

CAC Cardiac-accelerator centre (E) – Akzeleratorenzentrum des Herzens

CaCC Cathodal closure contraction (E) – Kathodenschließungszuckung; → CCC, CCCl, KCC, KSZ

CACX Cancer of the cervix (E) – Zervixkarzinom

CAD 1. Computer-aided design (E) – computergestütztes Verfahren in Konstruktion 2. Coronary artery disease (E) – koronare Herzkrankheit

CAES Chirurgische Arbeitsgemeinschaft für Endoskopie und Sonographie

CAFE, CAF-Elektrophorese Celluloseacetatfolien-Elektrophorese

CAG 1. Karotisangiographie; → KAG 2. Koronarangiographie

CAH 1. Carbonic anhydrase (E) – Carbonanhydrase; → CA, Ca 2. Chronisch aggressive Hepatitis 3. Congenitale adrenale Hyperplasie – angeborene Nebennierenhyperplasie

CAL Calcium test (E) – Calciumtest

Cal 1. Concentrated ammonia liquor (E) – konzentrierte Ammoniak-Lösung 2. Kilokalorie; → kcal; wurde durch die SI Einheit Joule ersetzt

cal Kalorie, Grammkalorie; wurde durch die SI-Einheit Joule (J) ersetzt

CAM 1. Chloramphenicol; → CAP, CMC 2. Chorion-Allantois-Membran 3. Computer-aided manufacture (E) – computergestütztes Verfahren in Produktion

cAMP Cyclo-(zyklisches) Adenosinmonophosphat; → zAMP

CAMP-Test Christie-Atkins-Munch-Petersen-Test

CAN Cantharidin

CAO Chronic airway obstruction (E) – chronische Atemwegsobstruktion

CaO₂ Arterieller Sauerstoffgehalt

CaOC Cathodal opening contraction (E) – Kathodenöffnungszuckung; → COC, COCl, KOC, KÖZ

CAP 1. Chloramphenicol; → CAM, CMC 2. Chlorazetophenon 3. Katabolisches Aktivierungsprotein 4. Kontinuierliche ambulante Peritonealdialyse; → CAPD

cap 1. Capacity (E) – Kapazität 2. Capillar – kapillar 3. Capsula – Kapsel; Caps, caps

CAPD Kontinuierliche ambulante Peritonealdialyse; → CAP

CAPPS Current and past psychopathology scales (E) – Untersuchungsschema in der Psychiatrie

Ca/P-Quotient Calcium-Phosphor-Quotient

Caps, caps Capsula – Kapsel; → cap

CAQ Computer-aided quality assurance (E) – computergestütztes Verfahren und Qualitätssicherung

card. Kardiologisch
CAS 1. Chirurgische Arbeitsgemeinschaft Studien 2. Coronary artery stenosis (E) – Koronararterienstenose
CAS-Nummer Chemical Abstract Service-
Nummer – ein Nummernsystem zur
Kennzeichnung von chemischen Ver-
bindungen
CAT 1. Catecholamine – Katecholamine
2. Children apperception test (E) – Kin-
derapperzeptionstest 3. Cholinacetyl-
transferase 4. Computer-assisted tomo-
gram (E) – Computertomogramm
5. Computed axial tomography (E) –
computerisierte axiale Tomographie,
Computertomographie
Cat Catgut – resorbierbares chirur-
gisches Nahtmaterial
catc Katalytische Konzentration
CAV 1. Chronische arterielle Verschlußkrankheit 2. Congenital absence of vagina (E) – kongenitale Scheidenaplasie
3. Congenital adrenal virilism (E) – kon-
genitaler Nebennierenvirilismus
CA-Virus Croup associated virus (E) –
Parainfluenzavirus Typ 2
C$_{aw}$ Atemwegs-Conductance
CB 1. Chest-back (E) – Brust-Rücken
(EKG-Ableitung) 2. Contrast-bath (E)
– Wechselbad
Cb Symb. f. Columbium – Niob
CBA Complement binding antibody (E)
– komplementbindender Antikörper
CBC Complete blood count (E) – gesam-
tes Blutbild
CBD 1. Closed bladder drainage (E) –
Blasenspülung 2. Common bile duct (E)
– Ductus choledochus
CBF 1. Cerebral blood flow (E) – Ge-
hirndurchblutung 2. Coronary blood
flow (E) – Koronardurchblutung
CBG Corticosteroid-binding globulin (E)
– kortikosteroidbindendes Globulin
CBH Cutaneous basophil hypersensitiv-
ity (E) – kutane basophile Überemp-
findlichkeit
CBR Complete bed rest (E) – absolute
Bettruhe
CBS Chronic brain syndrome (E) – chro-
nisches Gehirnsyndrom
CBV Cerebral blood volume (E) – zere-
brales Blutvolumen
CC 1. Coefficient of correlation (E) –
Korrelationskoeffizient; → cc 2. Common cold (E) – Erkältungskrankheit (der
oberen Luftwege) 3. Costal cartilage (E)

– Rippenknorpel 4. Critical condition
(E) – kritischer Zustand; → cc 5 Current
complaints (E) – derzeitige Beschwerden; → cc 6. Kongenitive Kardiomyopathie
Cc 1. Canalis – Kanäle 2. Concave –
konkav
cc 1. Coefficient of correlation (E) –
Korrelationskoeffizient; → CC 2. Con-
cisus – zerkleinert, mittelfein 3. Critical
condition (E) – kritischer Zustand; →
CC 4. Cubic centimeters (E) – Kubikzentimeter (cm^3) 5. Current complaints
(E) – derzeitige Beschwerden; → CC
CCA 1. Cephalin cholesterol antigen
(E) – Cephalin-Cholesterin-Antigen
2. Chick cell agglutination (E) – Hüh-
nerzellenagglutination 3. Chimpanzee
coryza agent (E) – ein RS-Virus 4. Clear-
cell akanthom (E) – gutartiger, epider-
maler Tumor 5. Colon carcinoma anti-
gen (E) – Kolonkarzinom-Antigen
CCA-unit Chick cell agglutinating unit
(E) – Einheit zur Mengenangabe des
Virusantigens bei Grippeschutzimpfung
CCBV Central circulating blood volume
(E) – zentrales zirkulierendes Blutvolu-
men
CCC, CCCl Cathodal closure (closing)
contraction (E) – Kathodenschließungs-
zuckung; → CaCC, KCC, KSZ
CCDW, CCD-Winkel Zentrum-Kollum-
Diaphysen-Winkel
CCE Ceratoconjunctivitis epidemica
CCF 1. Cancer coagulative factor (E) –
gerinnungsfördernder Faktor aus Tumo-
ren 2. Cephalin-cholesterol flocculation
(E) – Cephalin-Cholesterin-Flockungs-
reaktion 3. Congestive cardiac failure
(E) – Stauungsherzinsuffizienz
CCHF, C-CHF Congo-Crimean hermor-
rhagic fever (E) – hämorrhagisches
Kongo-Krimfieber
CCI Chronic coronary insufficiency (E)
– chronische Koronarinsuffizienz
CCK Choleycstokinin
CCK-PZ Cholecystokinin-Pankreozymin
CCL Convoluted cell-type leukemia (E)
– akute T-Zell-Leukämie
CCM, CCMP Congestive cardiomyopathy
(E) – kongestive Kardiomyopathie
CCNU Chlorethyl-cyclohexyl-nitrosourea
(E) – ein Chemotherapeutikum
CCP Chronisch kalzifizierende Pankrea-
titis
CCR Karzinom-Chrom-Reaktion

C_CRE Creatin-Clearance
C_cw Chest-wall compliance (E) – Compliance der Brustwand
CCT 1. Cathodal closing tetanus (E) – Kathodenschließungstetanus; → CCTe, KCT 2. Chocolate-coated tablet (E) – Tablette mit Schokoladenüberzug 3. Coated compressed tablet (E) – überzogene Komprette 4. Cranial computerized tomography (E) – kraniale Computertomographie
CCTe Cathodal closure tetanus (E) – Kathodenschließungstetanus; → CCT, KCT
CCU Coronare care unit (E) – kardiologische Intensivüberwachungsstation
CC-Virus Common cold virus (E) – Erreger gewöhnlicher Erkältungskrankheiten
CCW, CC-Winkel Collum-Corpus-Winkel
CD 1. Caesarean delivered (E) – durch Kaiserschnitt entbunden 2. Cardiovascular disease (E) – Herz-Kreislauf-Erkrankung 3. Coeliac disease (E) – Unterleibserkrankung 4. Computerdiagnose 5. Contact dermatitis (E) – Kontaktdermatitis 6. Contagious diseases (E) – Ansteckungskrankheiten 7. Convulsive disorder (E) – krampfartige Störungen 8. Convulsive dose (E) – krampflösende Dosis 9. Curative dose (E) – therapeutische Dosis
Cd Symb. f. Cadmium
cd Candela – SI-Einheit der Lichtstärke
CDA 1. Completely denatured alcohol (E) – völlig denaturierter Alkohol 2. Kongenitale dyserythropoetische Anämie
CDB Zerebrale Durchblutung
CDC 1. Calculated date of confinement (E) – errechneter Tag der Niederkunft 2. Capillary diffusion capacity (E) – kapilläre Diffusionskapazität 3. Centers for Disease Control – Zentren für Gesundheitsüberwachung (in den USA) 4. Chenodesoxycholsäure; → CDCA
CDCA Chenodesoxychol acid (E) – Chenodesoxycholsäure; → CDC
CDD Chemisch definierte Diät
CDE Antigene des Rhesusblutgruppensystems (C, c, D, d, E, e)
CDE-System Rhesusblutgruppensystem mit den Teilfaktoren C, c, D, d, E, e
CDH Congenital dislocation of the hip (E) – angeborene Hüftgelenkluxation
CDP Cytidindiphosphat

CDPC Cytidine diphosphate choline (E) – Cytidindiphosphatcholin
CDR Complementarity determining regions (E) – hypervariable Regionen der Antikörper
CDW, CD-Winkel Collum-Diaphysen-Winkel
Cdyn, C_dyn Dynamische Compliance
CE 1. Cardiac enlargement (E) – Herzvergrößerung 2. Cholesterinester 3. Constant error (E) – systematischer Fehler 4. Converting-Enzyme 5. Kontraktiles Element.
Ce Symb. f. Cerium - Cer
CEA 1. Karzinoembryonales Antigen; → KEA 2. Chronische exogenallergische Alveolitis
CEE Central European encephalitis (E) – zentraleuropäische Enzephalitis; → ZEE
CEE-Virus Central-European-encephalitis-virus (E) – Erreger der zentraleuropäischen Enzephalitis
CELIA Carcinoembryonic-like-Antigen
CEP Congenitale erythropoetische Porphyrie; → KEP
CES Central excitatory state (E) – Zustand langer Erregbarkeit des Zentralnervensystems
CESD Cholesterinester-Speicher-(disease =) Krankheit
CEW, CE-Winkel Zentrum-Ecken-Winkel
CEX Cefoxitin; → CX
CF 1. Chemotaktischer Faktor 2. Christmas factor – antihämophiles Globulin B (Faktor IX der Blutgerinnung); → X-mas factor 3. Citrovorum-Faktor 4. Complement fixation (E) – Komplementbindung, Komplementfixation; → KB 5. Cystic fibrosis (E) – zystische Fibrose (Mukoviszidose) 6. Zytotoxischer Faktor
Cf. Symb. f. Californium
cf Carrier free (E) – trägerfrei
CFA 1. Complete Freund's adjuvans (E) – komplettes Freund-Adjuvans; → FCA 2. Computer-assistierte Funktionsanalyse
C-Faktor 1. Certainty-Faktor 2. Faktor C des Rhesussystems
C-Fasern Markarme Fasern, z.B. Nervenfasern
CFC 1. Colony forming capacity (E) – koloniebildende Kapazität. 2. Colony forming cells (E) – koloniebildende Zellen
CFD Colory-free diet (E) – Nulldiät

CFF, CFFF Critical flicker fusion frequency (E) – kritische Flimmerfrequenz

CFM Chemotaktischer Faktor für Makrophagen

CFR Complement-fixation reaction (E) – Komplementbindungsreaktion; → CFT, KBR, KFT

CFT 1. Cardiolipin-Flockungstest 2. Complement-fixation test (E) – Komplementbindungsreaktion; → CFR, KBR, KFT

CFU Colony forming unit (E) – koloniebildende Zellen

CFU-C, CFU$_C$ Colony forming unit in culture (E) – koloniebildende Zellen in Kulturmedien

CFU$_E$ Colony forming unit-erythropoiesis (E) – koloniebildende Zellerythropoese

CFU-GEMM Colony forming unit (koloniebildende) Granulozyten, Erythrozyten, Makrophagen und Megakaryozyten

CFU$_L$ Colony forming unit-lymphopoiesis (E) – koloniebildende Zell-Lymphopoese

CG 1. Choriongonadotropin 2. Control group (E) – Kontrollgruppe

C-Galle Lebergalle

CGD Chronic granulomatous disease (E) – chronische Granulomatose-Erkrankung

CGH Chorionic gonadotrophic hormone (E) – gonadotropes Chorionhormon

CGI Clinical global impression (E) – klinischer Gesamteindruck

CGL Chronic granulocytic leukemia (E) – chronische Granulozytenleukämie

CGM Central grey matter (E) – graue Substanz des Rückenmark

cGMP Cyclo-(zyklisches) Guanosinmonophosphat

CGN Chronische Glomerulonephritis

CGP Chorionic growth-hormone prolactin (E) – Chorionwachstumshormon Prolaktin

CGS Catgut suture (E) – Katgutnaht

CGS-System Zentimeter-Gramm-Sekunden-System – wurde durch die SI-Einheiten ersetzt

CGT Choriongonadotropin; → HCG

CGW Zerebraler Gefäßwiderstand

Ch 1. Charrière – Maßeinheit für den Durchmesser medizinischer Instrumente (z.B. Katheter und Sonden); → Charr 2. Charta – Arzneipapier 3. Chest (E) – Brust 4. Child (E) – Kind 5. Cholin

CHA Kongenitale hypoplastische Anämie

ChA Choline acetylase (E) – Cholinacetylase; → CHAC

CHAC Cholinacetylase; → ChA

ChAc Cholinacetyl-Transferase

CHAI-Viren Cytopathogenic human autointerfering viruses – Viren die ihre eigene Vermehrung durch Autointerferenz hemmen

Charr. Charrière – Maßeinheit für medizinische Instrumente (z.B. Katheter und Tuben); → Ch

CHA-Test Candida-Hämagglutinationstest

CHB Complete heart block (E) – vollständiger atrioventrikulärer Herzblock

CHD 1. Childhood disease (E) – Kinderkrankheit 2. Chronic heart disease (E) – chronische Herzkrankheit 3. Compensated heart disease (E) – kompensierte Herzerkrankung 4. Congenital heart disease (E) – kongenitale Herzerkrankung 5. Coronary heart disease (E) – koronare Herzkrankheit; → CHD, KHE, kHE, KHK, kHK

CHE, ChE 1. Cholesterinesterase 2. Cholinesterase

ChEH Cholinesterase-Hemmer

Chem. 1. Chemie 2. Chemiker

chem. Chemisch

ChES Cholinerges exzitatorisches System

CHF 1. Chronic heart failure (E) – chronische Herzinsuffizienz 2. Congestive heart failure (E) – dekompensierte Herzinsuffizienz

Chir. 1. Chirurg 2. Chirurgie

chir. Chirurgisch

CHK Koronare Herzkrankheit; → CHD, KHK, kHK

Chol. Cholesterin (Cholesterol)

CHP 1. Child psychiatry (E) – Kinderpsychiatrie 2. Chronische hepatische Porphyrie

CHR Zercarie-Hüllen-Reaktion

Chr. Chromosom

chromat. Chromatographisch

chron. Chronisch

ChTr Chymotrypsin

CI 1. Cardiac index (E) – Herzindex; → HI, H.I. 2. Cardiac infarction (E) – Herzinfarkt; → HI 3. Cellular immunity (E) – zelluläre Immunität 4. Cortical index – Kompaktaindex

Ci Curie – nicht mehr gültige Einheit der radiologischen Aktivität; → C; wurde durch die SI-Einheit Becquerel (Bq) ersetzt

C$_i$ Indikator-Konzentration

CIC Cardiac inhibitor center (E) – Herzhemmungszentrum

CID Cytomegalic inclusion disease (E) – Zytomegaliesyndrom

CIE Gekreuzte Immunelektrophorese

CIF Colony inhibiting factor (E) – koloniebildender Hemmfaktor

CIF-Test Candida-Immunfluoreszenztest

CIG Cold-insoluble globulin (E) – Fibronektin

CIHK Chronische ischämische Herzkrankheit

CIMII Kontinuierliche intramuskuläre Insulininfusion

CIN Zervikale intraepitheliale Neoplasie

C$_{IN}$, C$_{in}$ Insulin-Clearance

CIN-System Zervikal-intraepithelial-neoplasia-System

CIP Citratplasma

CIP-F Classic interstitial pneumonitis-fibrosis (E) – interstitielle fibrosierende Pneumonitis

CIS 1. Carcinoma in situ 2. Chirurgische Intensivstation

CK 1. Cervikalkanal – Gebärmutterhalskanal 2. Creatine kinase (E) – Kreatinkinase; → KK

CK-I Kreatinkinase vom Gehirntyp; → CK-BB

CK-II Kreatinkinase vom Herztyp; → CK-MB

CK-III Kreatinkinase vom Muskeltyp; → CK-MM

CK-BB Kreatinkinase vom Gehirntyp; → CK-I

CK-Isomerase Isomerase der Kreatinkinase

CK-MB Kreatinkinase vom Herztyp; → CK-II

CK-MM Kreatinkinase vom Muskeltyp; → CK-III

CKW Chlorierter Kohlenwasserstoff

CL 1. Chronische Lymphadenose 2. Zykluslänge

Cl 1. Symb. f. Chlor 2. Chlorid 3. Chlosteridium 4. Clausius – Einheit der Entropie 5. Clavicle (E) – Schlüsselbein 6. Clearance; → Clear. 7. Clinic (E) – Klinik

C$_L$ Compliance der Lunge

cl Zentiliter – $\frac{1}{100}$ l = 10 ml

CLD 1. Certain lethal dose (E) – sicher letale Dosis 2. Chronic lung disease (E)

– chronische Lungenerkrankung

Clear. Clearance; → Cl

CLED-Agar Cystine lactose electrolyte-deficient-agar (E) – Differentialnährboden zur Kultur von Erregern

CLI Corpus-luteum-Insuffizienz

CLIS Carcinoma lobulare in situ – Mammakarzinom; → LCIS

CLL 1. Cholesterol lowering lipid (E) – cholesterinsenkendes Lipid 2. Chronische lymphatische Leukämie

Cl$_m$ Muskel-Chlorid

C.L.O. Cod liver oil (E) – Lebertran

C.L.O.-Einheit Cod-liver-oil-Einheit – veraltete Maßeinheit für Vitamin A (Lebertraneinheit)

CLR Cytotoxic lymphocyte reaction (E) – zytotoxische Lymphozytenreaktion; → CTL

Cl$_s$ Serum-Chlorid

CM 1. Kardiomegalie 2. Kardiomyopathie; → KM 3. Karpometakarpalgelenk 4. Causa morti – durch Todesfall; → c.m. 5. Cefamandol 6. Contrast medium (E) – Kontrasteinlauf

Cm 1. Clearance-Maximum 2. Curium

cm 1. Cell membrane (E) – Zellmembran 2. Costal margin (E) – Rippenrand 3. Zentimeter

c.m. Causa morti – durch Todesfall; → CM

CMAS Klinische monophasische Aktionsspannung

CMA-Test Candida-Mikroagglutinationstest

CMB Carbolic methylene blue (E) – Carboxymethylenblau

CMC 1. Cell-mediated cytotoxicity (E) – zellvermittelte Zytotoxizität 2. Chloramphenicol; → CAP, CAM

CMFT Cardiolipin-Mikroflockungstest; → CMT

CMI Cell-mediated immunity (E) – zellvermittelte Immunität

C-Mitose Kolchizinmitose

CML 1. Cell-mediated lympholysis (E) – zellvermittelte antikörperunabhängige Zellyse 2. Chronic myeloid leukemia (E) – chronische myeloische Leukämie

CMO Cardiac minute output (E) – Herzminutenvolumen

CMP Cytidinmonophosphat

CMR Cerebral metabolic rate (E) – zerebrale Stoffwechselrate

CMRO$_2$ Cerebral metabolic rate (E) – zerebraler Sauerstoffverbrauch

CMT Cardiolipin-Mikroflockungstest; →
CMFT
CMTD Charcot-Marie-Tooth-disease (E)
– Charcot-Marie-Syndrom
CMV 1. Controlled mechanical ventila-
tion (E) – kontrollierte mechanische Be-
atmung 2. Zytomegalievirus; → ZMV
3. Zerebrales Minutenvolumen
cn Common name (E) – übliche Be-
zeichnung
C3NeF C3 nephritic factor (E) – C3-
nephritischer-Faktor
CNP Continuous negative pressure (E) –
kontinuierlicher negativer Druck
CNS Central nervous system (E) – Zen-
tralnervensystem; → ZNS
CNSLD Chronic non-specific lung dis-
ease (E) – chronische unspezifische
Lungenerkrankung; → CNSRD
CNSRD Chronic non-specific respiratory
disease (E) – chronische unspezifische
Lungenerkrankung; → CNSLD
CNV Contingent negative variation (E)
– Erwartungspotential
CO 1. Cardiac output (E) – Herzschlag-
volumen 2. Symb. f. Kohlenmonoxid
Co 1. Symb. f. Cobaltum – Cobalt (Ko-
balt) 2. Coenzym – Koenzym
CO₂ Symb. f. Kohlendioxid
COA 1. Coarctation of the aorta (E) –
Aortenisthmusstenose 2. Condition on
admittance (E) – Aufnahmebefund
CoA Coenzym A
COAD Chronic obstructive airway dis-
ease (E) – chronische obstruktive Atem-
wegserkrankung
COAP-Schema Cyclophosphamid, Onco-
vin (= Vincristin), Alexan und Predni-
solon – Therapieschema; → CVAP-
Schema
CoA-SH Coenzym A – Sulfhydryl
COBS Caesarian obtained barrier sus-
tained (E) – durch Kaiserschnitt keim-
frei entbunden
COC Cathodal opening contraction (E)
– Kathodenöffnungszuckung; → CaOC,
COCl, KOC, KÖZ
COCl Cathodal opening clonus (E) – Ka-
thodenöffnungszuckung; → CaOC,
COC, KOC, KÖZ
COCM Congestive cardiomyopathie (E)
– kongestive Kardiomyopathie
COD 1. Chemical oxygen demand (E) –
chemischer Sauerstoffbedarf 2. Condi-
tion on discharge (E) – Entlassungsbe-
fund

Cod. Codein
COE Chronisch obstruktive Emphysem-
bronchitis; → COLD, COPD
CoF 1. Cobra-Faktor 2. Coenzym F
COH Carbohydrate – Kohlenhydrate
CO-Hb Kohlenmonoxid-Hämoglobin
COLD Chronic obstructive lung disease
(E) – chronische Lungenkrankheit (Em-
physembronchitis); → COE, COPD
comm Communis – gemeinsam
comp. Compositus – zusammengesetzt
COMT Catechol-Oxidase-Methyltransfe-
rase – Benzkatechin-Methyltransferase
CON Cyclopropan-Oxygen-Nitrogen –
Narkosegasgemisch
ConA Concanavalin A
cont. Contusio – Kontusion, Quetschung
COP 1. Capillary osmotic pressure (E)
– osmotischer Kapillardruck 2. Cyclo-
phosphamid, Oncovin (= Vincristin) u.
Prednisolon
COPD Chronic obstructive pulmonary
disease (E) – Emphysembronchitis; →
COE, COLD
COPE Chronic obstructive pulmonary
emphysema – chronisches obstruktive
Lungenemphysem
COPP Cyclophosphamid u. Oncovin (=
Vincristin) u. Procarbacin (= Nutalan)
u. Prednisolon
cort. 1. Kortex – Rinde 2. Kortikal; →
kort.
C₀ₛₘ Osmolale Clearance
C₀ₛₘₒₗ Osmolare Clearance
COTe Cathodal opening tetanus (E) –
Kathodenöffnungstetanus
COV Concentrated oil of vitriol (E) –
konzentrierte Schwefelsäure
CP 1. Capillary pressure (E) – Kapillar-
druck 2. Symb. f. Cassiopeium 3. Ce-
rebral palsy (E) – Zerebralparese 4. Chem-
ically pure (E) – chemisch rein 5. Chro-
nische Pankreatitis 6. Chronische Polyarthritis; → cP 7. Coeruloplasmin; →
Cp 8. Constant pressure (E) – gleich-
bleibender Druck 9. Kreatinphosphat; →
KP
Cp 1. Coeruloplasmin; → CP 2. Compound (E) – Zusammensetzung; → cpd
cP Chronische Polyarthritis; → CP
C3PA C3-Proaktivator
Cₚₐₕ para-Aminohippursäure-Clearance
CPAP Continous positive airway pressure (E) – kontinuierlich positiver Atemwegsdruck
CPB, CPBP Cardiopulmonary bypass (E)

– kardiopulmonaler Bypass

CPC 1. Cetylpyridinchlorid 2. Chronic passive congestion (E) – chronische venöse Stauung 3. Chronic cor pulmonale (E) – chronisches Cor pulmonale

CPD Citricum-Phosphat-Dextrose

cpd Compound (E) – Zusammensetzung, Verbindung; → CP

CPE Cytophatic effect (E) – zytopathogener Effekt; → ZPE

CPEO Chronisch progressive externe Ophthalmoplegie

C-Peptide Connecting peptide (E) – verbindende Peptide

CPH 1. Chronische paroxysmale Hemikranie 2. Chronisch persistierende Hepatitis

CPK 1. Karotispulskurve; → KPK 2. Kreatinphosphokinase; → KPK

CPM Cyclophosphamid

cpm 1. Counts per minute (E) – Impulse pro Minute 2. Cycles per minute (E) – Schwingungen pro Minute

CPN Chronische Pyelonephritis

CPP Cerebral perfusion pressure (E) – Druck der zerebralen Durchblutung

CPPB Continuous positive pressure breathing (E) – kontinuierliche Beatmung mit positivem Druck ; → CPPV

CPPD-Arthropathie Calciumpyrophosphatdehydrat-Arthropathie – Pseudogicht

CPPV Continuous positive pressure ventilation (E) – kontinuierliche Beatmung mit positivem Druck; → CPPB

CPQ Calcium-Phosphor-Quotient; → CPR

CPR 1.Calcium-phosphor-rate (E) – Calcium-Phosphor-Quotient; → CPQ 2. Cardio pulmonary resuscitation (E) – Wiederbelebung des Kreislaufs und der Atmung 3. Chlorpromazin-Hydrochlorid

CPS Chlorphosphorsäure

cps 1. Counts per second (E) – Impulse pro Sekunde 2. Cycles per second (E) – Hertz pro Sekunde

CPT 1. Carotid pulse tracing (E) – Karotispulskurve 2. Chlorprothixen; → CPX 3. Cholinphosphat-Transferase 4. Combining power test (E) – Kombinationstest

CP-Test Cold-pressure test (E) – Kälte-Druck-Test

CPTPP Continuous positive transpulmonary pressure (E) – kontinuierlich positiver transpulmonaler Druck

CPX Chlorprothixen; → CPT

CPZ Chlorpromazin

CR 1. Clearance rate (E) – Ausscheidungsgeschwindigkeit 2. Clot retraction (E) – Blutgerinnselretraktion 3. Complement-Rezeptor 4. Complete remission (E) – komplette Remission 5. Corneal reflex / corneal reflection (E) – Hornhautreflex, Blink-, Blinzelreflex 6. Cremasterreflex

Cr 1. Symb. f. Chrom 2. Cranial – kranial 3. Kreatin(in)

cRABP Cellular retinoic acid binding protein (E) – zelluläres Retinsäure-Bindungsprotein

CRD 1. Chronic renal disease (E) – chronische Nierenerkrankung 2. Chronic respiratory disease (E) – chronische Atemwegserkrankung 3. Complete reaction of degeneration (E) – totale Entartungsreaktion.

CREST-Syndrom Calcinosis-cutis-Raynaud-Phänomen, ösophageale Dysfunktion, Sklerodaktylie- u. Teleangiektasiensyndrom

C-Rezeptor Complement receptor (E) – Komplementrezeptor

CRF 1. Chronic renal failure (E) – chronisches Nierenversagen 2. Corticotropin releasing factor (E) – Kortikotropin-Releasingfaktor

CRH Corticotropin releasing hormone (E) – Kortikotropin-Releasinghormon

CRI Chronic respiratory insufficiency (E) – chronische Atemwegsinsuffizienz

CRIE Crossed radio immuno electrophoresis (E) – gekreuzte Radioimmunelektrophorese

CRL Complement-Rezeptor-Lymphozyten

CRM Cross reacting material (E) – kreuzreagierende Substanz

C-Rosette Compound-Rosette

CRP 1. cAMP (Zyklisches Adenosinmonophosphat-)Rezeptor-Protein 2. C-reaktives Protein

CrP Kreatinphosphat

CRP-Test Bestimmung von C-reaktivem Protein

CRR Cholera-Rotreaktion

CRS 1. Chemische Referenzsubstanz 2. Colon and rectal surgery (E) – Kolon- und Rektumchirurgie 3. Kongenitales Rubella-Syndrom – kongenitales Röteln-Syndrom

CRST-Syndrom Calcinosis-cutis-Raynaud-

Phänomen-Sklerodaktylie-Teleangiek-
tasien-Syndrom
CRT Cathode ray tube (E) – Kathoden-
strahlröhre
CS 1. Caesarean section (E) – Kaiserschnitt 2. Cerebro spinal – zerebrospinal
3. Clinical staging (E) – klinische Sta-
dienermittlung 4. Completed stroke (E)
– kompletter Schlaganfall 5. Concentrated strength (E) – Konzentration
6. Conditioned stimulus (E) – konditio-
nierter Reiz 7. Coronary sclerosis (E) –
Koronarsklerose
Cs Symb. f. Cäsium
CSA Colony stimulating activity (E) –
koloniestimulierende Aktivität
CSB Convertin-Stuart-Prower-Faktor
und antihämophiles Globulin B
CSBF Coronary sinus blood flow (E) –
Koronarsinusdurchblutung
CSDH Chronisch subdurales Hämatom
CSF 1. Cat scratch fever (E) – Katzen-
kratzkrankheit 2. Cerebral spinal fluid
(E) – Liquor, Zerebrospinalflüssigkeit
3. Colony stimulating factor (E) – ko-
loniestimulierender Faktor
CSF-WR Cerebrospinal-fluid-Wassermann
reaction (E) – Zerebrospinalflüssigkeit-
Wassermann-Reaktion
CSL-Test Cardiolipin-synthetic lecithin
(E) – Cardiolipin-Flockungsreaktion
CSM Cerebrospinal meningitis – Zere-
brospinalmeningitis
CSMC-Headache Chronic scalp muscle
contraction headache (E) – chronischer
ständiger bzw. fast ständiger Kopf-
schmerz
CSMI Cardiogenic shock after myocar-
dial infarction (E) – kardiogener Schock
nach akutem Myokardinfarkt
CSNRT Corrected sinus node recovery
time (E) – frequenzkorrigierte Sinus-
knotenerholungszeit
CSR Cadmiumsulfat-Reaktion
CSS Karotissinussyndrom
CST Convulsive shock therapy (E) –
Schocktherapie
C$_{st}$ Statische Compliance
CSU Catheter specimen of urine (E) –
Katheterurin
CSV Zerebraler Sauerstoffverbrauch
CT 1. Calcitonin; → Ct 2. Carbon tetra-
chloride (E) – Tetrachlorkohlenstoff; →
CTC 3. Cefalothin 4. Cellular therapy
(E) – Zelltherapie 5. Cerebral tumor –
Gehirntumor 6. Chemotherapie 7. Chir-

urgische Therapie 8. Circulating time
(E) – Zirkulationszeit 9. Coated tablet
(E) – Dragee 10. Compressed tablet (E)
– Komprette 11. Computed tomography;
computerised tomography (E) – Com-
putertomographie 12. Computertomo-
graphie 13. Coronary thrombosis (E) –
Koronarthrombose
Ct Calcitonin; → CT
CTA 1. Chemisch-technische Assisten-
ten 2. Chymotrypsin-Aktivität 3. Cyto-
toxic antibody (E) – zytotoxischer An-
tikörper
CTa Catamenia – Menstruation
CTB Chemisch-technische Biologen
CTC Carbon tetrachloride (E) – Tetra-
chlorkohlenstoff; → CT
CTCL Kutanes T-Zell-Lymphom
CTD Cardiac transverse diameter (E) –
Herzquerdurchmesser
CTEM Konventionelles Transmissions-
elektronenmikroskop
CTF 1. Chlortrifluorid 2. Colorado tick
fever (E) – amerikanisches Gebirgs-
bzw. Zeckenfieber
CTG 1. Cardiotocogramm – Kardiotoko-
gramm 2. Cardiotocographie – Kardio-
tokographie 3. Cholesterintriglycerid
CTL 1. Zytotoxische Lymphozytenreak-
tion; → CLR 2. Cytotoxische T-Lym-
phozyten
CTMC Connective tissue mast cell (E) –
Bindegewebsmastzelle
CTP 1. Chemisch-technische Pharma-
zeuten 2. Cytidintriphosphat
CTS Carpal-Tunnel-Syndrom – Karpal-
tunnelsyndrom; → KTS
CT-Scan Computer-Tomometrie-Schnell-
untersuchung
CTV Colorado tick fever virus (E) – Co-
lorado-Zeckenfieber-Virus
CTX Zerebrotendiöse Xanthomatose
CTZ Chemorezeptortriggerzone
CU 1. Cefuroxim 2. Clinical units (E) –
klinische Einheiten
Cu Symb. f. Cuprum – Kupfer
C$_u$ Urea-(Harnstoffclearance)
CuGW Kupfergleichwert
CURS Chronisches unspeżifisches Re-
spirationssyndrom
CV 1. Cardiovascular – kardiovaskulär;
→ cv 2. Closing volume (E) – Ver-
schlußvolumen 3. Concentrated volume
(E) – Volumenkonzentration
cv Cardiovascular – kardiovaskulär; → CV
CVA Cerebral vascular accident (E) –

Schlaganfall

CVAP-Schema Cyclophosphamid, Vincristin (= Oncovin), Alexan und Prednisolon-Schema; → COAP-Schema

CVD 1. Cardiovascular disease (E) – kardiovaskuläre Erkrankung 2. Cerebrovascular disease (E) – Gehirngefäßkrankheit

CVI 1. Zerebrovaskuläre Insuffizienz; → ZVI 2. Chronische venöse Insuffizienz

CVID Common variable immuno deficiency syndrome (E) – unterschiedlich verlaufende Defizienz der humoralen und zellvermittelten Immunität

C-Viren 1. Coxsackie-Viren 2. C-Typ der Tumorviren

CVP Central venous pressure (E) – Zentralvenendruck; → ZVD

CVR 1. Cardiovascular renal disease (E) – Herz-, Kreislauf- und Nierenerkrankung 2. Cardiovascular respiratory disease (E) – Herz-, Kreislauf- u. Atemwegserkrankung 3. Cerebral vascular resistance (E) – zerebraler Gefäßwiderstand

CVS Cardiovascular surgery (E) – Herzu. Gefäßchirurgie

CW 1. Cardiac work (E) – Herzarbeit 2. Continuous wave (E) – kontinuierliche Welle 3. Crutch walking (E) – an Krükken gehend

cw Cell wand (E) – Zellwand

C-Welle Höchster Ausschlag der Venenpulskurve

CWHB Citrated whole human blood (E) – Vollblutkonserve mit citrat- und glucosehaltigem Stabilisator

CWS Cold-water soluble (E) – kaltwasserlöslich

CX Cefoxitin; → CEX

Cx Circumflex

Cx-Reaktion Cytochromoxidase-Reaktion

CyA Cyclosporin A

Cyd Cytidin

CYS Cystoscopy (E) – Zystoskopie

Cys Cystein – Zystein

cytol. zytologisch

CZI Cristalline zinc insulin (E) – kristallines Zinkinsulin

D

D 1. Da – gib; → D, d, d. 2. Dauer 3. Daughter (E) – Tochter; → da 4. Dekompensation 5. Dermatologist (E) –

Dermatologe 6. Dermatology (E) – Dermatologie 7. Developed (E) – entwickelt 8. Detur – es ist zu geben; → D, d, d. 9. Symb. f. Deuterium 10. Deviation (E) – Abweichung 11. Dexter – rechts 12. Dextrose 13. Dezimalpotenz 14. Diagnose, Diagnostik; → Diagn., Dgn. 15. Dialysance, Dialysierfähigkeit 16. Diameter (E) – Durchmesser 17. Diastole 18. Dichte 19. Differenz 20. Diffusion coefficient (E) – Diffusionskoeffizient 21. Dioptrie; → dpt., dptr. 22. Disease (E) – Krankheit; → D. 23. Displacement (E) – Verlagerung 24. Divide – teile; → D., d, d. 25. Dopamin; → DA 26. Dorsal 27. Dosis; → D., d, d., Dos. 28. Ductus – Gang; → D. 29. Rh-positiv – Antigen des Rhesussystems 30. Dyspnoe 31. Römisches Zahlenzeichen 500

D. 1. Da – gib; → D, d, d. 2. Detur – es ist zu geben; → D, d, d. 3. Dilution – Verdünnung 4. Disease (E) – Krankheit; → D 5. Divide – teile; → D, d, d. div. 6. Dosis; → D, d, d., Dos. 7. Ductus – Gang; → D, d

d 1. Da – gib; → D, D., d. 2. Day (E) – Tag; → d da 3. Dead (E) – tot; → d. 4. Density (E) – Dichte 5. Detur – es ist zu geben; → D, D, d. 6. Dexter – rechts; → D 7. Dextrogyr – rechtsdrehend 8. Dextrorotatory (E) – rechtsdrehend 9. Dezimalvorsatz 10. Die (L) – Tag 11. Died (E) – gestorben; → d. 12. Divide – teile; → D, D., d., div. 13. Distal; → d. 14. Dorsal; → D 15. Dose (E) – Dosis; → D, D. 16. Doubtful (E) – zweifelhaft 17. Ductus – Gang; → D, D. 18. Duration (E) – Dauer 19. rh-negativ – Antigen des Rhesussystems

d. 1. Da – gib; → D, D., d., d 2. Day (E) – Tag; → d, da 3. Dead (E) – tot; → d 4. Detur – es ist zu geben; → D, D., d 5. Died (E) – gestorben; → d 6. Distal; → d 7. Divide – teile; → D, D., d, div. 8. Dose (E) – Dosis; → D, D., d

D1 bis D12 Kurzbezeichnung für die 12 Brustwirbel; → Th1 bis Th12

D_1 bis D_{12} Kurzbezeichnung für die 12 Rückenmarksegmente der Brustwirbel; → Th 1 bis Th 12

DA 1. Datenausgabe 2. Delayed action (E) – verzögerte Wirkung 3. Desoxyadenosin 4. Dopamin; → D 5. Durchgangsarzt der Berufsgenossenschaften; → D-Arzt

da 1. Daughter (E) – Tochter; → D 2. Day (E) – Tag; → d, d. 3. Deka- = 10

DAAO D-amino-acid oxidase (E) – D-Aminosäure-Oxidase

DAB 1. Deutsches Arzneibuch 2. Diaminobutyric acid (E) – Diaminobuttersäure 3. Ductus arteriosus Botalli 4. *p*-Dimethylaminoazobenzol; → DMAB

DABD Durchschnittlicher arterieller Blutdruck

DAC Deutscher Arzneimittel-Codex

DADP, dADP Desoxyadenosindiphosphat

DADPS Diaminodiphenylsulfon

DAF Delayed auditory feedback (E) – verzögerte Gehörrückkopplung

DAGT Direkter Antiglobulin-Test (direkter Coombs-Test); → DAT

DAH Disordered action of the heart (E) – Herzrhythmusstörung

DAI Death from accidental injuries (E) – Unfalltod

DAK Deutsche Angestellten-Krankenkasse

DALA δ-Aminolävulinsäure

DAM Diacetylmonoxim

DAMP, dAMP Desoxyadenosinmonophosphat

DAO Diaminooxidase

DAP 1. Diaminopimelic acid (E) – Diaminopimelinsäure 2. Diammonium phosphate – Ammonium phosphoricum 3. Diastolic aortic pressure (E) – diastolischer Aortendruck 4. Dihydrazinophthalazin 5. Dihydroxyacetonphosphat

DAPT Diaminophenylthiazol

DAR Differential absorption ratio (E) – Differentialabsorptionsverhältnis

D-Arzt Durchgangsarzt der Berufsgenossenschaften; → DA

DAT 1. Delayed action tablet (E) – Tablette mit verzögerter Wirkung 2. Deutsche Arzneitaxe 3. Differentialagglutinationstest 4. Direkter Antiglobulintest; → DAGT

DATP, dATP Desoxyadenosintriphosphat

DA-Virus Parainfluenzavirus Typ 5

DAZ Druckanstiegszeit; → pd/DAZ

DÄGfA Deutsche Ärztegesellschaft für Akupunktur

DB 1. Durchführungsbestimmung 2. Digit Span Backward (E) – Test zur Bestimmung der Aufmerksamkeit und des Kurzzeitgedächtnisses 3. Double blind (E) – doppelblind

dB, db Dezibel – Maßeinheit für die Schallstärke

DBA 1. Dibenzanthrazen 2. Ductus Botalli apertus – offener Ductus Botalli

dB(A) Dezibel Skala A.

DBB Differentialblutbild; → Diff.-BB

DBCP Dibromchloropropan

DBD Diastolischer Blutdruck; → BPD, DBP

DBfK Deutscher Berufsverband für Krankenpflege

DBI Phenformin

DBL Distance between lenses (E) – Entfernung zwischen zwei Linsen

DBP 1. Diastolic blood pressure (E) – diastolischer Blutdruck; → BPD, DBD 2. Dibutylphosphat 3. Dibutylphthalat

DBS Differentialblutsenkung

dB SPL Dezibel sound pressure level (E) – Schalldruckpegel

DC 1. Decarboxylase 2. Dendritic cells (E) – dendritische Zellen 3. Diagnostic center (E) – Diagnostikzentrum 4. Diffusion capacity (E) – Diffusionskapazität; → DK 5. Direct current (E) – Gleichstrom; → dc 6. Dünnschichtchromatographie

dc Direct current (E) – Gleichstrom; → DC

DCA 1. Desoxycholatcitrat Agar 2. Desoxycorticosteronacetat 3. Detectable cortical activity (E) – Ableitbarkeit von Potentialschwankungen im Elektroenzephalogramm

DCBM Double contrast barium meal (E) – Doppelkontrastbariumbrei

DCDP, dCDP Desoxycytidindiphosphat

D.c.f. Detur cum formula – abzugeben mit genauer Rezeptur auf dem Etikett, lat. Rezepturanweisung

DCI 1. Dénominations communes internationales – allgemeine internationale Bezeichnungen 2. Dichlorisoproterenol

DCIP Dénominations communes internationales proposées – vorgeschlagene internationale Bezeichnungen

DCIR Dénominations communes internationales recommandées – eingetragene internationale Bezeichnungen

DCM Dilatierte Kardiomyopathie

DCMP Desoxycytidinmonophosphat

DCP 1. dicalcium phosphate (E) – Calciumphosphat (Calcium phosphoricum) 2. 2,4-Dichlorphenol

DC-Shock Direct current shock (E) – Gleichstromschock

DCT 1. Direct Coombs test (E) – direkter Coombs-Test 2. Distal convoluted tubule (E) – distaler Tubulus contortus

Dct 1. Decoctum – Drogenauszug 2. Ductus – Gang, Kanal

DCTA Diaminocyclohexanetetraacetic acid (E) – Diaminocyclohexantetraessigsäure

DCTP Desoxycytidintriphosphat

DCx, DC$_x$ Double convex (E) – Doppelkonvex

DD 1. Day of delivery (E) – Entbindungstag 2. Diastolic diameter (E) – diastolischer Querdurchmesser des Herzens 3. Differential diagnosis (E) – Differentialdiagnose; → D.D. 4. Disk diameter (E) – Pupillendurchmesser 5. Dry dressing (E) – Trockenverband

D.D., DD Differential diagnosis (E) – Differentialdiagnose

dd Differentialdiagnostisch

D.D.A. Dangerous Drugs Act (E) – Betäubungsmittelgesetz (in den USA)

DDB Deutscher Diabetiker-Bund

DDC 1. Diethyldithiocarbamat 2. Didesoxycytidin

DDD 1. Dichlordiphenyldichlorethan; → DDT 2. Defined daily dosis (E) – Tagesdosis 3. Diät-Digitalis-Diuretika

DDG Deutsche Diabetes-Gesellschaft

DDP Diaminodichlorplatin

DDS Diaminodiphenylsulfon

DDSO Diaminodiphenylsulfoxid

DDT Dichlordiphenyltrichlorethan; → DDD

DDU Deutsche Diabetiker-Union

DDVP Dimethyldichlorvenylphosphat

DE 1. Dam-Einheit 2. Datenerfassung 3. Dose equivalent (E) – Dosisäquivalent 4. Dosis effectiva – Effektivdosis; → ED

DEA 1. Diethanolamin 2. Dehydroepiandrosteron

DEAE Diethylaminoethanol

DEAE-Cellulose Diethylaminoethyl-Cellulose

decoct. Decoctum – Abkochung (Drogenauszug)

DED Declared dead (E) – für tot erklärt

DEDTC Diethyldithiocarbamate – Diethyldithiocarbamat

def Deformans – deformierend

DEG Diethylenglykol

DEGAM Deutsche Gesellschaft für Allgemeinmedizin

degen. Degeneriert, degenerativ

Delir. Delirium

DEN 1. Diethylamin 2. Diethylnitrosamin

dent. Dental

DEP Diethylpropandiol

Dep. Depuratus – gereinigt

Dermat. 1. Dermatologe 2. Dermatologie

dermat. Dermatologisch

DES Diethylstilbröstrol (Diethylstilbestrol)

desc. Deszendens, descendierend – absteigend

desgl. Desgleichen

Dest. 1. Destillat 2. Destillation

dest. Destilliert

DET Diethyltryptamin

DEV Duck-embryo vaccine (E) – Entenembryovakzine

DF 1. Degree of freedom (E) – Freiheitsgrad 2. Digit Span Forward (E) – Test zur Bestimmung der Aufmerksamkeit und des Kurzzeitgedächtnisses 3. Distribution factor (E) – Verteilerfaktor

DFA Deferoxamin; → DFO, DFOA

D-Faktor Antigen D des Rhesussystems

DFB Dinitrofluorbenzol

DFC Dry-filled capsule (E) – Kapseln mit Trockenfüllung

DFDT Difluordiphenyltrichlorethan

DFG Deutsche Forschungsgemeinschaft

DFI Disease-free intervall (E) – krankheitsfreies Intervall

DFO, DFOA Deferoxamin; → DFA

DFP 1. Difluorophtate 2. Diisopropylflurorphosphat; → DIFP 3. Druckfrequenzprodukt

dFRIT Direkter Festphasenradioimmuntest

DFS Disease-free survival (E) – Überleben ohne Schädigung

DG 1. Darkground (E) – Dunkelfeld 2. Druckgradient

DGE Deutsche Gesellschaft für Ernährung

DGE-BV Deutsche Gesellschaft für Endoskopie und bildgebende Verfahren

DGHM Deutsche Gesellschaft für Hygiene und Mikrobiologie

DGI Disseminierte Gonokokkeninfektion

DGMP Desoxyguanosinmonophosphat

Dgn. 1. Diagnose; → Diagn. 2. Diagnostik; → Diagn.

DGOT Deutsche Gesellschaft für Orthopädie und Traumatologie

DGPN Deutsche Gesellschaft für Psychiatrie und Nervenheilkunde

DGSS Darier-Groenblad-Strandberg-Syndrom
DGTP Desoxyguanosintriphosphat
DGzRS Deutsche Gesellschaft zur Rettung Schiffbrüchiger
DH 1. Dehydrogenase 2. Delayed-type hypersensitivity (E) – verzögerter Überempfindlichkeitstyp (Typ IV); → DTH
DHA 1. Decosanhexaensäure 2. Dehydroepiandrosteron; → DHEA
DHAA Dehydroascorbic acid (E) – Dehydroascorbinsäure
DHAP Dihydroxyacetonphosphat
DHB, DHBP Dehydrobenzperidol
DHE Dihydroergotamin
DHEA Dehydroepiandrosteron; → DHA
DHEAS Dehydroepiandrosteron-Sulfat
DHEA-S-Belastungstest Dehydroepiandrosteron-Sulfat-Belastungstest
DHIA Dehydroisoandrosteron
DHMA Dihydroxymandelic acid (E) – Dihydroxymandelsäure
DHS Deutsche Hauptstelle gegen Suchtgefahren 2. Dynamische Hüftschraube
DHT 1. Dihydrotachysterol 2. Dihydrotestosteron
DI 1. Diabetes insipidus 2. Dosis infectiosa; → ID
Di. Diphtherie
dia. Diathermy (E) – Diathermie
Diagn. 1. Diagnose; → Dgn. 2. Diagnostik; → Dgn.
diagn. Diagnostisch
DIBK Diisobutylketon
DIC 1. Disseminated intravasal coagulation (E) – disseminierte intravasale Koagulation; → DIG 2. Dreieck-Impuls-Charakteristik
DIDMOAD-Syndrom Diabetes insipidus, Diabetes mellitus, Optikusatrophie, Deafness-([E] = Taubheit) Syndrom
Diff. Differenz
Diff.-BB Differentialblutbild; → DBB
DIFP Diisopropylfluorphosphat; → DFP
DIG Disseminierte intravasale Gerinnung; → DIC
Dil. Dilution – Verdünnung
dil. Dilutus – verdünnt; → dild.
dild. Diluted (E) – verdünnt; → dil.
DIM 1. Desinfektionsmittel 2. Dosis infectiosa media – minimale Infektionsdosis; → MID 3. Dosis infectiosa minema – minimale Infektionsdosis; → MID
Dim. Dimidium – zur Hälfte, lat. Rezepturanweisung
DIMDI Deutsches Institut für medizinische Dokumentation und Information
DIN 1. Deutsche Industrie-Norm(en) 2. Deutsches Institut für Normung e.V.
DINA Diisonitroseaceton
DIP 1. Desquamative interstitielle Pneumonie 2. Distales Interphalangealgelenk 3. Drip infusion pyelogram (E) – Tropfinfusionspyelogramm 4. Drip infusion pyelography (E) – Tropfinfusionspyelographie
DIPC Diffuse interstitial pulmonary calcification (E) – diffuse interstitielle Lungenverkalkung
DIPG Diphosphoglycerinsäure; → DPG
DIS Disorientation, Desorientiertheit
DISH Diffuse idiopathic skeletal hyperostosis (E) – diffuse idiopathische Skeletthyperostose
dist. Distal
DIT Diiodtyrosin
Diur. Diuretikum
div. Divide – teile, lat. Rezepturanweisung; → D, D., d, d.
DIVA Digitale intravenöse Angiographie
DIW Dextrose in water (E) – Dextrose in Wasser
DJD Degenerative joint disease (E) – degenerative Gelenkerkrankung
DK 1. Dauerkatheter 2. Diffusionskapazität; → DC
DKA Diabetic ketoacidosis (E) – diabetische Ketoazidose
DKD Deutsche Klinik für Diagnostik
DKFZ Deutsches Krebsforschungszentrum
DKG Deutsche Krankenhausgesellschaft
DL 1. Diffusionskapazität der Lungen 2. Disto-lingual – distal und lingual 3. Letal dose (E) – Dosis letalis; → D.L., LD 4. Durchleuchtung
D.L. Dosis letalis; → DL, LD
D$_L$ Diffusionskapazität der Lungen; → DL
DL50, DL$_{50}$ Dosis letalis 50
dl Deziliter = 100 ml
DLA, DL-AK Donath-Landsteiner-antibody (E) – Donath-Landsteiner-Antikörper
DLC Dynamic lung compliance (E) – totale Compliance der Lunge
DLE Disseminated lupus erythematous (E) – disseminierter Lupus erythematodes
DLM, Dlm Dosis letalis minema – kleinste tödlich wirkende Menge
DLR Donath-Landsteiner-Reaktion

DLRG Deutsche Lebensrettungs-Gesellschaft

DLS-Syndrom Dysodontie, Leukotrichose, Sanguinatio-Syndrom

DM 1. Diabetes mellitus; → D.m. 2. Diastolic murmur (E) – diastolisches Geräusch

D.m., DM Diabetes mellitus

DMA 1. Dimethylacetamid; → DMAC 2. Dimethylamin

DMAB para-Dimethylaminoazobenzol; → DAB

DMAC Dimethylacetamid; → DMA

DMAE Dimethylaminoethanol

DMF, DMFA Dimethylformamid

DMI Desmethylimipramine (E) – Desipramin

DMNA Dimethylnitrosamin

D-Moramid Dextromoramid

DMP Dimethylphthalat

DMPE 1. Dimethoxyphenyl ethylamin 2. Dimethyloxyphenylessigsäure

DMPS Dimercaptopropansulfonat

DMS 1. Dermatomyositis 2. Dimethylsulfid

DMSG Deutsche Multiple-Sklerose-Gesellschaft

DMSO Dimethylsulfoxid

DMT Dimethyltryptamin

DNA 1. Desoxyribonucleic acid (E) – Desoxiribonucleinsäure; → DNS, DRNA 2. Did not attend (E) – nicht erschienen

DNA-Klonierung Desoxiribonucleic acid-Klonierung; → DNS-Klonierung

DNA-Polymerase Desoxiribonucleic acid-Polymerase; → DNS-Polymerase

DNase, DN-ase Desoxiribonuclease

DNB Dinitrobenzol

DNCB Dinitrochlorbenzol

DNCG Dinatriumchromoglicinat; → DSCG

DNFB Dinitrofluorbenzol

DNM Dosis necroticans minema – kleinste nekrotisierende Dosis; → MND

DNOK Dinitri-o-kresol

DNP Dinitrophenol

DNS Desoxyribonucleinsäure; → DNA, DRNA

DNS-Klonierung Desoxyribonucleinsäure-Klonierung; → DNA-Klonierung

DNS-Nucleotidyl-Transferase Desoxyribonucleinsäure-Nucleotidyl-Transferase

DNS-Polymerase Desoxyribonucleinsäure-Polymerase; → DNA-Polymerase

DNS-Viren Viren mit Desoxyribonucleinsäure-Animale

DO Diaminoxidase

DOA Dead on arrival (E) – tot eingeliefert; → BID

DOAP Dihydroxyacetonphosphat

DOB Date of birth (E) – Geburtstag

DOC 1. Desoxycorticosteron 2. Desoxycorton 3. Died of other causes (E) – andere Todesursache

DOCA Desoxycorticosteronacetat

DOD Dopamindecarboxylase

DOE Dyspnoea on exertion (E) – Belastungsdyspnoe

Dol. Einheit für die Intensität einer Schmerzempfindung

DOMA Dihydroxymandelic acid (E) – Dihydroxymandelsäure

DOPA, Dopa. Dihydroxyphenylalanin

DOPAC Dihydroxyphenylacetic acid (E) – Dihydroxyphenylessigsäure

DOPAD, DOPA-Decarboxylase Dihydroxyphenylalanin-Decarboxylase

Dopamin Dihydroxy-ß-phenylethylamin

Dopase Dopaminhydroxylase

DOPP Dihydroxyphenylbenztraubensäure

dors. Dorsal

DORV Double outlet right ventricle (E) – angeborenes zyanotisches Herzvitium

Dos. 1. Dosierung 2. Dosis

Dos.tol. Dosis tolerata – höchst zulässige Toleranzdosis

Dos.tox. Dosis toxica – toxische Dosis

Doz. Dozent

DP 1. Deep pulse (E) – tiefer Puls 2. Diastolic pressure (E) – diastolischer Druck 3. Diffusion pressure (E) – Diffusionsdruck 4. Digestible protein (E) – verdauliches Eiweiß 5. Diphenylamin; → DPA 6. Diphosphat 7. Displaced person (E) – Vertriebener 8. Donor's plasma (E) – Spenderplasma 9. Dorsalpuls 10. Druckpunkt 11. Dünndarmpassage.

d.p. Dorso-plantar – Strahlengang vom Fußrücken zur Fußsohle

DPA 1. Diphenylamin; → DP 2. Dualphoton absorptionsmetry (E)

DPAD Diastolischer Pulmonalarteriendruck

DPAI Drug protein activity index (E) – Eiweißaktivitätsindex von Arzneimitteln

DPCA Diphenylcarbazid

dp/dt Differentialquotient der Druckänderung nach Zeit

dp/dt$_{max}$ Maximale Druckanstiegsgeschwindigkeit

dp/dt$_{min}$ Maß der minimalen Erschlaf-

fungsgeschwindigkeit der Ventrikelmuskulatur
dp/dv Volumenelastizitätskoeffizient
DPG 1. Diphosphoglycerat 2. Diphosphoglycerinsäure; → DIPG
DPH Diphenylhydantoin
DPI Daily permissible intake (E) – zulässige Tagesmenge
dpm Disintegrations per minute – Zerfälle/min
DPN Diphosphopyridinnucleotid – neue Bezeichnung NAD = Nicotinamidadenin-dinucleotid
DPNH Diphosphopyridinnucleotid, reduziert – neue Bezeichnung NADH = Nicotinamid-adenin-dinucleotid, reduziert
DPPH Diphenylpikrylhydrazyl
DPPK Dephospho-phosphorylasekinase
DPS Delayed primary suture (E) – späte Primärnaht
DPT 1. Diphosphothiamin 2. Diphtherie, Pertussis und Tetanus
dpt Dioptrie; → D, dptr
DPTA Diethylentriamin
DPTI Diastolic pressure time index (E) – systolischer Druck-Zeit-Index
DPT-impfstoff Diphtherie-Pertussis-Tetanus-Impfstoff (Kombinationsimpfstoff); → DTP-Impfstoff
DPTI/TTI Diastolic pressure time index/tension time index (E) – Quotient aus diastolischem und systolischem Druck-Zeit-Index
DPTPM-vaccine Diphtheria, pertussis, tetanus, polio and measles vaccine (E) – Diphtherie-, Keuchhusten-, Tetanus-, Polio- und Masernimpfstoff
dptr Dioptrie; → D, dpt
Dq Dosisäquivalent – Äquivalenzdosis
DR 1. Diagnostic radiology (E) – Strahlendiagnostik 2. Degenerationsreaktion
dr 1. Drachme (E) – amerikanisches und englisches Arzneigewicht 2. Dressing (E) – Verband
Drag. Dragee(s); → Drg
DRF 1. Deutsche Rettungsflugwacht 2. Deutsche Rezeptformeln
Drg 1. Dragee(s); → Drag. 2. Droge
DRIB Desoxyribose
DRK Deutsches Rotes Kreuz
DRNA Desoxyribose nucleic acid (E) – Desoxyribonucleinsäure; → DNA, DNS
DRnt Diagnostic roentgenology (E) – Röntgendiagnostik
DS 1. Darmsonde 2. Dermatansulfat 3. Diastolic murmur (E) – diastolisches

Geräusch 4. Disseminated sclerosis (E) – multiple Sklerose 5. Donor serum (E) – Spenderserum 6. Double stranded (E) – doppelsträngig; → ds 7. Druckschmerz 8. Duodenalsonde; → D-Sonde 9. Durchgangssyndrom
D.S. Da, signa – gib (dem Patienten), kennzeichne (die Arznei); lat. Rezepturanweisung
ds Double strandet (E) – doppelsträngig; → DS
DSA Digitale Subtraktionsangiographie
DSCG Disodium chromoglycate (E) – Dinatriumchromoglicinat; →DNCG
DSD Dry sterile dressing (E) – trockener steriler Verband
DsDNA Double strandet desoxyribonucleic acid (E) – doppelsträngige Desoxyribonucleinsäure; → DsDNS
DsDNS Doppelsträngige Desoxyribonucleinsäure; → DsDNA
DSM 1. Diagnostisches und statistisches Manual 2. Dihydrostreptomycin
d.s.n. Detur suo nomine – unter dem richtigen Namen abzugeben; lat. Rezepturanweisung
D-Sonde 1. Darmsonde 2. Duodenalsonde; → DS
DSP 1. Digitale Subtraktionsphlebographie 2. Disodium phosphate – Natrium phosphoricum
DSPS Delayed sleep phase syndrome (E) – verspätetes Schlafphasensyndrom
DSRNA Double-strandet ribonucleic acid (E) – doppelsträngige Ribonucleinsäure
DSS 1. Dioctyl sodium sulphosuccinate (E) – Dioctylsulfosuccinat 2. Düsseldorfer Spreizschiene
DSS-Agar Dextrose-Stärke-Saccharose-Agar
DST 1. Desensibilisierungstest 2. Dexamethason-Suppressionstest
DSAT-agar Diagnostic sensitivity testagar (E) – Fertignährboden zur Sensibilitätstestung von Krankheitserregern
DT Diphtherie-Tetanus
d.t. Delirium tremens - Säuferwahnsinn
d.t.d. Detur tales doses – solche Dosen sollen gegeben werden
DTDP Desoxythymidindiphosphat
DTH Delayed type hypersensivity (E) – verzögerter Überempfindlichkeitstyp (Typ IV); → DH
DThd Desoxythymidin
DTI Dauertropfinfusion
DT-Impfung Diphtherie-Tetanus-Impfung

DTMA Desoxycortontrimethylacetat
DTMP Desoxythymidinmonophosphat
D$_{tox}$ Dosis toxica
DTPA Diethylentriaminpentaacetat
DTP-Impfstoff Diphtherie-Tetanus-Pertussis-Impfstoff (Kombinationsimpfstoff); → DPT-Impfstoff
DTTP Desoxythymidintriphosphat
DU 1. Diagnosis undetermined (E) – Diagnose unbestimmt 2. Dog unit (E) – Hundeeinheit 3. Duodenal ulcer – Zwölffingerdarmgeschwür
du Desoxyuridin; → dUrd
dUDP Desoxyuridindiphosphat
dUMP Desoxyuridimonophosphat
dUrd Desoxyuridin; → dU
d.v. 1. Dorsalventral – Strahlengang von hinten nach vorn 2. Dorsovolar – Strahlengang vom Handrücken zur Hohlhand
DVA Duration voluntary apnea (E) – Dauer der willkürlichen Apnoe (Atemstillstand)
DVD Druck-Volumen-Diagramm
DVGS Deutscher Verband für Gesundheitssport und Sporttherapie
DVO 1. Derotations-Varisierungs-Osteotomie 2. Durchführungsverordnung
DVSA Digitale transvenöse Videosubtraktionsangiographie
DVT Deep vein thrombosis (E) – tiefe Venenthrombose; → TVT
DVV 1. Deutsche Vereinigung zur Bekämpfung der Viruskrankheiten 2. Diastolisches Ventrikelvolumen
DW 1. Distilled water (E) – destilliertes Wasser 2. Dry weight (E) – Trockengewicht
DWT Differentieller Wissenstest
Dx Diagnosis (E) – Diagnose
DXR Deep X-ray (E) – Röntgentiefenbestrahlung; → DXRT
DXRT Deep X-ray therapy (E) – Röntgentiefenbestrahlung; → DXR
Dy Symb. f. Dysprosium
Dyn, dyn Einheit der Kraft, wurde durch Newton (N) ersetzt, N = abgeleitete SI-Einheit
dyn/cm Dyn pro Zentimeter, Maß für Oberflächen- bzw. Seitenspannung
DZ 1. Depressionszustand 2. Dizygotisch 3. Druckanstiegszeit
D-Zellen Deltazellen, somatostatinbildende Zellen
DZK Deutsches Zentralkomitee zur Bekämpfung der Tuberkulose

E

E 1. Einheit(en) 2. Eiweiß 3. Ejektion 4. Ejektion click (E) – Austreibungston 5. Elastance (E) – elastischer Lungenwiderstand 6. Elastase 7. Elastizitätsmodul 8. Electrode potential (E) – Elektrodenpotential 9. Electromotive force (E) – elektromotorische Kraft 10. Element 11. Emmetropie – Normalsichtigkeit; → E. Em 12. Energie 13. Enzym 14. Epichondylus 15. Epinephrin (Adrenalin) 16. Erythem 17. Escherichia 18. Ester 19. Exspiration 20. Extinktion – auslösen, entkräften 21. Extinktionskoeffizient 22. Eye (E) – Auge
E. 1. Efficacy (E) – Wirksamkeit 2. Electron (E) – Elektron 3. Emmetropie – Normalsichtigkeit; → E, Em
EA 1. Acetylated cholinesterase (E) – Acetylcholinesterase 2. Early Antigen 3. Educational age (E) – Bildungsalter 4. Eigene Anamnese; → E.A. 5. Enteroanastomosis (E) – Enteroanastomose 6. Entwicklungsalter 7. Epiandrosteron 8. Erythrocyte antibody (E) – Erythrozytenantikörper 9. Erythrocyte antigen (E) – Erythrozytenantigen 10. Extremitätenableitung (beim EKG)
E.A. Eigene Anamnese; → EA
EAA 1. Essential amino acid (E) – essentielle Aminosäure 2. Exogen allergische Alveolitis
EAC 1. ε-Aminocapronsäure; → EACA, EACS 2. Erythrocyte antibody complement (E) – Erythrozyten-Antikörper-Komplement
EACA ε-aminocapronic acid (E)– ε-Aminokapronsäure; → EAC, EACS
EACR 1. Erythrozyten-Antikörper-Komplement-Rosette; → EAC-Rosette 2. European Association for Cancer Research – Europäische Vereinigung für Krebsforschung
EAC-Rosette Erythrozyten-Antikörper-Komplement-Rosette; → EACR
EACS ε-Aminocapronsäure; → EAC, EACA
EAE Experimentelle allergische Enzephalomyelitis
EAG 1. Elektroatriogramm; → Eag. 2. Esophagusatriogram (E) – Ösophagusatriogramm
Eag., EAG Elektroatriogramm
EAHF Ekzem-Asthma-Heufieber-Komplex

EAI Erythrozytenaggregationsindex

EAN Experimentelle allergische Neuritis

EAP 1. Elektroakupunktur 2. Epiallopregnalon 3. Evoked action potential (E) – evoziertes Aktionspotential

EAR, EaR Entartungsreaktion

EA-Rosette Erythrozyten-Antikörper-Rosette

EAS Erregungsausbreitungsstörung (im EKG)

EAST, EAS-Test Enzym-Allergo-Sorbent-Test; vgl. RAST

EAT 1. Ehrlich-Aszitestumor 2. Experimentelle autoimmune Thyreoiditis

EB 1. Ectopic beat (E) – Extrasystole; → ES 2. Elektrophoretische Beweglichkeit 3. Ethylendibromide (E) – Ethylenbromid

EBAD Exfoliative broncho-alveolar disease (E) – fieberhafte Lungenkrankheit mit Nekrosen des respiratorischen Alveolarepithels

EB-Antikörpertiter Epstein-Barr-Antikörper-Titer

EBF 1. Estimated blood flow (E) – geschätzte Durchblutung 2. Erythroblastosis foetalis (E) – fetale Erythroblastose

EBI Emetine bismuth jodide (E) – Emetin-Wismut-Iodid

EBK Eisenbindungskapazität; → IBC

EBL Estimated blood loss (E) – geschätzter Blutverlust

EBM 1. Einheitlicher Bewertungsmaßstab 2. Expressed breastmilk (E) – abgepumpte Muttermilch

EBNA Epstein-Barr-Nucleotid-Antigen

EBP Estradiol-binding protein (E) – östradiolbindendes Protein

EBV Epstein-Barr-Virus; → EB-Virus

EBVAD, E-BVAD Ellipsoid biventricular acid device (E) – Ellipsoidherz für die biventrikuläre assistierte Kreislaufunterstützung

EBV-Antikörper Antikörper gegen Epstein-Barr-Virus

EB-Virus Epstein-Barr-Virus

EC 1. Effective concentration (E) – effektive Konzentration (Wirkkonzentration) 2. Eclampsia convulsiva 3. Electron capture (E) – Elektroneneinfang; → EE 4. Enteric coated (E) – darmlöslich 5. Entering complaint (E) – Symptom bei Einlieferung 6. Enzyme Commission (der internationalen Union für Biochemie – IUM-) 7. Exspiratory centre (E) – Ausatmungszentrum

ECAO-Virus Enteric cytopathogenic avian orphan virus (E) – darmzellenschädigender Orphanvirus vom Vogel

ECBO-Virus Enteric cytopathogenic bovine orphan virus (E) – darmzellenschädigender Orphanvirus vom Rind

ECC 1. Electrocorticogram (E) – Elektrokortikogramm; → ECG, ECOG, ECoG 2. Emergency cardiac care (E) – kardiale Reanimation 3. External cardiac compression (E) – äußere Herzmassage 4. Excorporal circulation (E) – extrakorporaler Kreislauf; → EKK, EKZ

ECCE Extra-capsular cataract extraction (E) – extrakapsuläre Linsenextraktion

ECCO-Virus Enteric cytopathogenic cat orphan virus (E) – darmzellenschädigender Orphanvirus von der Katze

ECDO-Virus Enteric cytopathogenic dog orphan virus (E) – darmzellenschädigender Orphanvirus vom Hund

ECEO-Virus Enteric cytopathogenic equine orphan virus (E) – darmzellenschädigender Orphanvirus vom Pferd

ECF 1. Eosinophilen-chemotaktischer Faktor 2. Extracellular fluid (E) – extrazelluläre Flüssigkeit; → EZF

ECFA, ECF-A Eosinophil chemotactic factor of anaphylaxis (E) – eosinophiler chemotaktischer Faktor der Anaphylaxie

ECFC, ECF-C Eosinophil chemotactic factor C (E) – eosinophiler chemotaktischer Faktor C

ECFV Extracellular fluid volume (E) – extrazelluläres Flüssigkeitsvolumen

ECG 1. Electrocardiogram (E) – Elektrokardiogramm; → EKG, Ekg 2. Electrocardiography (E) – Elektrokardiographie; →EKG, Ekg 3. Electrocorticogram (E) – Elektrokortikogramm; → ECC, ECOG, ECoG 4. English Catheter Gauge (E) – englische Maßbezeichnung für Katheter und Trokare

ECHO-Virus Enteric cytopathogenic human orphan virus (E) – darmzellenschädigender Orphanvirus vom Menschen

ECM Erythema chronicum migrans

ECMO Extracorporal membrane oxygenation (E) – extrakorporale Membranoxygenisierung

ECMO-Virus Enteric cytopathogenic monkey orphan virus (E) – darmzellenschädigender Orphanvirus vom Affen

ECOG 1. Elektrokochleogramm 2. Elektrokochleographie 3. Elektrokortikogramm; → ECC, ECG, ECoG

ECoG Electrocorticogram (E) – Elektro-kortikogramm; → ECC, ECG, ECOG

E.coli Escherichia coli – Kolibakterium

ECP Estradiol cyclopentylpropionate (E) – Östradiolcipionat

ECP Erythropoetische Koproporphyrie

ECPG Endoskopische Choledochopankreatographie

ECPO-Virus Enteric cytopathogenic porcine orphan virus (E) – darmzellenschädigender Orphanvirus vom Schwein; → ECSO-Virus

ECR Extrazellulärraum; → EZR

ECRO-Virus Enteric cytopathogenic rodent orphan virus (E) – darmzellenschädigender Orphanvirus vom Nagetier

ECS Electroconvulsive shock (E) – Elektroschock

ECSO-Virus Enteric cytopathogenic swine orphan virus (E) – darmzellenschädigender Orphanvirus vom Schwein; → ECPO-Virus

ECT 1. Electric convulsive therapy (E) – Elektrokrampf-(Elektroschock-)Therapie; → Ect, EKT, EST 2. Emissionscomputertomographie. 3. Enteric coated tablet (E) – dünndarmlösliche Tablette; → Ect

Ect 1. Electric convulsive therapy (E) – Elektroschocktherapie; → ECT, EKT, EST 2. Enteric coated tablet (E) – dünndarmlösliche Tablette; → ECT

ECV Extracellular volume (E) – extrazelluläres Volumen; → EZV

EC-Zellen Enterochromaffine Zellen

ED 1. Effektivdosis; → DE 2. Einfalldosis – Begriff aus der Strahlentherapie 3. Einzeldosis 4. Elektrodiagnostik; → ED 5. Emergency department (E) – Notfallstation 6. Enddiastole 7. Epidural 8. Erythema dose (E) – Erythemdosis 9. Ethylene diamine (E) – Ethylendiamin

EDC Expected date of confinement (E) – geschätzter bzw. errechneter Tag der Geburt; → EDD, EGT

EDD 1. End-diastolic diameter (E) – enddiastolischer Durchmesser des linken Ventrikels 2. Expected date of delivery (E) – geschätzter bzw. errechneter Tag der Geburt; → EDC, EGT

EDG 1. Elektrodermatogramm 2. Elektrodermatographie 3. Elektrodurogramm

EDH Epidurales Hämatom

EDI Eosinophil derived inhibitor (E) – Eosinophile beteiligter Inhibitor

EDM Einzelmaximaldosis; → EMD

EDN Electrodesiccation (E) – Elektrodesikkation

EDP 1. Electronic data processing (E) – elektronische Datenverarbeitung 2. Enddiastolic pressure (E) – enddiastolischer Druck

EDPAP End-diastolic pulmonary artery pressure (E) – enddiastolischer Pulmonalarteriendruck

EDS 1. Ehlers-Danlos-Syndrom; → ED-Syndrom 2. Erlanger Depressionsskala

ED-Syndrom Ehlers-Danlos-Syndrom; → EDS

EDTA 1. Ethylenediaminetetraacetic acid (E) – Ethylendiamintetraessigsäure 2. European Dialysis and Transplantation Association – Europäische Gesellschaft für Dialyse und Transplantation

EDV 1. Elektronische Datenverarbeitung; → EDP 2. End diastolic volume (E) – enddiastolisches Ventrikelvolumen

EDVD Enddiastolischer Ventrikeldruck

EDVI Enddiastolischer Volumenindex

EDx Electrodiagnosis (E) – Elektrodiagnostik; → ED

EDXA Energiedispersive Röntgenanalyse

EE 1. Elektroneneinfang; → EC 2. Embryo extract (E) – Extrakt aus Embryonalgewebe 3. Empfängererythrozyten 4. Enzymeinheit 5. Equine encephalitis (E) – Encephalomyelitis equina 6. Ethinylestradiol (E) – Ethinylöstradiol 7. Eye and ear (E) – Auge und Ohr

EEC-Syndrom Ectrodactyly-ectodermal dysplasia and clefting syndrome (E) – Spaltbildung mit ektodermaler Dysplasie

EED Einstrahl-Einzeldosis

EEE Eastern equine encephalitis (E) – Virusenzephalitis der Pferde ; gelegentlich auch beim Menschen vorkommend

EEE-Virus Eastern equine encephalitis virus (E) – Virus der Pferdeenzephalitis

EE-Form Exoerythrozytäre Form (der Malariaerreger); → E-Form, E-Stadium

EEG, Eeg 1. Electroencephalogram (E) – Elektroenzephalogramm 2. Electroencephalography (E) – Elektroenzephalographie

EEL Emergency exposure limits (E) – Kurzzeitwerte

EEM Erythema exsudativum multiforme

EENT Eyes, ears, nose and throat (E) – Augen, Ohren, Nase und Hals

EE-Reaktion Erythematous-edematous-Reaktion

EET Erythrozyten-Eisen-Turnover

EEV Encircling endocardial ventriculotomy (E) – zirkuläre Umschneidung arrhythmieauslösender Myokardbereiche

EF 1. Ejection fraction (E) – Austreibungsfraktion 2. Elongationsfaktor 3. Enzephaloidogener Faktor 4. Exkretionsfraktion 5. Extrinsic factor (E) – extrinsischer Faktor

EFA Essential fatty acids (E) – essentielle Fettsäuren; → EFS

E-Faktor 1. Antigen E des Rhesussystems 2. Erythematodes-Faktor

e-Faktor Antigen e des Rhesussystems

EFF Efficiency (E) – Leistung

EFI Extended field irradiation (E) – Großfeldbestrahlung

EFM Electronical fetal monitoring (E) – elektronische Überwachung des Feten

E-Form Exoerythrozytäre Form; → EE-Form, E-Stadium

EFS Essentielle Fettsäuren; → EFA

EG 1. Edelgas 2. Endocrine glands (E) – endokrine Drüsen 3. Ethylene glycol (E) – Ethylenglykol

e.g. Exempli gratia – beispielsweise, zum Beispiel

EGF Epidermal growth factor (E) – epidermaler Wachstumsfaktor

EGG Elektrogastrographie

EGIC, E.G.I.C. Endoskopisch geführte intrakorporale Chirurgie

EGO, E-GO Ersatzkassen-Gebührenordnung

EGOT Erythrozytäre Glutamat-Oxalacetat-Transaminase

EGT Errechneter Geburtstermin; → EDC, EDD

EH 1. Enlarged heart (E) – Herzvergrößerung 2. Essentielle Hypertonie

E&H Environment and heredity (E) – Umgebung und Vererbung

EHAA Epidemic hepatitis associated antigen (E) – Mailänder Hepatitis-Antigen

EHBF Estimated hepatic blood flow (E) – geschätzte hepatische Durchblutung

EHC Enterohepatic circulation (E) – enterohepatischer Kreislauf

EHD 1. Einzelhöchstdosis 2. Epizootic hemorrhagic disease (E) – epizootische hämorrhagische Erkrankung

EHF Epidemic hemorrhagic fever (E) – epidemisches hämorrhagisches Fieber

EheG Ehegesetz

EHL Effective half-life (E) – effektive Halbwertszeit; → HL, HWZ, $T_{1/2}$

EHR Evoked heart rate response (E) – audiometrische Herzfrequenzänderung

EHT Elektroherdtest

EHT-Koagulation Elektro-Hydro-Thermo-Koagulation

EHWZ Eliminationshalbwertszeit

EI 1. Eclampsia imminens – drohende Eklampsie 2. Erythema infectiosum

EIA 1. Enzyme immuno assay (E) – Enzym-Immunassay (Test) 2. Exercise induced asthma (E) – Anstrengungsasthma

EIAB Extra-intrakranieller arterieller Bypass

EICT External isovolumic contraction time (E) – gleich mit Druckanstiegszeit

Einh. Einheit(en)

EIT Erythrozyteninkorporierungstest

Eiw. Eiweiß

EIQ Elektroimmundiffusion

E.j. Elbow-jerk (E) – Ellenbogenreflex

EK 1. Eikultur 2. Elektrokoagulation 3. Elektrokrampf 4. Endokarditis 5. Epithelkörperchen

EKBS Künstliche Besamung mit Samen des Ehemannes

EKC Epidemic keratoconjunctivitis (E) – epidemische Keratokonjunktivitis

EK-Filter Entkeimungsfilter

EKG, Ekg. 1. Elektrokardiogramm 2. Elektrokardiographie - die internationale Abkürzung = ECG

EKK Epidemische Keratokonjunktivitis; → EKC 2. Extrakorporaler Kreislauf (durch Herz-Lungen-Maschine); → ECC, EKZ

EKKG Elektro-Karto-Kardiographie

EKK-Virus Epidemischer Keratokonjunktivitisvirus

EKT Elektrokonvulsionstherapie; Elektrokrampftherapie; Elektroschocktherapie; → ECT, Ect, EST

EKV Elektrokardioversion

EKY, Eky, EKyG 1. Elektrokymogramm 2. Elektrokymographie

EKZ Extrakorporale Zirkulation; → ECC, EKK

EL Erythroleukämie

ELC Electrocoagulation (E) – Elektrokoagulation

elect Electuarium – Latwerge

ELISA Enzyme-linked immunosorbent assay (E) – Verfahren zur Bestimmung von Immunogenen und Antikörpern
ELMI Elektronenmikroskop; → EM
Elphor. Elektrophorese; → EPH, E-Phorese
EL-System Elektrophoretisches Lipoproteinsystem
EM 1. Elektronenmikroskop; → ELMI 2. Elektronenmikroskopie 3. Erwerbsminderung; → MdE 4. Erythema migrans
E&M Endocrine and metabolism (E) – innere Sekretion und Stoffwechsel
Em 1. Emanation 2. Emmetropie – Normalsichtigkeit; → E, E.
EMAT-Zellen Ehrlich-Mäuse-Aszites-Tumor-Zellen
EMB 1. Eosin-Methylenblau 2. Ethambutol
EMB-agar Eosin methylen blue agar (E) – Eosin-Methylenblau-Agar; → EMB-Nährboden
EMB-Nährboden Eosin-Methylenblau-Nährboden; → EMB-Agar
embr. Embryonal
Embryol. Embryologie
embryol. Embryologisch
EMC 1. Encephalomyokardititis 2. Ethylmercuric chloride (E) – Ethylquecksilberchlorid
EMC-Virus Enzephalomyokarditisvirus
EMD Einzelmaximaldosis; → EDM
EMF 1. Electromotive force (E) – elektromotorische Kraft; → EMK 2. Endomyocardial fibrosis (E) – Endomyokardfibrose. 3. Erythrocyte maturation factor (E) – Erythrozytenreifungs-Faktor
EMG 1. Elektromyogramm 2. Elektromyographie 3. Exomphalos-Makroglossie-Gigantismus
EMG-Syndrom Exomphalos-Makroglossie-Gigantismus-Syndrom
EMI Elektromechanisches Intervall
EMIT Enzyme-multiplied-immuno technique (E) – homogener Enzymimmuno(assay)test
EMK 1. Elektromotorische Kraft; → EMF 2. Erythema-migrans-Krankheit
EMMA 1. Elektronenmikroskop und Mikrosondenanalyse 2. Engström-Multigas-Monitor für die Anästhesie
E.M.O.-Syndrom Exophthalmus, Myxoedema praetibiale, Osteopathia-Syndrom (Hypophysen-Schilddrüsensyndrom)
EMP-Schema Embden-Meyerhof-Parnas-Glykoseschema

E.M.S. Emergency Medical Service (E) – ärztlicher Unfalldienst (in den USA)
EMS Elektromechanische Systole
EMT, EMT-Test Elektrophorese-Mobilitätstest
EMV Encephalomyocarditis virus (E) – Enzephalomyokarditisvirus
EN 1. Endothelial cell nucleus (E) – endothelialer Zellkern 2. Enolase; → Enl., ENO, ENOL
ENA Extractable nuclear antigen (E) – extrahierbares nukleäres Antigen
Endokrin 1. Endokrinologe 2. Endokrinologie
endokrin. Endokrinologisch
ENE Ethyl-nor-epinephrine (E) – Ethylnoradrenalin
ENG 1. Elektroneurographie 2. Elektronystagmographie
ENK Enkephalin
Enl., ENO, ENOL Enolase; → EN
ENT Ear, nose and throat (E) – Hals, Nase und Ohr; → HNO, NET
Entom. 1. Entomologe 2. Entomologie
entom. Entomologisch
Entst. Entstehung
Entw. Entwicklung
Entz. Entzündung
EO 1. Eosinophilie; → Eos 2. Eosinophilia (E) – Eosinophilie 3. Ethylene oxide (E) – Ethylenoxid; → ETO
EOA Epidurale Opiatanästhesie 2. Examination, opinion and advice (E) – Untersuchung, Gutachten und Beratung
E of M Error of measurement (E) – Meßfehler
EOG 1. Elektrookulogramm 2. Elektrookulographie 3. Elektroolfaktogramm
EOM Extra-ocular muscles (E) – äußere Augenmuskeln
Eos Eosinophile; → EO
EP 1. Endogenes Pyrogen 2. Erythropoetin 3. Europaea Pharmacopoea – Europäisches Arzneibuch 4. Evoziertes Potential
E.-P. Epilepsiepsychose
EPA 1. Eikosapentaensäure 2. Exophthalmus producing activity (E) – exophthalmusproduzierende Aktivität
EPC Epilepsia partialis continu
Ep cells Epithelia cells (E) – Epithelzellen
EPF Exophthalmus producing factor (E) – exophthalmusproduzierender Faktor
EPG Elektropupillographie
EPH Elektrophorese; → E-Phorese, Elphor

E-Phänomen Erythematodes-Phänomen
EPH-Gestose Edema, proteinuria, hypertension-gestose (E) – Ödeme, Proteinurie, Hypertoniegestose; vgl. EPH-Syndrom
E-Phorese Elektrophorese; → Elphor., EPH
EPH-Syndrom Edema, proteinurie, hypertension-syndrome (E) – Ödeme, Proteinurie, Hypertoniesyndrom; vgl. EPH-Gestose
EPI 1. Expandet Programme of Immunization – weltweite Impfprogramme 2. Eysens Personality Inventory
Epidem. 1. Epidemiologe 2. Epidemiologie
Epidem. Epidemisch
Epith. Epithelien
EPL Essentielles Phospholipid
E.-Plasmodien Extraerythrozytäre Plasmodien
EPMS Extrapyramidal-motorisches System
EPO Erythropoetin
EPP 1. Endplattenpotential 2. Equal pressure point (E) – Punkt des Druckgleichgewichts 3. Erythropoetische Protoporphyrie
EPR 1. Electron paramagnetic resonance (E) – elektronenparamagnetische Resonanz 2. Electrophrenic respiration (E) – elektrophrenische Atmung
EPS 1. Erholungspulssumme 2. Exophthalmus produzierende Substanz 3. Extrapyramidales System
EPSP Excitatory post-synaptic potential (E) – exzitatorisches postsynaptisches Potential
EPT Endoscopic papillotomy (E) – endoskopische Papillotomie
EQ 1. Eiweißquotient 2. Energiequotient 3. Entwicklungsquotient 4. Equivalent (E) – äquivalent; → Eq, eq 5. Erholungsquotient 6. Erregbarkeitsquotient
Eq Equivalent (E) – Äquivalent; → EQ, eq
eq 1. Equation (E) – Gleichung 2. Equilibrium (E) – Gleichgewicht 3. Equivalent (E) – äquivalent; → EQ, Eq
ER 1. Eigenreflex 2. Elektroresektion 3. Emergency room (E) – Notoperationsraum 4. Endoplasmatisches Retikulum 5. Erythrozyten; → Ery, Er
Er 1. Symb. f. Erbium 2. Erythrocyte (E) – Erythrozyt; → ER, Ery
ERA Electric response audiometry (E) – elektrische Reiz-Audiometrie

ERBF Effective renal blood flow (E) – effektive Nierendurchblutung
ERC 1. Endoskopische retrograde Cholangiographie 2. Exspiratory reserve capacity (E) – exspiratorische Reservekapazität; → ERV
ERCP Endoskopisch retrograde Cholangiopankreatikographie; →ERPC
ERCS Endoskopisch-retrograde Cholangioskopie
ERC-Viren ECHO-Rhino-Coryza-Viren
ERD Equivalent residual dose (E) – äquivalente Residualdosis
ERG, Erg 1. Elektroretinogramm 2. Elektroretinographie
Ergo. Ergometrie
Ergo-EKG Belastungselektrokardiogramm
ERH Essentielle renale Hypertonie
ERIA Elektroradioimmunoassay
ERID Einfache radiale Immundiffusion
Erkr. Erkrankung
ERO Evoked response olfactometry (E) – objektive Olfaktometrie
ERP 1. Effektive Refraktärperiode 2. Effektiver renaler Plasmafluß; → ERPF 3. Endoskopisches retrogrades Pankreatogramm 4. Endoskopische retrograde Pankreatographie
ERP-AVN Effective refractory period AV-node (E) – effektive Refraktärperiode des Atrioventrikularknotens
ERPC Endoskopische retrograde Pankreatikocholangiographie; → ERCP
ERPF Effective renal plasma flow (E) – effektiver renaler Plasmafluß; → ERP
ERPT Endoskopisch retrograd ausgeführte Papillotomie
Err. Erreger
ERS Erregungsrückbildungsstörung (im EKG)
ERV Exspiratory reserve volume (E) – exspiratorisches Reservevolumen; → ERC
Ery. 1. Erysipelothrix 2. Erythrozyten; → ER, Er
ES 1. Electrical stimulation (E) – elektrische Stimulation 2. Elektroschock 3. Empfängerserum 4. Endsystole 5. Enzymsubstrat 6. Extrasystole; → EB
Es Symb. f. Einsteinium
ESA Elektrostimulationsanalgesie
ESCN Elektrolyt-Steroid-Kardiopathie mit Nekrose
ESD Endsystolischer linksventrikulärer Durchmesser
EsD Esterase D

ESF Erythropoetin stimulating factor (E)
– erythropoetinstimulierender Faktor
ESG Erythrozytensenkungsgeschwindigkeit; → BKS, BSG, BSR, ESR, VES
esL Elektrostatische Ladungseinheit; →
· esu
ESN Educationally subnormal (E) – minderbegabt
ESP 1. Eisen-Schwefel-Protein 2. Eosinophil Stimulation Promotor (E)
3. Extra sensory perception (E) – außersinnliche Wahrnehmung
ESR 1. Electron spin resonance (E) – Elektronenspinresonanz 2. Erythrocyte sedimentation rate (E) – Erythrozytensenkungsreaktion(sgeschwindigkeit); → BKS, BSG, BSR, ESG, VES
ESRF End stage renal failure (E) – Endstadium des Nierenversagens
EST 1. Elektroschocktherapie; → ECT, Ect, EKT 2. Endoskopische Sphinkterotomie
E-Stadium Exoerythrozytäre Form der Malariaplasmodien; → EE-Form, E-Form
est wt Estimated weight (E) – geschätztes Gewicht
esu. Electrostatic unit (E) – elektrostatische Ladungseinheit; → esL
ESV 1. Endsystolisches Herzvolumen 2. Endsystolisches Ventrikelvolumen
ESV/EDV Quotient aus endsystolischen und enddiastolischen Blutvolumen
ESWL Extracorporeal shockwave Lithotripsy (E) – extrakorporale Stoßwellenlithotripsie
ET 1. Einnehmetag 2. Ejection time (E) – Austreibungszeit; → ATZ 3. Embryotransfer 4. Endotracheal 5. Epikutantest 6. Ergotherapie 7. Exchange transfusion (E) – Austauschtransfusion
ETA Ethionamid; → ETH
ETF Electron-transferring flavoprotein (E) – elektronenübertragendes Flavoprotein
ETH Ethionamid; → ETA
EthG Elektrothalamogramm
ETO Ethylene oxide (E) – Ethylenoxyd; → EO
ETP Elektronentransportpartikel
ETR Effective thyroxin ratio (E) – effektiver Thyroxinquotient
ETT Exercise tolerance test (E) – Belastungstoleranztest
EU 1. Energieumsatz 2. Erstuntersuchung 3. Erwerbsunfähigkeit 4. Extra-

uteringravidität; → EUG
Eu Symb. f. Europium
EUA Examination under anesthetic (E) – Untersuchung in Narkose
EUG Extrauteringravidität; → EU
EULAR European League against Rheumatism (E) – Europäische Liga gegen Rheumatismus
EUP Extrauterine pregnancy (E) – Extrauterinschwangerschaft
EUT Endoskopische Ultraschalltomographie
EV 1. Elektroverschorfung 2. Erythrozytenvolumen 3. Extravaskulär
eV Elektronvolt; → eVolt
EVA Elektrovibrationsanalgesie – Form der Elektroakupunktur
EVG, Evg Elektroventrikulogramm
eVolt Elektronvolt; → eV
EW 1. Eiweiß 2. Emergency ward (E) – Unfallstation (in der Klinik)
E-Wasser Entmineralisiertes Wasser
Ex Exitus
ex 1. Exaggerated (E) – überstark 2. Examined (E) – untersucht 3. Example (E) – Beispiel
exam. Examination (E) – Untersuchung
EXC Excitement (E) – Erregung
exc Excepted (E) – ausgenommen
Ex.let. Exitus letalis – tödlicher Ausgang
exper. Experimentell
expt. 1. Expected (E) – erwartet 2. Experimental (E) – experimentell
Exsp. Exspiration – Ausatmung
Ext. 1. Extrakt 2. Extraktion
ext. Externus – außen gelegen, fremd
ext.fl. Fluid extract (E) – flüssiger Auszug
Extr. Extractum – Auszug aus einer Droge
EZ 1. Eineiige Zwillinge 2. Ernährungszustand 3. Erscheinungszeit 4. Esterzahl
E-Zelle 1. Epsilon-Zelle 2. Erythematodes-Zellen
EZF Extrazelluläre Flüssigkeit; → ECF
EZR Extrazellulärraum; → ECR
EZV Extrazelluläres Volumen; → ECV

F

F 1. Fac – mache; → f 2. Fahrenheit 3. Faktor 4. Farad – Einheit der elektrischen Kapazität 5. Faszie 6. Father (E) – Vater 7. Felderung 8. Fellow (E) – Mitglied; → Fel 9. Female – weiblich 10. Fett 11. Fiat – es werde, lat. Rezepturanweisung 12. Fibrous (E) – faserig, fibrös 13. Flow (E) – strömen, fließen 14. Symb. f. Fluor 15. Fluoreszenz 16. Flush (E) – erröten, durchspülen, spülen 17. Fokus 18. Force (E) – Kraft, Stärke 19. Fomulae – Rezept, Vorschrift 20 Free (E) – frei 21. Frequenz; → f, Fr 22. Frontal 23. Fusionspunkt; → FP, Fp

F. Foramen – Loch, Öffnung

°F Grad Fahrenheit

f 1. Atemfrequenz 2. Fac – mache; → F 3. Femto = 10^{-15} 4. Fluid (E) – Flüssigkeit; → Fl 5. Focal (E) – fokal 6. Foot (E) – engl. Längenmaß 7. Frequency (E) – Frequenz; → F, Fr 8. Function (E) – Funktion

FA 1. Antihämophiler Faktor; → F.A. 2. Fachabteilung 3. Facharzt 4. Familienanamnese 5. Fatty acid (E) – Fettsäure 6. Fetal antigens (E) – Fetoproteine 7. Filterable agent (E) – filtrierbarer Organismus 8. First aid (E) – Erste Hilfe 9. Fluorescent antibody (E) – Fluoreszenz-Antikörper 10. Folic acid (E) – Folsäure

F.A. Antihämophiler Faktor; → FA

FAA Folic acid antagonists (E) – Folsäure-Antagonisten

FAB Funktionelle Abdominalbeschwerden

Fab 1. Fragment antibody (E) – Fragment-Antikörper 2. Fragment antigen binding (E) – Immunglobulin-G-Fragmentierung

FAB-classification French-American-British (co-operative group-)classification (E) – Französisch-Amerikanisch-Britische Klassifikation (der akuten Leukämiegruppen); → FAB-Klassifikation

FABER Flexion, Abduktion und externe Rotation

FAB-Klassifikation Französisch-Amerikanisch-Britische Klassifikation (der akuten Leukämiegruppen); → FAB-classification

FABP Folic acid-binding protein (E) – folsäurebindendes Protein

FACS Fluorescent activated cell sorter (E) – Fluoreszenzaktivierter Zellsorter

FAD Flavinadenindinucleotid; → AAD, FADN

FADH Flavinadenindinucleotid, reduziert

FADN Flavinadenindinucleotid; → AAD, FAD

Fam. Familie

FA-Methode Fluoreszenz-Antikörper-Methode

F-Antigen 1. Fimbrienantigen 2. Forssmann-Antigen

Fasc. Fasciculus

FASEB Federation of the American Societies for Experimental Biology – Verband der Amerikanischen Gesellschaften für Experimentelle Biologie

FAT 1. Fluoreszenz-Antikörper-Technik 2. Fluoreszenzmikroskopischer Antikörpertest

FB 1. Finger breadth (E) – Fingerbreit 2. Foreign body (E) – Fremdkörper

FBA 1. Fetalblutanalyse 2. Finger-Boden-Abstand

FBG Fasting blood glucose (E) – Nüchternblutzucker; → BFS, FBS, NBZ

FBS Fasting blood sugar (E) – Nüchternblutzucker; → BFS, FBG, NBZ

Fc 1. Fragment cristalline (E) 2. Fragment cristallisable (E) – Immunglobulin-G-Fragmentierung

FCA Komplettes Freund-Adjuvans; → CFA

F-Chromosomen 1. Bruchstücke der B-Chromosomen 2. Chromosomen der F-Gruppe

FCKW Fluorchlorkohlenwasserstoff

FcR Fragment-cristalline-Rezeptoren

FCV Forced vital capacity (E) – Sekundenkapazität

FD 1. Fatal dose (E) – Fataldosis, Letaldosis 2. Focal distance (E) – Fokalabstand 3. Freeze-dried (E) – gefriergetrocknet 4. Frog dose (E) – Froschdosis 5. Füllungsdruck

FDA 1. Fachverband Deutsche Allgemeinärzte 2. Food and Drug Administration (E) – zentrale Überwachungsstelle für Lebens- und Arzneimittel in den USA 3. Fronto-dextro anterior – rechte vordere Stirnlage (des Fetus)

Fd-Fragment Fragment difficult (E)

FDG Fluordeoxyglucose

FDH-Syndrom Fokales dermales Hypoplasiesyndrom

FDI, F.D.I. Fédération Dentaire Internationale (F); International Dental Federation (E) – Internationale Zahnärztevereinigung

FDP 1. Fibrin(ogen) degradation product (E) – Fibrinogendegradationsprodukte 2. Flächendosisprodukt 3. Fronto-dextro posterior – rechte hintere Stirnlage (des Fetus) 4. Fructosediphosphat

FDT Fronto-dextra transversa – rechte vordere Querlage (des Fetus)

FE 1. Fatty ester (E) – Fettsäureester 2. Fetteinheit 3. Fettembolie 4. Fractional excretion (E) – fraktionierte Ausscheidung

Fe Symb. f. Ferrum – Eisen

FEBK, fEBK Freie Eisenbindungskapazität

FECG Fetal electrocardiogram (E) – fetales Elektrokardiogramm

FECl Fractional chloride excretion (E) – fraktionierte Chloridausscheidung

FECO$_2$ Fractional CO$_2$-excretion (E) – fraktionierter (mittlerer) CO$_2$-Anteil in der Ausatemluft

FECP Free erythrocyte coproporphyrin (E) – freies Erythrozytenkoproporphyrin

FeD Iron deficiency anemia (E) – Eisenmangelanämie

FEF Forcierter exspiratory flow (E) – forcierter exspiratorischer Fluß

FEK Fractional K-excretion (E) – fraktionierte Kaliumausscheidung

F-EKG Funktionselektrokardiogramm

Fel. Fellow (E) – Mitglied; → F

FENa Fractional Na-excretion (E) – fraktionierte Natriumausscheidung

FEP 1. Femurale Endoprothese 2. Freies Erythrozytenporphyrin

FEPO$_4$ Fractional phosphate excretion (E) – fraktionierte (mittlere) Phosphatausscheidung

FEPP Free erythrocyte protoporphyrin (E) – freies Erythrozytenprotoporphyrin

FES 1. Fat embolism syndrome (E) – Fettemboliesyndrom 2. Forced exspiratory spirogram (E) – forciertes exspiratorisches Spirogramm

FEV Forciertes Exspirationsvolumen

FEV$_1$ Forciertes Exspirationsvolumen in der 1. Sekunde

FEV1% Forciertes exspiratorisches Volumen in 1 Sekunde in % ausgedrückt (Tiffeneau-Wert)

FEV$_1$/VKin% Relative Sekundenkapazität

FF 1. Farbfilter 2. Fat free (E) – fettfrei 3. Feinfokus 4. Filtrationsfraktion 5. Fixing fluid (E) – Fixierflüssigkeit 6. Fleckfieber

FFA 1. Flufenaminsäure 2. Fokus-Film-Abstand; → FFD 3. Free fatty acid (E) – freie Fettsäure; → FFS, UFA, UFS

F-Faktor Fertilitätsfaktor

FFC Free from chlorine (E) – chlorfrei

FFD 1. Focus film distance (E) – Fokus-Filmabstand; → FFA 2. Fokus-Filmdistanz

FFI Free from infection (E) – frei von ansteckenden Krankheiten

FFP Fresh frozen plasma (E) – frisches Gefrierplasma

FFS 1. Flicker fusion threshold (E) – Flimmerverschmelzungsfrequenz 2. Freie Fettsäuren; → FFA, UFA, UFS

FFT 1. Fat-free tissue (E) – fettfreies Gewebe 2. Flicker-Fusionstest

FFU Focus forming unit (E)

FG Frühgeburt

fg Femtogramm $= 10^{-15}$

F-Generation Filialgeneration

FGF Fibroblast growth factor (E) – Fibroblastenwachstumsfaktor

FGS Fibergastroskop

FH 1. Family history (E) – Familienanamnese 2. Fetal heart (E) – Kinderherz (fetales Herz) 3. Fibromuscular hyperplasia (E) – fibromuskuläre Hyperplasie 4. Follikelhormon

FHA 1. Familial hemolytic anemia (E) – Kugelzellanämie 2. Fokus-Haut-Abstand; → FSD

FHBL Familiäre Hypo-ß-Lipoproteinämie

FHF Fetale Herzfrequenz; → FHR

FHK Funktionelle Herzkrankheit

FHR Fetal heart rate (E) – fetale Herzfrequenz; → FHF

FHS Fetal heart sound (E) – fetaler Herzton

FHT 1. Fetal heart tone (E) – fetaler Herztonus 2. Foto-Hand-Test

FI, F.I. Färbeindex

FIA 1. Festphasenimmunoassay 2. Fluoreszenzimmunoassay 3. Inkomplettes Freund-Adjuvans; → IFA

Fibr. Fibrinogen

FIF Forced inspiratory flow (E) – forcierter Inspirationsfluß

Fig. Figur

FIGL Forminoglutaminsäure; → FIGS

FIGO Fédération Internationale de Gynécologie et d'Obstétrique – Internationale Föderation für Gynäkologie und Geburtshilfe

FIGS Forminoglutaminsäure; → FIGLU

FIH Fat-induced hyperglycaemia (E) – alimentäre Hyperglykämie

FIN Fine intestinal needle (E) – feine Darmnadel

FIP Fédération Internationale Pharmaceutique – Internationale Föderation für Pharmazie

FIS Forced inspiratory spirogram (E) – forciertes Inspirationsspirogramm

FITC Fluoresceinisothiocyanat

Fi-Test Fibrin(ogen-)Test

FIV Forced inspiratory volume (E) – forciertes inspiratorisches Volumen

FIV₁ Forced inspiratory volume (E) – forcierte inspiratorische Sekundenkapazität

FIVC Forced inspiratory vital capacity (E) – forcierte inspiratorische Vitalkapazität

FK 1. Fieberkrampf 2. Fremdkörper 3. Fructokinase

FKHA Fingerkuppenhohlhandabstand

FKW Fluorkohlenwasserstoff

FL Fatty liver (E) – Fettleber

Fl 1. Fluid (E) – Flüssigkeit, flüssig; → F 2. Focal length (E) – Brennweite

fl Femtoliter

FLA 1. Flimmerlichtaktivation 2. Fronto-laevo anterior – linke vordere Stirnlage (des Fetus)

f.l.a. Fiat lege artis – es geschehe kunstgerecht

FIC Fluoresceinisocyanat

flex. Flexibel

fl.oz. Fluid ounce (E) – Unze Flüssigkeit

FLP Fronto-laevo posterior – linke hintere Stirnlage (des Fetus)

FLSP Fluorescein-labelled serum protein (E) – fluoresceinmarkiertes Serumprotein

FLT 1. Formlegetest 2. Fronto-laevo transversa; left fronto-transversa – linke vordere Querlage (des Fetus)

FLV Feline Leucaemia Virus

FM Flavinmononucleotid; → FMN

Fm. Symb. f. Fermium

fm 1. Femtometer 2. Femtomolar

FMB, F.M.B. Formulae Magistrales Berolinenses (Rezeptursammlung)

FMD 1. Food and mouth disease (E) – Maul- und Klauenseuche 2. Frontometaphysäre Dysplasie (Gorlin-Cohen-Syndrom)

FMF 1. Familial Mediterranean fever (E) – familiengebundene Bruzellose 2. Forcierter mittelexspiratorischer Flow; → FMEF

FMEF Forcierter mittelexspiratorischer Flow; → FMF

FMFT Forced mid-exspiratory flow time (E) – forcierte mittelexspiratorische Atemstromzeit

FMN Flavinmononucleotid; → FM

fmol Femtomol

FMP 1. First menstrual period (E) – erste Menstruationsperiode 2. Fructosemonophosphat

FM-relation Female-Male relation (E) – Geschlechtsverhältnis

FMS 1. Fat mobilising substance (E) – fettmobilisierende Substanz 2. Fibromuskuläre Stenose

FMX Full mouth radiography (E) – Röntgenstatus der Zähne

FN False-negative (E) – falsch negativ

Fn Fibronektin

FNH Fokale noduläre Hyperplasie

FNV Finger-Nase-Versuch

FOA Fokus-Objekt-Abstand

FOB 1. Fetal occult blood (E) – fetales occultes Blut 2. Funktionelle Oberbauchbeschwerden

Fol. Folia – Blätter

FOR Forensic pathology (E) – gerichtliche Medizin

For. Foramen – Loch, Öffnung

FP 1. Falsch positiv 2. Familienplanung 3. Family physician (E) – Hausarzt 4. Flammpunkt; → Fp 5. Flavinphosphat 6. Flavinprotein 7. Fusionspunkt; → F, Fp 8. Fußpuls

Fp 1. Flammpunkt; → FP 2. Flavoprotein 3. Fusion point (E) – Fusionspunkt; → F, FP 4. Freezing point (E) – Gefrierpunkt

FPA Fibrinopeptid A

FPIA Fluoreszenz-Polarisations-Immunoassay

FPK Fructo-6-phosphat-Kinase

FPM-Test Fließpapiermikrotest

FR 1. Flockungsreaktion 2. Free radical (E) – freies Radikal

Fr 1. Filière, französische Maßeinheit, gleich Charrière 2. Symb. f. Francium 3. Franklin 4. Frequenz; → F, f

FRC Functional residual capacity (E) – funktionelle Residualkapazität; → FRK

FRF Follicle stimulating hormone releasing factor (E) – follikelstimulierendes Hormon-Releasingfaktor; → FSH-RF

FRH Follicle stimulating releasing hormone (E) – follikelstimulierendes Hormon Releasinghormon; → FSH-RH

FRJM Full range joint movement (E) – Gelenk voll bewegungsfähig

FRK Funktionelle Residualkapazität; → FRC

FROM Full range of movement (E) – voll bewegungsfähig

FRP Functional refractory period (E) – funktionelle Refraktärperiode

FRP-AVN Functional refractory period of the AV-Node (E) – funktionelle Refraktärperiode des Atrioventrikularknotens

fruct. Fructus – Frucht

FS 1. Factor of safety (E) – Sicherheitskoeffizient 2. Fettsäure 3. Fettsucht 4. Fusidinsäure

FSA Fetales Sulfoglykoprotein-Antigen, fetales Tumorantigen

FSD Focus skin distance (E) – Fokus-Hautabstand; → FHA

FSF Fibrinstabilisierender Faktor

FSH Follikelstimulierendes Hormon

FSH-RF Follikelstimulierendes Hormon-Releasingfaktor; → FRF

FSH-RH Follikelstimulierendes Hormon-Releasinghormon; → FRH

FSME 1. Frühjahr-Sommer-Meningoenzephalitis 2. Fumarsäuremonoethylester

FSP Fibrinogenspaltprodukte

FSR Füllungsschnellreaktion

FT 1. Fluoreszenz-Antiglobulin-Test 2. Formoltoxoid 3. Freies Thyroxin

fT Femtotesla = 10^{-15} Tesla

FTA Fluoreszenz-Treponemen-Antikörpertest; → FTA-Test

FTA-ABT, **FTA-ABS-Test** Fluoreszenz-Treponemen-Antikörper-Absorptionstest

FTA-Test Fluoreszenz-Treponemen-Antikörpertest; → FTA

FTE Freies Thyroxin-Äquivalent

FTND Full term normal delivery (E) – Geburt eines vollausgetragenen Kindes

FTT 1. Failure to thrive (E) – Gedeihstörung 2. Fluoreszenz-Talkum-Test

FU 1. Fecal urobilinogen (E) – urobilinoger Stuhl 2. Finsen unit – Finsen-Einheit 3. Fluorourazil 4. Freie Universität

FUB Funktionelle Unterbuchbeschwerden

FUDR Fluordesoxyuridin, Floxuridinum

FUM Fumurase

funkt. Funktionell

FUO, f.u.o. Fever of undetermined (unknown) origin (E) – Fieber unbekannter Ursache

FVC Forced vital capacity (E) – forcierte Vitalkapazität (Sekundenkapazität); → FVK

FVDZ Freier Verband Deutscher Zahnärzte

FVF Flimmerverschmelzungsfrequenz

FVK Forcierte Vitalkapazität; → FVC

FW Fruchtwasser

F-Wellen 1. Flatterwellen 2. Flimmerwellen

Fx Fracture (E) – Bruch, Fraktur

G

G 1. Gage (E) – Maßbezeichnung für medizinische Kanülen 2. Ganglion; → Ggl 3. Gangliosid 4. Gas 5. Gauge (E) – Maßbezeichnung für medizinische Kanülen 6. Gauß – Einheit der magnetischen Induktion (Hochfrequenzstrom sehr hoher Spannung) 7. Generation 8. Gewicht 9. Giga 10. Glandula; → G, Gl 11. Globular – kugelförmig 12. Globulin(e) 13. Glukose 14. Glycin 15. Guanin 16. Guanosin; → Guo

G. 1. Glandula; → G, Gl 2. Glossina – Tsetsefliege, Zungenfliege 3. Gnathostoma

g 1. Gramm 2. Gravitation

γ Gamma

GA. 1. Gastric analysis (E) – Magensaftuntersuchung 2. General anesthesia (E) – Vollnarkose 3. Gesundheitsamt 4. Gibberelic acid (E) – Gibberellinsäure 5. Golgi-Apparat 6. Guessed average (E) – vermuteter Durchschnitt

Ga Symb. f. Gallium

GABA, Gaba γ-aminobutyric acid (E) – γ-Aminobuttersäure; → GABS

GABA-T γ-Aminobutyrat-α-Ketoglutarat-Transaminase

GABS γ-Aminobuttersäure; → GABA, Gaba

GAD 1. Glutamic acid decarboxylase (E) – Glutamat-Decarboxylase 2. Glutamin acid dehydrogenase (E) – Glutaminsäure-Dehydrogenase

GAG Glucosaminoglykane

GAL, gal Galactose

Gal-1-P D-Galactose-1-phosphat

GALT Gut associated lymphatic (lymphoid) tissue (E) – im Bereich des Darms vorkommendes lymphatisches Gewebe

Gamma-FP γ-Fetoprotein; → GFP

Gamma-GT γ-Glutamyl-Transferase; → GGT

Gamma-GTP γ-Glutamyl-Transpeptidase; → GGTP

Gamma-M-FTA-Test γ-M-Fluoreszenz-Tre-

ponema-Antikörper-Test
G-Antigen Gebundenes Antigen
GAP 1. Glycerinaldehydrophosphat
2. Growth associated proteins (E) – Wachstumsproteine
GAPD Glyceraldehydphosphat-Dehydrogenase
GAPDH Glycerinaldehydphosphat-Dehydrogenase
GAR Glycinamidribonucleotid
GAS 1. General adaption syndrome (E) – allgemeines Adaptionssyndrom 2. Generalisierte Arteriosklerose 3. Global assessment scale (E) – globale Einschätzungsskala
Gastro. 1. Gastroenterologe 2. Gastroenterologie
gastro. Gastroenterologisch
GAU Größter anzunehmender Unfall
GB 1. Gallbladder (E) – Gallenblase 2. Gesamtbilirubin; → Ges.Bil.
GBA Gastro-Bioassay
GBG 1. Gesetz zur Bekämpfung der Geschlechtskrankheiten 2. Glycinreiches ß-Globulin 3. Glycinreiches ß-Glykoprotein
GBH γ-Benzene-hexachloride (E) – γ-Hexachlorcyclohexan
GBM Glomeruläre Basalmembran
GBT Glutaminsäure-Brenztraubensäure -Transaminase
GBV Gesamtblutvolumen
GC 1. Gas chromatography (E) – Gaschromatographie 2. Glucocorticoid 3. Gonococcal (E) – Gonokokken 4. Gonococcus – Gonokokkus; → Gc
Gc Gonokokkus; → GC
gcal, g.-cal. Gram calorie (E) – kleine Kalorie
GCFT 1. Gonococcal complement-fixation test (E) – Gonokokken-Komplementbindungstest 2. Gonorrhea complement fixation test (E) – Gonorrhökomplementbindungstest
GCIIS Glucosekontrolliertes Insulin-Infusionssystem
GCSF Granulozytenkoloniestimulierende Faktoren
GCVF Great cardiac vein flow (E) – Perfusion der großen Herzvenen
GD 1. Gesamtdosis 2. Grenzdifferenz; → LSD
Gd Symb. f. Gadolinium
GDH 1. Glucose-Dehydrogenase 2. Glutamat-Dehydrogenase; → GLDH 3. Glycerin-3-phosphat-Dehydrogenase

GDP Guanosindiphosphat
GE 1. Gastroenterologie; → Gastro. 2. Gastro-enterostomy (E) – Gastroenterostomie; → G.E. 3. Gesamteiweiß; → G.E. 4. Gifteinheit; → G.E.
G.E., GE 1. Gastroenterostomie 2. Gesamteiweiß 3. Gifteinheit
Ge 1. Symb. f. Gerbich-Blutgruppe 2. Symb. f. Germanium
Geb. Geburt
geb. Geboren
GebO Gebührenordnung (für Ärzte); → GOÄ
GE-Index, G-E-Index Granuloerythrozytärer Index
GEK Schwäbisch-Gmünder Ersatzkasse
Genet. 1. Genetik 2. Genetiker
genet. Genetisch
gEq Gram equivalent (E) – Grammäquivalent
GER Granuläres endoplasmatisches Retikulum
Ger Geriatrics (E) – Geriatrie
Ges.Bil. Gesamtbilirubin; → GB
GET Gastric emptying time (E) – Magenentleerungszeit
GeV Gigaelektronenvolt
Gew. Gewicht
GewO Gewerbeordnung
GF 1. Gain factor (E) – Gewinnfaktor 2. Germ-free (E) – keimfrei 3. Glomerular filtrate (E) – glomeruläres Filtrat
GfdS Gesellschaft für deutsche Sprache
GFI Glucagon-free insulin (E) – glucagonfreies Insulin
GFP γ-Fetoprotein; → γ-FP
GFR Glomerular-filtration-rate (E) – glomeruläre Filtrationsrate
GFV Gelbfiebervirus
GFT Göttinger Formreproduktionstest
GG 1. γ-Globulin 2. Glycylglycin 3. Grundgesetz
G/G Prozentgehalt Gewicht in Gewicht
GGE Generalized glandular enlargement (E) – generalisierte Drüsenschwellung
GG+F Gesellschaft Gesundheit und Forschung
GGG Glycinreiches γ-Globulin
GGL Große granuläre Lymphozyten
Ggl. Ganglion; → G
ggl. Ganglien
Ggs. Gegensatz
GGT γ-Glutamyl-Transferase; → Gamma-GT
GG-Test γ-Globulin-Test
GGTP γ-Glutamyl-Transpeptidase; →

Gamma-GTP

GGT-Provokationstest γ-Glutamyl-Transpeptidase-Provokationstest

GH Growth hormone (E) – Wachstumshormone (= Somatotropin); → STH

GHBA γ-Hydroxybutyric acid (E) – γ-Hydroxybuttersäure

GHIF Growth hormone inhibiting factor (E) – wachstumshormonhemmender Faktor (= Somatostatin); → GIF

GHIH Growth hormone inhibiting hormone (E) – wachstumshormonhemmende Hormone; → GIH, GRIH

GHR Galvanischer Hautreflex

GHRF, GH-RF Growth hormone releasing factor (E) – Wachstumshormon-Releasingfaktor (= Somatoliberin)

GHRH, GH-RH Growth hormone releasing hormone (E) – Wachstumshormon-Releasinghormon

GHWD Gewebehalbwertsdicke; → GHWT, HVD

GHWS Gewebehalbwertsschicht

GI 1. Gastrointestinal 2. Gastrointestinum 3. Gewichtsindex 4. Globin-Insulin 5. Growth-inhibiting (E) – wachstumshemmend

GICA Gastrointestinal cancer antigen (E) – ein Tumormarker

GIF 1. Gonadotropin inhibitory factor (E) – Gonadotropin-Hemmfaktor 2. Growth-hormone inhibiting factor (E) – wachstumshormonhemmender Faktor (= Somatostatin); → GHIF

GIH Growth hormone inhibiting hormone (E) – wachstumshormonhemmendes Hormon (= Somatoston); → GHIH, GRIH

GIP Gastric inhibitory polypeptide (E) – gastrisches inhibitorisches Polypeptid

GI series (E) – Röntgenserienaufnahmen des Gastrointestinaltrakts

GI-Trakt Gastrointestinaltrakt

GITS Gastrointestinales therapeutisches System

GITT Glucose insulin tolerance test (E) – Glucose-Insulin-Toleranztest

GK 1. Ganzkörper 2. Gegenstandskatalog 3. Geschlechtskrankheit 4. Gewebekultur 5. Glucokinase 6. Glycerinkinase

G-Karte Gesundheitskarte (der Bundeswehr)

GKB Ganzkörperbestrahlung; → TBI, WBR

g/kg Gramm pro Kilogramm

GKK Gärtner-Krankenkasse

GKV Gesetzliche Krankenversicherung

GKW Ganzkörperwasser; → WBW

GL Gesichtslage

Gl Glandula; → G, G.

g/l Gramm pro Liter

GLC Gas liquid chromatography (E) – Gas-Flüssigkeits-Chromatographie

Glc. Glucose; → Gluc., Gluk.

GLCF Gärungs-Lactobacillus-casein-Faktor

GlcN Glucosamin

GLD, GLDH Glutamat-Dehydrogenase; → GDH

GLI Glucagon-like immunoreactivity (E) – Glukagon-like-Immunreaktivität

Gln. Glutamin

GLO Glyoxalase

GLO I Glyoxalase I

GLS γ-Linolensäure

Glu. Glutaminsäure

Gluc., Gluk. Glucose; → Glc.

Glutamin-PRPP-Amidotransferase Glutaminphosphoribosylpyrophosphat-Amidotransferase

GLY, Gly Glycin – Glykokoll

Gly 1. Glykogen 2. Glycin; → GLY

GM 1. Grand mal (F) – generalisierte Epilepsie 2. Granulozyten-Makrophagen

GMA Glykolmethacrylat

GM-CFU Granulocyte-macrophage colony forming unit (E) – Stammzellen oder Vorläuferzellen für Granulozyten oder Makrophagen, die in vitro zu einer Kolonie auswachsen

GM-CSF Granulocyte-macrophage colony stimulating factor (E) – Granulozyten/Makrophagenkoloniestimulierende Faktoren

gmol Gramm-Molekül, Grammol

GMP 1. Good manufacturing practices (E) – WHO-Richtlinien über die Anforderungen, die an die Qualität von Arzneimitteln und Einmalinstrumenten gestellt werden 2. Glucosemonophosphat 3. Guanosinmonophosphat

GMS Glycerinmonostearat

GN 1. Glomerulonephritis; → Gn 2. Gramnegativ

Gn 1. Glomerulonephritis; → GN 2. Gonadotropin

GNB Größte Negativbewegung (im EKG)

G/Nr Glucose/nitrogen ratio (E) – Glucose-Eiweiß-Quotient

GNRH, GnRH Gonadotropin-releasing-Hormon; → GRH

GO, Go Gonorrhö – Tripper

GOÄ Gebührenordnung für Ärzte ; → GebO

GOD 1. Gesamtoberflächendosis 2. Glucose-oxidase

GOD/POD-Methode Glucoseoxidase-Peroxidase-Methode

GÖR Gastroösophagealer Reflux

GOR General operating room (E) – Operationssaal

GOT Glutamat-Oxalacetat-Transaminase

GOZ Gebührenordnung für Zahnärzte

GP 1. General paralysis (E) – Dementia paralytica 2. General practitioner (E) – Arzt für Allgemeinmedizin 3. Gram- positiv – grampositiv

G-1-P Glucose-1-phosphat

G-6-P Glucose-6-phosphat

G-6-Pase Glucose-6-phosphatase

GPB Glossopharyngeal breathing (E) – glossopharyngeale Atmung

GPC Gelpermeationschromatographie

GPD Glucose-Phosphat-Dehydrogenase

G-6-PDH Glucose-6-phosphat-Dehydrogenase

GPI 1. General paralysis of the insane (E) – progressive Paralyse 2. Glucose-Phosphat-Isomerase

GPM 1. General preventive medicine (E) – Vorsorgemedizin 2. Glycerat-Phosphat-Mutase

GPT Glutamat-Pyruvat-Transaminase

GpTh Group therapy (E) – Gruppentherapie

GP unit Guinea pig unit (E) – Meerschweincheneinheit; → MSE

GPV Gesamtplasmavolumen

GPW Gesamter peripherer (Strömungs-) Widerstand

GR, Gr Glutathion-Reductase

GRD Glucoronidase

GRF 1. Genetically related macrophage factor (E) – genetisch restringierter Faktor (aus Makrophagen); → IAC 2. Glomerular filtration rate (E) – glomeruläres Filtrationsvolumen 3. Gonadotropin releasing factor (E) – Gonadotropin-Freisetzungsfaktor 4. Growth hormone releasing factor (E) – Wachstumshormone-Freisetzungsfaktor (= Somatoliberin)

GRG Gesundheitsreformgesetz

GRH 1. Gonadotropin-releasing hormone (E) – Gonadotropinreleasing-Hormone; → GnRH 2. Growth hormone releasing hormone (E) – Wachstumshormon-Freisetzungshormon

GRIA Gastrin-Radioimmunoassay

GRID Gay-related-immundeficiency-syndrome (E) – eine andere Bezeichnung für AIDS

GRIF Growth hormone release inhibiting factor (E) – Wachstumshormon-Releasehemmfaktor

GRIH Growth hormone inhibiting hormones (E) – wachstumshormonhemmende Hormone; → GHIH, GIH

gr.m.p. Grosso modo pulverisatum (L) – grob gepulvert

GRS Graphic rating scale (E) – Stufenskala für Testmethoden

GrTr Graphite treatment (E) – Graphitbehandlung

GRV Gesetzliche Rentenversicherung

GS 1. Gallensäure 2. General surgery (E) – allgemeine Chirurgie 3. Geprüfte Sicherheit 4. Gilbert-Syndrom

gs Gruppenspezifisch

GSC Gas-solid chromatography (E) – Gasabsorptionschromatographie

GSD 1. Genetisch signifikante Dosis 2. Glutaminsäure-Decarboxylase

GSDH 1. Glutamat-Dehydrogenase 2. Glutaminsäure-Dehydrogenase

GSH 1. Glutathion, reduziert 2. Glutathionsulfhydryl

GSH-Px Glutathione peroxidase (E) – Glutathion-Peroxidase

GSJ Gesamtserumiod

GSP 1. Gastrosekretagoges Pankreaspeptid 2. Gesamtsaure Phosphatase

GSR Galvanic skin response (E) – galvanischer Hautreflex

GSSG Glutathiondisulfid – oxidiertes Glutathion

GSW Gunshot wound (E) – Schußwunde

GT 1. Gereinigtes Tuberkulin 2. Geburtstermin 3. Gießen-Test 4. Glucose-Toleranz

g/t Granulation tissue (E) – Granulationsgewebe

GTA Glycerintriacetat

GTF Glucose-Toleranzfaktor

GTH 1. Glutathion 2. Gonadotropin hormone (E) – gonadotropes Hormon (Wachstumshormon)

GTN 1. Glomerulo-tubulo-nephritis (E) – Glomerulonephritis 2. Glyceryl trinitrate (E) – Nitroglyzerin

GTP 1. Glutamyl-Transpeptidase 2. Guanosintriphosphat

GTT Glucose-Toleranztest

Gtt. Guttae (L) – Tropfen

GU 1. Gastric ulcer (E) – Magenge-schwür 2. Genito-urinary (E) – uroge-nital 3. Glucuronidase 4. Goldblatt unit – Goldblatt-Einheit 5. Grundumsatz; → BM, BMR

Guo Guanosin; → G

GUS Genito-urinary system (E) – Uro-.genitalapparat

GUV 1. Gemeindeunfallversicherung 2. Ge-setzliche Unfallversicherung

GV 1. Gentian violet (E) – Gentianviolett 2. Griseoviridin

G/V Prozentgehalt Gewicht zu Volumen

GVH, GVHR Graft versus host reaction (E) – Anti-Wirt-Reaktion transplantier-ter Zellen; → GvHD

GvHD Graft versus host disease (E) – Transplantat-Wirt-Krankheit; → GVH, GVHR

g-wave, g-Welle Vorhofwelle im Ballisto-gramm

Gy Gray – SI-Einheit der Energie

GYN Gynäkologie

Gyn 1. Gynäkologe 2. Gynäkologie

gyn. Gynäkologisch

GZ 1. Gerinnungszeit 2. Gesamtzahl 3. Gipfelzeit

GZA Gemeinsame Zentrale Adaptions-stelle

G-Zellen 1. Gamma-Zellen 2. Gastrinbil-dende Zellen

GZI Globin zinc insulin (E) – Globin-Zink-Insulin

g% Gramm-Prozent, 1g% = 10g/l

g/100 ml Gramm pro 100 Milliliter, 1 g/100 ml = 10 g/l

H

H 1. Hauch 2. Henry – Einheit der In-duktion 3. Heroin 4. Heterogenetische Substanz; → H-Substanz 5. Symb. f. Histamin 6. Histidin; → Hi., His. 7. Hi-stokompatibilität 8. Histon 9. Homoge-nitätsgrad 10. Human – menschlich 11. Symb. f. Hydrogenium – Wasser-stoff 12. Hyoscin 13. Hypermetropie, Hyperopie – Weitsichtigkeit

h 1. Hecto = 10^2 2. Height (E) – Größe, Höhe 3. Hora (L) – Stunde 4. Horizontal 5. Symb. f. Planck-Wirkungsquantum

H-2 Haupthistokompatibilitätskomplex der Maus

HA 1. Hämagglutination 2. Hausarzt 3. Headache (E) – Kopfschmerzen

4. Hepatitis A 5. Hepatitis-Antigen 6. Humanalbumin 7. An der Heilbe-handlung beteiligter Arzt (mit chirur-gischer Erfahrung) der Berufsgenossen-schaften; → H-Arzt

Ha 1. Absolute hypermetropia 2. Symb. f. Hahnium

HA-1, HA-2 Hämadsorptionsvirus 1 bzw. 2

HAA Hepatitisassoziiertes Antigen

HAAG, HA-Ag Hepatitis-A-Antigen

HAAK, HA-Ak Hepatitis-A-Antikörper

HAB Homöopathisches Arzneibuch

HAD 1. Hämadsorption 2. Hospital ad-ministration (E) – Krankenhausverwal-tung

Hämat. 1. Hämatologe 2. Hämatologie

hämat. Hämatologisch

HAE Hereditary angio edema (E) – he-reditäres Angioödem; vgl. HANE, HA-NÖ, HAÖ

H-Ag 1. Hauch-Antigen; → H-Antigen 2. Histokompatibilitätsantigen; → H-Antigen 3. Ein Antigen des AB0-Blut-gruppensystems (H-Substanz) 4. Gei-ßel-Antigen auf bestimmten Bakterien

HAGG Hyperimmune antivariola gamma globuline (E) – Hyperimmungammaglo-bulin

HAH Hämagglutinationshemmung; → HAI

HAHT Hämagglutinationshemmungstest

HAI Hämagglutinationsinhibitation; → HAH

HAL Hypo-α-Lipoproteinämie

HALP Homologes menschliches Anti-lymphozytenplasma

HAM Höchstabgabemenge

HAMS Human-Albumin-Mikrosphären

HAM-Syndrom, H.A.M.-Syndrom Hypopara-thyreoid-Addison-Moniliasis-Syndrom

Ha.Mü. Hamburg-Münchner Ersatzkasse

HANE Hereditory angioneurotic edema (E) – hereditäres angioneurotisches Ödem; → HANÖ, HAÖ, vgl. HAE

HANÖ Hereditäres angioneurotisches Ödem; → HANE, HAÖ, vgl. HAE

H-Antigen 1. Hauch-Antigen (Geißel-Antigen); → A-Ag 2. Histokompatibi-litätsantigen; → H-Ag

HAÖ Hereditäres angioneurotisches Ödem; → HANE, HANÖ, vgl. HAE

HAP 1. Heredopathia-atactica polyneuri-tiformis 2. Histaminazoprotein 3. Hy-droxiapetit

HAR Hämagglutinationsreaktion

H-Arzt Von den gesetzlichen Versicherungsträgern beauftragter praktischer Arzt mit chirurgischer Erfahrung; → HA

HASHD Hypertension and arteriosclerotic heart disease (E) – Hypertonie und arteriosklerotische Herzkrankheit

HAT 1. Hospital arrival time (E) – Einlieferungszeit (in die Klinik) 2. Hypoxanthin, Aminopterin und Thymidin

HA test Hemadsorption test (E) – Hämadsorptionstest

HAV Hepatitis-A-Virus

HA-Virus Hämadsorptionsvirus

HAWIE Hamburg-Wechsler-Intelligenztest für Erwachsene; → WAIS

HAWIK Hamburg-Wechsler-Intelligenztest für Kinder

HAZ Hyperalgetische Zone

HB 1. Hartmann-Bund 2. Hepatitis B 3. Heart block (E) – Herzblock 4. His bundle (E) – Hissches Bündel 5. Brinell-Härte

Hb 1. Hämoglobin, roter Blutfarbstoff; → Hgb 2. Herba

Hb II Reduziertes Hämoglobin; → HHb

Hb III Nichtreduziertes Hämoglobin

HbA Adult hemoglobin (E) – adultes (Erwachsenen-)Hämoglobin

HbA₁ Glykolisiertes Hämoglobin

HbAg, Hb-Ag Hepatitis-B-Antigen, auch Australia-Antigen

HBB His-Bündel-Block

HbBC, HbBK Hämoglobinbindungskapazität; → HBK

HbcAg Hepatitis-B-core-Antigen

HbCO Kohlenoxid-Hämoglobin

HBD, HBDH Hydroxybutyrate dehydrogenase (E) – Hydroxybuttersäure-Dehydrogenase

HBE 1. His-Bündel-Elektrogramm 2. His-Bündel-Elektrographie

HbE, Hb_E Mittlerer Hämoglobingehalt eines Einzelerythrozyten

HBeAg Hepatitis-B-e-[envelope (E) = Hüllen-]Antigen

HBF Hepatic blood flow (E) – Leberdurchblutung

HbF, Hb Fetales Hämoglobin

HBIG Hepatitis-B-Immunglobulin

HBK Hämoglobinbindungskapazität; → HbBC, HbBK

HBL Hypo-β-Lipoproteinämie

HbM Methämoglobin

HBO Hyperbaric oxygen (E) – Sauerstoff unter Überdruck

HbO₂ Oxyhämoglobin

HBP High blood-pressure (E) – hoher Blutdruck

Hbr. Herzbreite

HbS Sickle-cell hemoglobin (E) – Sichelzell-Hämoglobin

HBsAg Hepatitis-B-surface (Oberflächen-)Antigen.

HbSCD Hemoglobin sickle cell disease (E) – Hämoglobin-Sichelzellen-Anämie

HBV Hepatitis-B-Virus

HC 1. Histokompatibilität 2. Hodgkin-Zellen 3. Home care (E) – Hausbehandlung 4. Hydrocortison

HCA 1. Hepatocellular adenoma 2. Hydrocortisone acetate (E) – Hydrocortisonacetat

HCC 1. Hepatitis contagiosa canum 2. Hepatozelluläres Karzinom

HCCH Hexachlorcyclohexan; → HCH

HCD Heavy chain disease (E) – Schwerkettenkrankheit; → H-chain-disease

HCE Heptachlorepoxid

HCG Human chorionic gonadotropin (E) – humanes Choriongonadotropin; → CGT

HCH Hexachlorcyclohexan; → HCCH

H chain Heavy chain (E) – H-Kette, Schwerkette

H-chain disease Heavy-chain-disease (E) – Schwerkettenkrankheit; → HCD

HCl Symb. f. Hydrochlorid – Salzsäure

HCM Hypertrophische Kardiomyopathie

HCO₃ Bicarbonat (Hydrogencarbonat)

H₂CO₃ Symb. f. Acidum carbonicum – Kohlensäure

HCP 1. Hereditäre Koproporphyrie 2. Hexachlorophen

HCR 1. Hepatische Clearancerate 2. Host cell reactivation (E) – Wirtzellreaktivation

HCS Human chorionic somatotropin (E) – humanes Chorionsomatotropin, auch Plazental Lactogen genannt; → HPL

HCT 1. Hämatokrit; → HK, Hk, HKT, Hkt 2. Human calcitonin (E) – humanes Calcitonin 3. Human chorionic thyrotropin (E) – humanes Chorionthyrotropin 4. Hydrochlorothiazid

HCV Human corona viruses (E) – human Coronaviren

HCVD Hypertensive cardiovascular disease (E) – hypertonische Kreislauferkrankung

Hcy. Homocystein

HD 1. Hämodialyse 2. Hansen's disease (E) – Lepra 3. Hearing distance (E) – Hörweite 4. Heart disease (E) – Herz-

krankheit 5. Hemolysing dose (E) – hämolysierende Dosis 6. Herddosis – Begriff aus der Strahlentherapie 7. Hodgkin's disease (E) – Hodgkinsche Erkrankung – Lymphogranulomatose 8. Höchstdosis
HDA Hydroxydopamin
H-D Ak Hanganutziu-Deicher Antikörper
HDC 1. Histidin-Decarboxylase 2. Human diploid cells (E) – Vermehrungssubstrat für ein Tollwutimpfvirus
HDCS Human diploid cellular system (E); human diploid cell strain (E) – Gewebekultur zur Tollwutschutzimpfung
HDE Head-drop-Einheit – Standardisierungseinheit für Kurarepräparate; → HDU
HDF Herzdämpfungsfigur
HDHE Heparindihydroergotamin
HDL 1. High density lipoproteins (E) – Lipoproteine hoher Dichte 2. Hüftdysplasieluxation; → H.D.L.
H.D.L., HDL Hüftdysplasieluxation
HDLW Hearing distance left watch (E) – Hörweite links einer Uhr
HDN Hemolytic disease of the newborn (E) – Morbus haemolyticus neonatorum; → MHN, MNH
HdO Hinter der Ohrmuschel
HDO-Gerät Hinter dem Ohr zu tragender Hörapparat
HDP Hexosediphosphat
HDRW Hearing distance right watch (E) – Hörweite rechts einer Uhr
HDS Hamburger Depressionsskala
HD-Test Handdominanztest
HDU 1. Head drop unit (E) – Head-drop-Einheit – Standardisierungseinheit für Kurarepräparate; → HDE 2. Hemodialyse unit (E) – Hämodialysegerät/-station
HDV Hepatitis-D-Virus (Hepatitisdeltavirus)
HE 1. Hämatoxylin-Eosin 2. Hemoglobin electrophoresis (E) – Hämoglobinelektrophorese
He 1. Symb. f. Helium 2. Heparin; → Hep.
HEA Human erythrocyte antigen (E) – humanes Erythrozyten-Antigen
HEAT Human erythrocyte agglutinationtest (E) – Human-Erythrozyten-Agglutinationstest
HEB Hemato-encephalic-barrier (E) – Blut-Hirn-Schranke; → BBB, BHS
HebAprO Hebammen-Approbations-Ordnung

HebG Hebammengesetz
HED 1. Hauteinfalldosis 2. Hauteinheitsdosis 3. Hauterythemdosis
HEDP Hydroxyethandiphosphonsäure
HEDTA Hydroxyethylethylendiamintriessigsäure(acid)
HE-Färbung Hämatoxylin-Eosin-Färbung
HEIDA Hydroxyethyliminodiacetic acid (E) – Hydroxyethyliminoessigsäure
HEK 1. Hanseatische-Ersatzkasse 2. Human embryonic kidney (E) – Urniere
HELLP (syndrom) Hemolysis elevated liver functionstest low platelet counts (E) – Hämolyse, erhöhte Transaminasen- und Bilirubinwerte und niedrige Thrombozytenzahlen
HEP 1. High egg passage (E) – Viruskulturverfahren mit zahlreichen Passagen im embryonalen Hühnerei 2. High energy phosphate (E) – energiereiches Phosphat 3. Histamineequivalent-prick (E) 4. Human encephalogenic protein (E) – humanes enzephalitogenes Protein
Hep. Heparin; → He.
HEPA Human extrinsischer Plasminogenaktivator
HES Hydroxyethyl-Stärke
HETE Hydroxyeicosatetraensäure(n)
HETP Hexaethyltetraphosphat
HEV 1. Hemagglutinating encephalomyelitis virus (E) – Hämagglutination Enzephalomyelitisvirus 2. High endothelial venule (E) – Austrittspforte für Lymphozyten aus dem Lymphknoten
HF 1. Hämofiltration 2. Hämorrhagisches Fieber 3. Hagemann-Faktor, Faktor VII der Blutgerinnung 4. Hay fever (E) – Heuschnupfen 5. Heart failure (E) – Herzinsuffizienz 6. Herzfrequenz 7. High frequency (E) – Hochfrequenz
Hf 1. Facultative hypermetropia (E) – latente Hyperopie 2. Symb. f. Hafnium
HFA Herzfernaufnahme
H-Faktor Heteroantikörper
HF-Chir. Hochfrequenzchirurgie
H-Form Hauchform
h-Form Hefeform
HFRS Hämorrhagisches Fieber mit renalem Syndrom
HG Hypoglykämie
Hg Symb. f. Hydrargyrum – Quecksilber
Hgb Hämoglobin; → Hb
H-Gene Histokompatibilitätsgene
HGF 1. Herz- und Gefäßfehler 2. Hyperglykämiefaktor
HgF Fetal hemoglobin (E) – fetales Hä-

moglobin
HG-Faktor Hyperglykämisch-glykogeno-
lytischer Faktor
HGG Human-γ-Globulin
HGH Human growth hormone (E) – hu-
manes Wachstumshormon
HGO Hepatic glucose output (E) – Frei-
setzung von Glucose in der Leber
HGP Hyperglykämisch-glykogenolytisches
Prinzip
HGPRT Hypoxanthin-Guanin-Phosphoribo-
syl-Transferase
HH Hard of hearing (E) – schwerhörig
HHb Reduziertes Hämoglobin; → Hb II
HHD Hypertensive heart disease (E) –
Hochdruckkrankheit
HHE Hypertensive Herzerkrankung –
chronisches Hochdruckherz; → HHK
HHE-Syndrom Hemikonvulsion-Hemiple-
gie-Epilepsie-Syndrom
HHG Human hypophysary gonadotropin
(E) – humanes hypophysäres Gonado-
tropin
HHHO Hypotonia, hypomentia, hypogo-
nadism, obesity (E) – = Prader-Willi-
Syndrom
HHK Hypertensive Herzkrankheit –
chronisches Hochdruckherz; → HHE
HHL 1. Hinterhauptlage 2. Hypophysen-
hinterlappen
HHM-Beschwerdeliste Hamburg-Heidel-
berg-München-Beschwerdeliste
HHP-Syndrom Hypothelie-(bzw. Hypo-
mastie-)Hypodontiepigmentanomalie-
Syndrom
HHR Hinterherzraum
HHS 1. Hyperkinetisches Herzsyndrom;
→ HKS 2. Hypothalamus-Hypophysen-
System
HHT Hämagglutinationshemmungstest;
→ HIT
HI 1.Hemagglutination inhibition (E) –
Hämagglutinationshemmung 2. Herzin-
dex; → CI, H.I. 3. Herzinfarkt; → CI
4. Herzinsuffizienz
H.I. Herzindex; → CI, HI
Hi Histidin; → H, His.
HIA Hemagglutination inhibiting anti-
body (E) – hämagglutinationshemmen-
der Antikörper
HID Headache, isomnia, depression (E)
– Kopfschmerzen, Schlaflosigkeit, De-
pression
HIES 5-Hydroxindolessigsäure
HIG Hyperimmunglobulin
HIg Humanes Immunglobulin

HIG-Test Hämolyse in Gel-Test
HIOMT Hydroxyindol-o-Methyltransfe-
rase
HIP Hydrostatischer Indifferenzpunkt
His. Histidin; → H, Hi.
HISG Human immune serum globulin
(E) – humanes Immunserumglobulin
Hist. History (E) – Krankengeschichte;
→ Hx
Histol. 1. Histologe 2. Histologie
histol. Histologisch
HIT Hemagglutination inhibiting test (E)
– Hämagglutinationshemmungstest; →
HHT
HIV Human immunodeficiency virus (E)
– humanes Immundefizienz-Virus, Vi-
rus der Immunschwäche AIDS
HK 1. Hämatokrit; → HCT, Hk, HKT,
Hkt 2. Hefner-Kerze – veraltete Einheit
für Lichtstärke, wurde ersetzt durch die
SI-Einheit Candela (cd) 3. Herzkatheter
4. Hexokinase
Hk Hämatokrit; → HCT, HK, HKT, Hkt
HK cell Human kidney cell (E) – humane
Nierenzelle
HKD Hypotone Kreislaufdysregulation
H-Kette Heavy-Kette – schwere Kette
der Immunglobuline
H-Ketten-Krankheit Schwere Ketten-Krank-
heit
HKL-Test Heparin-Calciumchlorid-Lipo-
protein-Test
HKP Hereditäre Koproporphyrie
HKR Holzknechtscher Raum
H-Krankheit Hartnup-Krankheit
HKS Hyperkinetisches Herzsyndrom; →
HHS
HKSS Hypersensitives   Karotis-Sinus-
Syndrom
HKT, Hkt Hämatokrit; → HCT, HK, Hk
HKV Herz-Kreislauf-Versagen
HL 1. Half-life (E) – Halbwertszeit; →
EHL, HWZ, $T_{1/2}$ 2. Harnleiter 3. Hearing
loss (E) – Gehörverlust 4. Herzlänge
5. Herzleistung 6. Hodgkin-Lymphom
7. Hypertrichosis lanuginosa
Hl Latent hypermetropia – latente Hy-
permetropie
HLA 1. Histocompatibility leucocyte an-
tigen (E) – Histokompatibilitätsantigen
2. Homologous leucocytic antibodies
(E) – homologe Leukozytenantikörper
3. Human leucocyte antigens (E) – humane Leukozytenantigene 4. Human
lymphocytic antigen (E) – humanes
Lymphozytenantigen

HLA-Ag, HLA-Antigene Histokompatibilitätsantigene

HLA-System Human leucocyte antigen system (E) – humanes Leukozyten-Antigen-System

HLD Hepatolenticular degeneration (E) – hepatolentikuläre Degeneration, Wilson-Syndrom

HLI Herz-Lungen-Index

HLM Heart lung machine (E) – Herz-Lungen-Maschine

HLP 1. Herz-Lungen-Präparat 2. Humanes Leberprotein 3. Hyperlipoprotein 4. Hyperlipoproteinämie

HLQ 1. Herz-Lungen-Quotient 2. Herzvolumen-Leistungs-Quotient

HLR Heart-lung-resuscitation (E) – Wiederbelebung von Kreislauf und Atmung; → HLW

HLV Herpes-like-Virus

HLW Herz-Lungen-Wiederbelebung; → HLR

HM 1. Harnmenge 2. Human milk (E) – Frauenmilch

HMB Homatotropine methyl bromide (E) – Homatotropinmethylbromid

HMC Hydroxymethyl-cytosine (E) – Hydroxymethylcytosin

HMC-Syndrom Hypertelorismus-Mikrotieclefting-(Gesichtsspalten-)Syndrom

HMD Hyaline membrane disease (E) – Hyalin-Membran-Krankheit (bei Neugeborenen)

HMDTA Hexamethylenediaminetetraacetic acid (E) – Hexamethylendiamintetraessigsäure

HMF Herzminutenfrequenz

HMG 1. Human menopausal gonadotropin (E) – Menopausengonadotropin 2. Hydroxymethylglutar

HMG-CoA Hydroxymethylglutaryl-Coenzym-A-Typ

HMG-CoA-Reduktase Hydroxymethylglutaryl-Coenzym-A-Typ-Reduktase

HMKKT Hamm-Marburger-Körperkoordinationstest

HML Hypophysenmittellappen

HMML Hintere Muttermundlippe

HMO Heart minute output (E) – Herzminutenvolumen; → HMV

HMP Hexosemonophosphat

HMS 1. Heparinmonosulfat 2. Hinteres Mitralsegel

HMSN Hereditäre motorische und sensible Neuropathie – Form der Polyneuropathie

HMT Hexamethylentetramin

HMV Herzminutenvolumen; → HMO

HMVI Herzminutenvolumenindex

HMW 1. Halbminutenwert 2. High molecular weight (E) – hohes Molekulargewicht

HMW-NCF High molecular weight – Neutrophilen chemotaktische Faktoren

HN Head nurse (E) – Stationsschwester

HNANB Hepatitis-non-A-non-B

HNC Hypothalamic neurohypophyseal complex (E) – Hypophysenzwischenhirnsystem

HNCM, HNKM Hypertrophe nicht obstruktive Kardiomyopathie

HNO Hals-Nasen-Ohren; → ENT, NET

HNO-Arzt Hals-Nasen-Ohren-Arzt

HNO₃ Symb. f. Salpetersäure

HNP Herniated nucleus pulposus (E) – Nucleus-pulposus-Hernie

hnRNA Heteronukleäre Ribonucleinsäure (ribonucleic acid)

H₂O Symb. f. Wasser

H₂O₂ Symb. f. Wasserstoffsuperoxid

Ho Symb. f. Holmium

HOAL Hirnorganisches Anfallsleiden

HOCM, HOKM Hypertrophische obstruktive Kardiomyopathie

Homöop. Homöopathie

homöop. Homöopathisch

HOP High oxygen pressure (E) – hoher Sauerstoffdruck

HOP-Test Heterogener Ovum-Penetrations-Test

HOT 1. Hämatogene Oxidationstherapie, auch Blutwäsche genannt 2. Human old tuberculin (E) – Alttuberkulin 3. Hyperbaric oxygen therapy (E) – Sauerstoffüberdrucktherapie

HP 1. Hämatoporphyrin 2. Hämoperfusion 3. Haptoglobin; → Hp 4. Hepatische Porphyrie 5. High potency (E) – hochwertig, sehr wirksam 6. High pressure (E) – Hochdruck 7. Highly purified (E) – von großer Reinheit 8. Hot pack (E) – heiße Packung 9. Hot pad (E) – heiße Kompresse 10. Hydrostatic pressure (E) – hydrostatischer Druck 11. Hyperphorie 12. Hypertension and proteinuria (E) – Hypertonie und Proteinurie

Hp. Haptoglobin; → HP

H & P History and physical (examination) (E) – Krankengeschichte und körperliche Untersuchung

HPC History of present condiction (E) –

jetzige Anamnese; → HPI

h.p.c. Hora(e) post cenam (L) – Stunde(n) nach der Mahlzeit

HpCa Haptoglobin Carlberg

HPCT Hereditäre Porphyria cutanea tarda

HPD Hypothalamic-pituitary dysfunction (E) – hypothalamisch hypophysäre Funktionsstörung

HPF 1. High-pass filter (E) – Hochpaßfilter 2. Hypothalamic pituitary failure (E) – Hypothalamus-Hypophysen-Insuffizienz

HPG 1. Heilpraktikergesetz 2. Human pituitary gonadotropin (E) – Gonadotropin der menschlichen Hypophyse 3. Humanpostmenopausengonadotropin; → HPMG

HPI 1. Hexosephosphat-Isomerase 2. History of present illness (E) – jetzige Anamnese; → HPC

h.p.i. Hora(e) post injectionem (L) – Stunde(n) nach der Injektion

HPL Human placental lactogen – laktogenes Hormon der Plazenta; → HCS, HCSM

HPLC 1. High-performance liquid chromatography (E) – Hochleistungsflüssigkeitschromatographie 2. High pressure liquid chromatography (E) – Hochdruckflüssigkeitschromatographie

HPMG Humanpostmenopausalgonadotropin; → HPG

HPN Hypertension, Hypertonie – hoher Blutdruck; → HT

HPO Hypothalamo-pituitary-ovarien-(system) (E) – Hypothalamus-Hypophysen-Ovar-(system)

HPP 1. Hours post prandial (L) – Stunden nach der Mahlzeit 2. Human pancreatic polypeptide (E) – menschliches Pankreas-Polypeptid

HPRL Humanes Prolactin

HPRT Hypoxanthin-Guanin-Phosphoribosyl-Transferase

HPS His-Purkinje-System

Hp-System Haptoglobin-System

HPT Hyperparathyreoidismus

HP-Test Hydroxy-Test

HPV 1. High-Passage-Virus 2. Humanes Papillomvirus – menschliches Warzenvirus

HQ Herzquerdurchmesser

HR Heart rate (E) – Herzfrequenz

hr 1. Antigen des Rhesussystems 2. Hour (E) – Stunde

H-Reflex Hoffmann-Reflex

HRF Histamin releasing factor (E) – Histamin-Releasingfaktor

HRH High renin hypertension (E) – hoher renaler Hochdruck

HRP High risk pregnancy (E) – Risikoschwangerschaft

HRS Hepatorenales Syndrom

HS 1. Half strength (E) – 1:1 verdünnt 2. Harnsäure 3. Hartmann's solution (E) – Hartmann-Lösung 4. Heart sounds (E) – Herztöne 5. Heparinsulfat 6. Herpes simplex 7. Homologous serum (E) – homologes Serum 8. Humanserum

H₂S Symb. f. Schwefelwasserstoff

HSA 1. Herzschlagfrequenzanstieg 2. Humanserumalbumin

HSAP Hitzestabile alkalische Phosphatase

HS-CoA Reduziertes Coenzym A

HSCD Hand-Schüller-Christian-disease (E) – Hand-Schüller-Christian-Krankheit

HSC-Syndrom Hand-Schüller-Christian-Syndrom

HSF Herschlagfrequenz

HSG Hysterosalpingographie – röntgenologische Darstellung der Gebärmutterhöhle und beider Eileiter

HSL 1. Herpes simplex labialis 2. Herzschlagleistung

HSM Herzschrittmacher

HS-Mucopolysaccharidose Heparitinsulfat-Mucopolysaccharidose

HSN Hereditäre sensible Neuropathie

H₂SO₄ Symb. f. Schwefelsäure

HSS 1. Hämostasestörung 2. Herzspitzenstoß; → AB

Hst. Harnstoff

H-Streifen Hensen-Streifen

H-Substanz 1. Heterogenetische Substanz; → H 2. Histaminähnlich wirkende Substanz

HSV 1. Herpes-simplex-Virus 2. Herzschlagvolumen 3. Hochselektive Vagotomie

HSVE Herpes-simplex-Virus-Enzephalitis

HSWI Hinterseitenwandinfarkt

HT 1. Hauttemperatur 2. Hämolysetiter 3. Herdtiefe 4. Herzton, Herztöne 5. Hirntod 6. Hodentorsion 7. Hodentumor 8. Hydrotherapie 9. Hydroxytryptamin (Serotonin) 10. Hypertension, Hypertonie – hoher Blutdruck; → HPN 11. Hypothalamus

HTG Humanthyreoglobulin

HTGL Hepatische Triglyceridlipase

HTL 1. Hearing threshold level (E) –

Hörschwellenwert 2. Hypertropia left (E) – Hypermetropie links

HTLA Human thymic lymphocyte antigen (E) – humanes Thymus-Lymphozyten-Antigen

HTLV 1. Human T-cell leukemia virus (E) – humanes T-Zell-Leukämie-Virus 2. Human T cell lymphoma virus; human T-cell lymphotropic virus (E) – human-T-zell-lymphotropes RETRO-Virus

HTLV-III 1. Human-T-cell-leukemia Virus III – Erreger von AIDS 2. Human-T-cell-lymphotropes Retrovirus Typ III

HTP Humantrockenplasma

HTR Hypertropia right (E) – Hypermetropie rechts

HTS Human thyroid stimulator – menschlicher Schilddrüsenfaktor

HTST High temperature short (E) – Hochpasteurisierung

HTT Heparin-Toleranztest

HU 1. Human urine (E) – menschlicher Urin 2. Hydroxyurea (E) – Hydroxycarbamid

HUS Hämolytisch-urämisches Syndrom

HV 1. Herdveränderung 2. Herpesvirus 3. Herzvolumen 4. Hochvakuum 5. Hyperventilation

HVA Homovanillic acid (E) – Homovanillinsäure; → HVS

HVD 1. Half-value depth (E) – Gewebehalbwertstiefe; → GHWD, GHWT 2. Hypertensive vascular disease (E) – hypertonisches Gefäßleiden

HVDH-Verfahren Heißluft-Vorwärmen-Dampf-Heißluft-Verfahren (Goedecker-Verfahren)

HVH Herpesvirus hominis

HVI 1. Humanes Vakziniaimmunglobulin 2. Hyperventilationsindex

HVJ Hemagglutinating virus of japan (E) – japanisches Hämagglutinationsvirus

HVL 1. Half-value layer (E) – Halbwertsschicht; → HWS 2. Hypophysenvorderlappen

HVLQ Herzvolumenleistungsquotient

HVS 1. Homovanillinsäure; → HVA 2. Hyperventilationssyndrom

HVT 1. Half-value thickness (E) – Halbwertsschichtdicke; → HWD 2. Hepatic vein thrombosis (E) – Thrombose der vena hepatica; → BCS, VOD

HW 1. Halswirbel 2. Hinterwand

HWB Halbwertsbreite

HWD 1. Halbwertsdosis 2. Halbwerts-

schichtdicke; → HVT

H-Welle Systolische Welle im Ballistokardiogramm

HWG , hwG Häufig wechselnder Geschlechtsverkehr

HWI 1. Harnwegsinfektion 2. Hinterwandinfarkt

HWK Halswirbelkörper

HWS 1. Halbwertsschicht; → HVL 2. Halswirbelsäule 3. Hot-water soluble (E) – in heißem Wasser löslich

HWT Halbwertstiefe

HWY Hundred women years (E) – hundert Frauenjahre (Begriff aus der Gynäkologie)

HWZ Halbwertszeit; → EHL, HL, $T_{1/2}$

Hx. 1. History (E) – Krankengeschichte; → Hist. 2. Hämopexin 3. Hypoxanthin

HY, Hy 1. Hypermetropia (E) – Hypermetropie 2. Hysterie

Hyg. 1. Hygiene 2. Hygieniker

hyg. Hygienisch

hygr., hygros. Hygroskopisch

HYP, Hyp. 1. Hydroxyprolin 2. Hypertonie 3. Hypertrophie 4. Hypnose

HZ 1. Harnzucker 2. Hauptzellen

Hz Hertz – Maßeinheit der Frequenz

HZL Hypophysenzwischenlappen

HZV Herzzeitvolumen

HZVI Herzzeitvolumenindex

HZW Herz-Zwerchfell-Winkel

I

I 1. Impulsrate 2. Increased (E) – vergrößert 3. Index 4. Indikator 5. Induktion 6. Inhibition – Hemmung 7. Inhibitor – Hemmer 8. Symb. f. Inosin 9. Inspiration 10. Insulin 11. International 12. Intestinum 13. Iodine – Jod 14. Symb. f. Iodium – Jod

I. Innervation

i 1. Inactive (E) – inaktiv 2. Insoluble (E) – unlöslich

IA 1. Infiltrationsanästhesie = Leitungsanästhesie 2. Inhibitory activity (E) – hemmende Aktivität 3. Intelligenzalter; → MA 4. Intra-arterial (E) – intraarteriell; → i.a. 5. Intraartikular; → i.a.

i.a., IA 1. Intraarteriell 2. Intraartikulär; → i.art.

IAA 1. Indole acetic acid (E) – Indolylessigsäure; → IES 2. Iodoacetic acid (E) – Iodessigsäure

Ia Antigen I-region associated antigen
IAB Intraatrialer Block
IABP Intraaortale Ballonpumpe
IAC Ia containing antigen complex (E) – entspricht wahrscheinlich dem genetically related macrophage factor; vgl. GRF
IAD 1. Inactivating dose (E) – inaktivierende Dosis 2. Inhibiting antibiotica dose (E) – inhibitorische antibiotische Dosis
IAFI Infantile amaurotische familiäre Idiotie
IAG Inosin-Adenin-Guanosin
IAGT Indirekter Antiglobulintest
IAHA Immunadhärenzhämagglutination
IAK Insulin-Antikörper
IAN Internationale Anatomische Nomenklatur; vgl. BNA, JNA, PNA
IANC, I.A.N.C. International Anatomical Nomenclature Committee = Internationales Gremium für Anatomische Nomenklatur
IANS Idiopathisches Atemnotsyndrom; → IRDS
IARC International Agency for Research on Cancer = Internationale Behörde für Krebsforschung
i.art. Intraartikulär; → IA, i.a.
IASD Intraatrial septal defect (E) – Vorhofseptumdefekt
IASL Immunologically active small lymphocyte (E) – immunkompetenter kleiner Lymphozyt; → ICSL
IAT, I-T time Initiation to abortion time (E) – Abortzeit
IAV Intermittent assisted ventilation (E) – intermittierend assistierte (patientengetriggerte) Beatmung
IB 1. Immune body (E) – Immunkörper; → IK 2. Inclusion body (E) – Einschlußkörperchen; → IncB
IBC 1. Insulinbindungskapazität 2. Iron binding capacity (E) – Eisenbindungskapazität; → EBK
IBD Inflammatory bowel disease (E) – entzündliche Darmerkrankung
IBE Internationale Benzoat-Einheit
IBF Immunglobulinbindender Faktor
IBI 1. Intermittent bladder irrigation (E) – intermittierende Blasenspülung 2. Intermittend bladder irritation (E) – intermittierende Reizblase
IBP Iron-binding protein (E) – eisenbindendes Protein
IBRO International Brain Research Organization = Internationale Organisation für Hirnforschung
IBS Indolyl-3-Buttersäure
IBT Inhalativer bronchialer Provokationstest; vgl. BPT
IBV Infektions-Bronchitis-Virus
IBW Ideal body weight (E) – ideales Körpergewicht
IC 1. Immune complex (E) – Immunkomplex; → IK 2. Inspiratory capacity (E) – Inspirationskapazität 3. Inspiratory centre (E) – Einatmungszentrum 4. Intensive care (E) – Intensivpflege 5. Intercostal 6. Interstitial cells (E) – Zwischenzellen 7. Intrakutan; → i.c. 8. Intrazerebral; → I.c. 9. Ionisation chamber (E) – Ionisationskammer 10. Isometric contraction (E) – isometrische Kontraktion
i.c. 1. Intrakardial 2. Intrakutan; → IC 3. Intrakranial 4. Intrazerebral; → IC
ICA 1. Immuno-cyto-adherence (E) 2. Internal carotid artery (E) – Arteria carotis interna 3. Islet-cell antibodies (E) – Inselzellantikörper; → IZA
ICAV Intracavitary (E) – intrakavitär
ICD 1. Injuries and causes of death (E) – Verletzungen und Todesursachen 2. International classification of diseases (E) – von der WHO aufgestellte internationale Klassifizierung (fünfstelliger Diagnoseschlüssel) von Krankheiten, Verletzungen und Todesursachen; vgl. KDS 3. Intrauterine device (E) – Intrauterinpessar 4. Inzidenz 5. Isocitrat-Dehydrogenase; → ICDH, IDH
ICDH Isocitrat-Dehydrogenase; → ICD, IDH
ICF Intracellular fluid (E) – intrazelluläre Flüssigkeit; → IZF
ICFA Induced complement-fixing antigen (E) – induziertes komplementbindendes Antigen
ICFV Intracellular fluid volume (E) – intrazelluläres Flüssigkeitsvolumen
ICG Indocyaningrün
ICH 1. Infections canine hepatitis (E) – Hepatitis contagiosa canum 2. Intracranial hemorrhage (E) – intrakraniale Blutung 3. Intrazerebrales Hämatom
ICN, I.C.N. International Council of Nurses (E) – Internationaler Rat der Krankenschwestern
ICP 1. Incubation period (E) – Inkubationszeit 2. Intracranial pressure (E) – intrakranieller Druck (Hirndruck)

ICR 1. Interkostalraum – Zwischenrippenraum 2. Interzellulärraum; → IZR 3. Intrakutanreaktion – Hautveränderung

ICRC International Committee of the Red Cross = Internationales Komitee des Roten Kreuzes

ICRP International Commission on Radiation Protection = Internationales Gremium zur Erarbeitung allgemeingültiger Strahlenschutzbestimmungen

ICRU International Commission on Radiation Units = Internationales Gremium zur Erarbeitung, Festlegung und Definition von Einheiten und Größen von Strahlenschutzwerten

ICS 1. Impulse conducting system (E) – Reizleitungssystem 2. Intercostal space (E) – Interkostalraum

IC-SA Islet cell surface antibody (E) – Inselzell-Oberflächen-Antikörper

ICSH 1. International Committee for Standardization in Haematology = Internationales Komitee für Vereinheitlichung in der Hämatologie 2. Interstitial cell stimulating hormone (E) – Interstitialzellenstimulierendes Hormon; → IZSH

ICSL Immunologically competent small lymphocyte (E) – immunkompetenter kleiner Lymphozyt; → IASL

ICT 1. Icterus – Ikterus 2. Indirect Coombs test (E) – indirekter Coombs-Test 3. Inflammation of connective tissue (E) – Bindegewebsentzündung 4. Insulin coma therapy (E) – Insulinkomatherapie 5. Intrakranialer Tumor 6. Isovolumic contraction time (E) – Druckanstiegszeit im linken Ventrikel

ICTS Idiopathic carpal tunnel syndrome (E) – idiopathisches Karpaltunnelsyndrom

ICU, i.c.u. Intensive care unit (E) – Intensivpflegestation; → ICW, IPS, IS

ICW 1. Intensive care ward (E) – Intensivpflegestation; → ICU, i.c.u., IPS 2. Intracellular water (E) – Intrazellulärflüssigkeit

ID 1. Immundefekt 2. Immundiffusion 3. Index of discrimination (E) – Diskriminationsindex 4. Infektionsdosis; → DI 5. Infectious disease (E) – Infektionskrankheit 6. Inhibitory dose (E) – Hemmdosis 7. Inside diameter (E) – Innendurchmesser 8. Intradermal 9. Ionendosis

Id Idiotyp

i.d. 1. Intradermal – intrakutan; → ID 2. Intraduktal – im inneren eines Ductus gelegen

I & D Incision and drainage (E) – Inzision und Drainage

IDC Interdigitierende Zelle

IDDM Insulin-dependent diabetes mellitus (E) – insulinabhängiger Diabetes mellitus

IDH Isocitrat-Dehydrogenase; → ICD, ICDH

IDI Immunologically detectable insulin (E) – immunreaktives Insulin; → IMI, IRI

IDL Intermediate density lipoproteins (E) – Lipoproteine mittlerer Dichte

IDM 1. Idiopathic disease of myocardium (E) – idiopathische Myokarderkrankung 2. Immune defence mechanism (E) – Immunabwehr

IDMMK Interdigestiver migrierender motorischer Komplex

IdO, IdO-Gerät In dem Ohr (Gehörgang) zu tragendes Hörgerät; → IO-Gerät

IDP Inosindiphosphat

i.d.R. In der Regel

IDS Inhibitor der Desoxyribonucleinsäure-Synthese

IDT 1. Immunodiffusionstest 2. Intradermaltest – Intrakutantest; → IKT

IDU 1. Idoxuridinum; → IUDR 2. International dog units (E)

IE 1. Immunoelektrophorese; → IEP 2. Immunisierungseinheit; → I.E., IU 3. Immunitätseinheit 4. Insulin-Einheit; → I.E. 5. Internationale Einheit; → I.E., IU

I.E., IE 1. Immunisierungseinheit; → IU 2. Insulin-Einheit 3. Internationale Einheit; → IU

I-Ebene Interspinalebene

IEC 1. Intraepitheliäres Karzinom 2. Ion exchange chromatography (E) – Ionenaustauscherchromatographie

IE/kg KG Internationale Einheiten pro Kilogramm Körpergewicht

IEM 1. Immunelektronenmikroskopie 2. Inborn error of metabolism (E) – angeborener Enzymdefekt

IEP 1. Immunelektrophorese; → IE 2. Isoelectric point (E) – isoelektrischer Punkt; → I.E.P., IP

I.E.P., IEP, IP Isoelectric point (E) – isoelektrischer Punkt

IES Indolylessigsäure; → IAA

IF 1. Immunfluoreszenz; → IFL 2. Inhibiting-Faktor 3. Interferon; → IFN 4. Interstitial fluid (E) – interstitielle Flüssigkeit 5. Intrinsic-Faktor

i.f. Intrafokal

IFA 1. Immunfluorescent assay 2. Inkomplettes Freund-Adjuvans; → FIA

IFAR Indirekte Fluoreszenz-Antikörper-Reaktion

IFCC International Federation for Clinical Chemistry = Internationale Gesellschaft für klinische Chemie

IFL Immunfluoreszenz; → IF

IF-Methode Immunfluoreszenzmethode

IFN Interferon; → IF

IFT 1. Immunfluoreszenztechnik 2. Immunfluoreszenztest

IG 1. Idealgewicht 2. Immunglobulin; → Ig

Ig Immunglobulin; → IG

i.g. Intragluteal – in den Gesäßmuskel

IgA Immunglobulin A

IgA-Mangel Immunglobulin-A-Mangel

IgD Immunglobulin D

Ig-Defekt Immunglobulin-Defekt

IgE Immunglobulin E

IgF Immunglobulin F

IgG Immunglobulin G

IGH Immunoreactive growth hormone (E) – immunreaktives Wachstumshormon

IgM Immunglobulin M

IgM-FTA-ABS-Test Immunglobulin M – Fluoreszenz-Treponema-Antikörper-Absorptionstest

Ig-Mangel Immunglobulinmangel

IGT Impaired glucose tolerance (E) – herabgesetzte, gestörte Glucose-Toleranz

IGTT Intravenous glucose tolerance test (E) – intravenöser Glucose-Toleranztest

IGV 1. Internationale Gesundheitsvorschriften 2. Intrathorakales Gasvolumen

IGZ Intermittierend gesteuerte Zusatzbeatmung; → IMV

IH 1. Infektiöse Hepatitis 2. Inhibiting hormone (E) – Inhibitionshormon

IH⁺ Symb. f. Wasserstoffionen-Clearance-Index

IHA 1. Immunadhärenzhämagglutination 2. Immunhämolytische Anämie 3. Indirekte Hämagglutination 4. Iodinated human albumin (E) – Albumin humanum iodinatum

IHAT Indirekter Hämagglutinationstest

IHB Infra-His-Block

IHCT International Histological Classification of Tumors (E) – internationale Tumorklassifikation

IHD Ischemic heart disease (E) – ischämische Herzerkrankung (Herzkrankheit) → IHE, IHK

IHE Ischämische Herzerkrankung; → IHD, IHK

IHGT Insulin-Hypoglykämie-Test; → IHT

IHK Ischämische Herzkrankheit; → IHD, IHE

IHSA Iodinated human serum albumin (E) – an Humanserumalbumin gebundenes Iod

IHSS Idiopathische hypertrophische subaortale Stenose

IHT Insulin-Hypoglykämie-Test; → IHGT

IIF Indirekte Immunofluoreszenz

IIFT Indirekter Immunfluoreszenztest

IIT Integrated isometric tension (E) – integrierter isometrischer Druck

IJD Inflammatory joint disease (E) – entzündliche Gelenkerkrankung

IK 1. Immunkomplexe; → IC 2. Immunkonglutinin 3. Immunkörper; → IB 4. Inspirationskapazität

IKG Isolierte Korpusgastritis

IKK Innungskrankenkasse

IKP Innenknöchelpuls

IKT Intrakutantest; → IDT

IL, Il Interleukin

i.l. Intralumbal

ILA Insulin-like activity (E) – insulinähnliche Aktivität

ILAR International League against Rheumatism = Internationale Liga gegen Rheumatismus

Ile, Ileu Isoleuzin

ILF Idiopathische Lungenfibrose

ILVEN-Nevus (Nävus) Inflammatory linear verrucosus epidermal nevus (E) – entzündlicher linearer verruköser epidermaler Nävus

IM Infectious mononucleosis (E) – Pfeiffersches Drüsenfieber

i.m. Intramuskulär

IMA, I.M.A. Irish Medical Association = Irische Medizinische Vereinigung

IMAO Inhibitoren der Monoaminooxidase – Monoaminooxidasehemmer; → MAOH, MAOI, MOAI

IMD Institut für Medizinische Datenverarbeitung; → MDI

IMED Idiopathic mural endomyocardial

disease (E) – Beckersche Erkrankung

IMI 1. Immunologisch meßbares Insulin; → IDI, IRI 2. Inferior myocardial infarction (E) – inferior Myokardialinfarkt

Immun. 1. Immunologe 2. Immunologie

immun. Immunologisch

IMP Inosinmonophosphat

IMPF Intermittent negative pressure ventilation (E) – intermittierende Unterdruckbeatmung

IMR Infant mortality rate (E) – Säuglingssterblichkeitsziffer

i.mur. Intramural – innerhalb bzw. in die Wand eines Hohlorgans

IMV Intermittent mandatory ventilation (E) – intermittierende mandatorische Ventilation; → IGZ

IMVC Indol-Probe, Methylrot-Reaktion, Voges-Proskauer-Probe und Citrat-Test

IN 1. Inulin; → In 2. Interstitielle Nephritis 3. Intranasal

In 1. Inulin; → IN 2. Symb. f. Indium

i.N. Im Normbereich

in, " Inch – angelsächsisches Längenmaß, 1 inch = 25,4 mm

INA 1. Informationssystem über Arzneimittel 2. Isoniazid

INAH Isonicotinic acid hydrazide (E) – Isoniazidum

INB Intranodaler Block

IncB Inclusion body (E) – Einschlußkörperchen; → IB

IND Investigational new drug (E) – Arzneimittel unter Erprobung

Ind. Indikation

indiff. Indifferent

IN-EX-ratio Inspiratory-Exspiratory-ratio (E) – Atemzeitquotient

Inf. 1. Infektion 2. Information 3. Infusion 4. Infusum, Infus – Aufguß

inf. 1. Inferior – der untere 2. Infiziert 3. Infolge

ING 1. Isotopen-Nephrogramm 2. (Radio-) Isotopen-Nephrographie

InGP Indole glycerophosphate (E) – Indolglycerinphosphat

INH 1. Inhalation; → Inh 2. Isonicotinic acid hydrazide (E) – Isonicotinsäurehydrazid

Inh 1. Inhalation; → INH 2. Inhalt

INHG Glucoronsäurelacton-isonicotinoylhydrazon

Inj. Injektion

INN International Non-proprietary Name (E) – internationaler Freiname pharmazeutischer Grundstoffe (Generic-Name)

INPB Intermittent negative pressure breathing (E) – intermittierende negative Druckbeatmung; vgl. INPV

INPEA N-Isopropyl-p-nitrophenyl-ethanolamin

INPH Iproniazidphosphat

INPV Intermittent negative pressure ventilation (E) – intermittierende negative Druckbeatmung; vgl. INPB

Insp. Inspiration

insp. 1. Inspiratorisch 2. Inspissatus – eingedickt

Inst. Institut

INSTAND Institut für Standardisierung und Dokumentation im medizinischen Laboratorium

Instr. Instrument(e)

Insuff. Insuffizienz

insuff. Insuffizient

INT Intranasaltest

Int. Internist

int. 1. Intern 2. International 3. Internistisch 4. Internus

INTH, i.th. Intrathekal

IntMed Internal medicine (E) – innere Medizin

InV-Allotyp Inhibitory Virm allotypische Determinate; vgl. Km-Allotypen

Io Ionium

i.o. 1. Intraokulär – im Auge 2. Intraoral – im Mund

IOD Juvenile onset diabetes (E) – juveniler Diabetes mellitus

IOFB Intra-ocular foreign body (E) – intraokulärer Fremdkörper

IO-Gerät Im Ohr (Gehörgang) zu tragendes Hörgerät; → IdO, IdO-Gerät

IOP Intra-ocular pressure (E) – Intraokulardruck, Augeninnendruck

IP 1. Incubation period (E) – Inkubationszeit 2. Infection prevention (E) – Infektionsverhütung 3. Instantaneous pressure (E) – momentaner Druck 4. International Pharmacopoeia – Internationales Arzneibuch 5. Interphalangeal; → IPH 6. Interphalangealgelenk 7. Intraperitoneal; → i.p. 8. Isoelectric point (E) – isoelektrischer Punkt; → IEP, I.E.P. 9. Isoproterenol, Isoprenalin

i.p. 1. Intraperitoneal; → IP 2. Ipse paratus – selbst bereitet bzw. zubereitet

IPA 1. Isopentyl-Adenosin 2. Isopropylalkohol

IPC Isopropylchlorid

IP-distance Interpupillary distance (E) – Pupillendistanz

IPE Interstitial pulmonary emphysema (E) – interstitielles Lungenemphysem

IPH Interphalangeal; → IP

IPKA Inverse passive kutane Anaphylaxie

IPK-Test Inverser Prausnitz-Küstner-Test

IPM 1. Impulse pro Minute; → Ipm 2. Impulsiv-Petit-mal – kleiner epileptischer Anfall

Ipm, IPM Impulse pro Minute

IPNA Isopropyladrenalin, Isoprenalin

IPNPV Intermittent positive-negative-pressure ventilation (E) – intermittierende positiv-negative Druckbeatmung

IPO Innen poliert, z.B. bei Injektions- und Punktionskanülen

IPP Isopotentialpunkt

IPPA Inspektion (Untersuchung), Palpation, Perkussion, Auskultation

IPPB Intermittent positive pressure breathing (E) – intermittierende positive Druckbeatmung

IPPF International Planned Parenthood Federation = Internationale Föderation für Familienplanung (in der Bundesrepublik Deutschland „Pro Familia")

IPPNW International Physicians for the Prevention of Nuclear War = Internationale Ärzte für die Verhütung des Atomkrieges

IPPR Intermittent positive pressure respiration (E) – intermittierende positive Druckbeatmung

IPPV Intermittent positive pressure ventilation (E) – intermittierende positive Druckbeatmung

IPS 1. Impulse pro Sekunde; → Ips 2. Intensivpflegestation; → ICU, i.c.u., ICW, IS

Ips, IPS Impulse pro Sekunde

IPSP Inhibitory postsynaptic potential (E) – inhibitorisches postsynaptisches Potential

IPTD Isopropylthiodiazol

IPTH Immunoreactive parathyroid hormone (E) – immunreaktives Parathormon

IPV 1. Inactivated poliomyelitis vaccine (E) – inaktive Poliovakzine 2. Inaktiviertes Poliovirus

IQ 1. Infektionsquelle 2. Intelligence quotient (E) – Intelligenzquotient

IR 1. Immune response (E) – Immunantwort; → Ir 2. Immunoreaktiv 3. Immediate reaction (E) – unmittelbare Reaktion 4. Incidence rate (E) – Häufigkeit 5. Infektionsrate 6. Infrarot 7. Insulin-Resistenz 8. Internal resistance (E) – innerer Widerstand 9. Ischämische Region 10. Isovolumetrische Relaxion

Ir 1. Immune response (E) – Immunantwort; → IR 2. Symb. f. Iridium

i.R. In Ruhe(lage)

IRC International Red Cross = Internationales Rotes Kreuz; → IRK

IRDS Idiopathic respiratory distress syndrome (E) – idiopathisches Atemnotsyndrom; → IANS

IRG Immunoreactive glucagon (E) – immunreaktives Glucagon

Ir-Gene Immune response-Gene (E) – Immunreaktion der Gene

IRGH Immunoreactive growth hormone (E) – immunoreaktives Wachstumshormon

IR-HCG Immunoreactive human chorionic gonadotropin – immunoreaktives gonadotropes Chorionhormon

IR-HCS Immunoreactive human chorionic somatomammatropin (E) – immunoreaktives Chorion-Somatomammatropin

IRI Immunreaktives Insulin; → IDI, IMI

IRK Internationales Rotes Kreuz; → IRC

IR-Licht Infrarotlicht = Ultrarotlicht; → UR-Licht

IRM 1. Innate release mechanism (E) – angeborener Auslösemechanismus; → AAM 2. Insulin reactivity measure (E) – immunreaktives Serumalbumin

IRMA Immunoradiometrischer Assay

IRNS Informatorische Ribonucleinsäuren

IRP Immunreaktives Proinsulin

IRR 1. Irreparabel 2. Irreversibel

IR-Spektrophotometrie Infrarotspektrophotometrie – Methode zum Nachweis von Drogen im Urin

IRV 1. Inspiratory reserve volume (E) – inspiratorisches Reservevolumen 2. Inversed ratio ventilation (E) – maschinelle Beatmung, bei der die Einatmungszeit auf das zwei- bis dreifache der Ausatemzeit verlängert wird

IS 1. Immune suppression – Immununterdrückung; → Is 2. Immunserum 3. Insertionssegment 4. Intensivpflegestation; → ICU, i.c.u., ICW, IPS 5. Intercellular space (E) – Interzellularraum 6. Intercostal space (E) – Interkostalraum – Zwischenrippenraum 7. Interna-

tionaler Standard 8. Intraspinal
Is Immune suppression (E) – Immununterdrückung; → IS
i.S. Im Serum
ISA 1. Intravenöse Subtraktionsangiographie 2. Intrinsische sympathomimetische Aktivität 3. Iodinated serum albumin (E) – iodiertes Serumalbumin
ISBN Internationale Standardbuchnummer
ISC Interstitielle Zellen
ISD 1. Immunosuppressive drugs (E) – Immunosuppressiva 2. Isosorbiddinitrat; → ISDN 3. Internationaler Sozialdienst
ISDN, ISD Isosorbiddinitrat
IS-Element Insertionssequenzelement
ISF 1. Immunglobulin San Franzisko – Immunglobulin Allotypie 2. Interstitial fluid (E) – interstitielle Körperflüssigkeit
ISG Immune serum globulin (E) – Immunserumglobulin
ISI Interstimulusintervall
ISK Isolierter Schilddrüsenknoten
ISMN Isosorbidmononitrat
ISO International Organization for Standardization – Internationale Organisation für Normung (mit Sitz in Genf)
ISOM, I.S.O.M. International Standard Orthopedic Measurements (E) – internationale orthopädische Standardmaße, 0° = Ausgangslage
ISPP Internationale Studiengemeinschaft für pränatale Psychologie
ISR Interskapularraum
IST 1. Insulin shock therapy (E) – Insulin-Schocktherapie 2. Intelligenzstrukturtest 3. Isometric systolic tension (E) – isometrische systolische Spannung
ISTA Isthmusstenose der Aorta
IT 1. Immunotoxins (E) – Immunotoxine 2. Immunologic tolerance (E) – Immuntoleranz 3. Injection time (E) – Injektionszeit; → IZ 4. Intrathoracic (E) – intrathorakal 5. Intubation 6. Isomeric transition (E) – isomerer Übergang
I/T Intensity/duration (time) (E) – Intensität/Dauer
i.t., ITh, i.th. Intrathekal
ITA 1. Induzierte Thrombozytenaggregation 2. Itaconic acid (E) – Itaconsäure
ITGV Intrathorakales Gasvolumen
ITI International team for oral implantology (E)
ITL Inducer T-lymphocyte, Induktorzelle
ITN 1. Intratrachealnarkose 2. Intubationsnarkose

ITP 1. Idiopathische thrombozytopenische Purpura – akute Thrombozytopenie 2. Inosintriphosphat
ITR Intratracheal
ITT Insulin tolerance test (E) – Insulin-Toleranztest
IU 1. Immunising unit (E) – Immunisierungseinheit; → IE, I.E. 2. Infusionsurographie 3. International unit (E) – internationale Einheit; → IE, I.E. 4. Intrauterin – innerhalb der Gebärmutter
IUB International Union of Biochemistry – Internationale Union für Biochemie
IUCD Intrauterine contraceptive device (E) – Intrauterin-Pessar; → IUD, IUP
IUC-Syndrom Intensive care unit-syndrome (E) – Intensivbehandlungssyndrom
IUD 1. Intra-uterine death (E) – Intrauterintod 2. Intrauterine device (E) – Intrauterinpessar; → IUCD, IUP
IUDM Intrauterine Druckmessung
IUDR Idoxuridinum; → IDU
IUG Intrauterine growth (E) – intrauterines Wachstum
IUM Intrauterine Mangelentwicklung
IUN Intrauterine Normalentwicklung
IUP Intrauterinpessar; → IUCD, IUD
IUPAC International Union for Pure and Applied Chemistry (E) – Internationale Union für Reine und Angewandte Chemie
IV 1. Intervertebral 2. Intravenous (E) – intravenös 3. Intraventrikulär
i.V. Im Vakuum
i.v. 1. Intravenös 2. In vitro – im Glas
IVB Intraventrikulärer Block
IVC 1. Inferior vena cava 2. Inspiratorische Vitalkapazität
IVCD Intraventricular conduction defect (E) – intraventrikuläre Leitungsstörung
IVCT Isovolumetrische Kontraktionsperiode
IVD Intervertebral disk (E) – Bandscheibe
IVF 1. Intravaskuläre Flüssigkeit 2. In-vitro-Fertilisation
IVGT Intravenöse Glucose-Toleranz
IVGTT, i.v.GTT Intravenöser Glucose-Toleranztest
IVP Intravenöse Pyelographie
IVPFC Isovolumic pressure flow curve (E) – Isovolumetrische Druck-Fluß-Kurve
IVRP Isovolumetrische Relaxationsperiode
IVS Intraventrikuläres Septum

IVSD Interventricular septal defect (E) – Ventrikelseptumdefekt

IVT Intravenous transfusion (E) – intravenöse Transfusion

IVU Intravenous urogram (E) – intravenöses Urogramm

IWAAK Inkomplette Wärmeautoantikörper

IZ 1. Injektionszeit; → IT 2. Inklinationszeit

IZA Inselzellantikörper; → ICA

IZF Intrazelluläre Flüssigkeit; → ICF

IZR Intrazellulärraum; → ICR

IZS Insulin-Zink-Suspension

IZSH Interstitialzellenstimulierendes Hormon; → ICSH

IZW Intrazelluläres Wasser

J

J 1. Jahr(e); → J. 2. Symb. f. Jod 3. Joint (E) – Gelenk; → JT 4. Joule – SI-Einheit für Arbeit, Energie und Wärmemenge

J. Jahr(e); → J

Jahrg. Jahrgang

JAI Juvenile amaurotic idiocy (E) – juvenile amaurotische Idiotie

JBE Japan-B-Enzephalitis; → JE

JBE-Virus Japan-B-Enzephalitis-Virus

JC Joining chain (E) – Joining Kette; → J-Kette

JC – Jones criteria negative (E) – Jones-Kriterien negativ

JC + Jones criteria positive (E) – Jones-Kriterien positiv

JCA, j.c.A. Juvenile chronische Arthritis

JC-Syndrom Jacob-Creutzfeldt-Syndrom

jct Junction (E) – Verbindung

JC-Virus Jacob-Creutzfeldt-Virus

JDM Juvenile diabetes mellitus – jugendlicher Diabetes; → JOD

JE Japan-B-Enzephalitis; → JBE

JEE-Virus Japan-E-Enzephalitisvirus

JES Jodessigsäure

JG Juxtaglomerulär

JGA Juxtaglomerulärer Apparat

JH Juvenile Hormone

JHR Jarisch-Herxheimer-Reaktion

JJ Jaw jerk (E) – Kieferreflex, Masseterreflex

JK Jugulariskatheter

Jk Symb. f. Kidd-Blutgruppen

J-Kette Joining-Kette; → JC

JNA Jenaer Nomina Anatomica – Jenaer Anatomische Nomenklatur

JND Just noticeable difference (E) – gerade noch feststellbarer Unterschied

JOD Juvenile onset diabetes – jugendlicher Diabetes; → JDM

JODA Juvenile onset diabetes among adults (E) – Diabetes mellitus Typ I

j-Punkt Junction-Punkt (junction-point), Beginn der ST-Strecke im EKG

JRA, jRA Juvenile rheumatische Arthritis

J-Reflex Juxtaalveolärer Reflex

J-Rezeptoren Juxtaalveoläre Rezeptoren

JSE Junkmann-Schöller-Einheit; → JSU

JSU Junkmann-Schöller-unit; → JSE

JT Joint (E) – Gelenk; → J

JUH Johanniter-Unfall-Hilfe

JVP 1. Jugular venous pressure (E) – Jugularvenendruck 2. Jugular venous pulse (E) – Jugularvenenpuls

J-Welle Systolische Welle im Ballistokardiogramm

JWG Jugendwohlfahrtsgesetz

JZ Jodzahl

Jz Jahrzehnt

K

K 1. Symb. f. Kalium 2. K-Antigen 3. Kathode; → Ka 4. Kell-System 5. Kelvin – SI-Einheit der Temperatur 6. Kerze – Einheit der Lichtstärke, wurde ersetzt durch die SI-Einheit Candela (cd) 7. Kompensation 8. Kontrolle 9. Konzentration 10. Kraft

k Dezimalvorsatz Kilo-

KA 1. Kälteagglutination 2. Katecholamin 3. King-Armstrong 4. Kontraktionsamplitude

Ka Kathode; → K

KAAK Kälteautoantikörper

KAB Koronararterienbypass

KAE King-Armstrong-Einheit

KAF 1. Kinaseaktivierender Faktor 2. Konglutinogenaktivierender Faktor

KAG Karotisangiographie; → CAG

K-Ag, K-Antigen Kapselantigen

kap. Kapillar

Kaps. Kapsel(n); → Kps.

K/A-ratio Ketogenic-antiketogenic ratio (E) – Verhältnis von ketogenen und antiketogenen Stoffen

Kard. 1. Kardiologe; → Kardiol. 2. Kardiologie; → Kardiol.

kard. Kardiologisch; → kardiol.

Kardiol., Kard. 1. Kardiologe 2. Kardiologie

kardiol., kard. Kardiologisch
kat Katal – Einheit der katalytischen Aktivität
Kath. Katheter
KB 1. Ketogene body (E) – Ketonkörper 2. Kriegsbeschädigter
KBP Kreislaufbelastungsprüfung
KBR Komplementbindungsreaktion; → CFR, CFT, KFT
KBS Künstliche Besamung mit Fremdsamen
KBT Konzentrative Bewegungstherapie
KBV Kassenärztliche Bundesvereinigung
Kcal, kcal Kilokalorie, große Kalorie, wurde ersetzt durch die SI-Einheit Joule (J); → Cal
KCC Kathodal closing contraction (E) – Kathodenschließungszuckung; → CaCC, CCC, CCCl, KSZ
KCE Keratoconjunctivitis epidemica
KC-Gruppen Kell-Cellano-System
KCl Symb. f. Kaliumchlorid
KCN Symb. f. Kaliumcyanid
KCN-Test Kaliumcyanid-Test
KCT Kathodal closing tetanus (E) – Kathodenschließungstetanus; → CCT, CCTe
kD Kilodalton
KDA Kongenital dyserythropoetische Anämie
KDP Potassium dihydrogen phosphate (E) – Kalium phosphoricum acidum Kaliumdihydrogenphosphat
KDS Klinischer Diagnoseschlüssel; → fünfstelliger numerischer Diagnoseschlüssel für klinische Dokumentation; → ICD
KE 1. Kanincheneinheit 2. Kapauneneinheit 3. Katzeneinheit 4. Kinetische Energie 5. Kontaktekzem 6. Kontrasteinlauf
K.E. Kükeneinheit
KEA Karzinomembryonales Antigen; → CEA
KEP 1. Kongenitale erythropoetische Porphyrie; → CEP 2. Künstliches endokrines Pankreas
KET Katelektrotonus
keV Kiloelektronvolt
K-Exchr. Kalium-Exkretion
KF 1. Kalium fluoratum 2. Kalzinosefaktor 3. Kammerflattern 4. Kammerflimmern 5. Kammerfrequenz 6. Kollagenfibrille
KFD Kyasanur forest disease (E) – Kyasanurwald-Fieber

KFT Komplement Fixations Test – Komplementbindungsreaktion; → CFR, CFT, KBR
KG 1. Kardiogramm 2. Körpergewicht 3. Krankengeschichte
kg Kilogramm – SI-Einheit der Masse
kg-cal Kilogrammcalorie
KGS 1. Ketoglutarsäure 2. 17-ketogene Steroide
KGTT Cortison-Glucose-Toleranztest
KH Kohlenhydrat(e)
KHE, kHE Koronare Herzerkrankung; → CHD
KHF Killer cell helper factor (E) – Killerzellenhilfsfaktor
KHK, kHK Koronare Herzkrankheit; → CHD
KHT Kindliche Herztöne
KHV Knie-Hacke-Versuch
KHW, KH-Werte Kohlenhydratwerte
kHz Kilohertz – Einheit der elektrischen Frequenz
KI 1. Kontraktilitätsindex 2. Koronarinsuffizienz 3. Krönig's isthmus (E) – Krönigs Schallfeld
KIA Kligler iron agar (E) – Kligler-Agar
K$_{ic}$ Intrazelluläres Kalium
KIE 1. Kallidiogenase-Inaktivator-Einheiten 2. Kallikrein-Inaktivator-Einheiten 3. Kallikrein-Inhibitor-Einheiten
KIT Kahn-Intelligenz-Test
kJ Kilojoule
KJ, kj Knee-jerk (E) – Patellarsehnenreflex; → KK, kk, PSR
KK 1. Knee kick (E) – Patellarsehnenreflex; → KJ, kj, kk, PSR 2. Krankenkasse 3. Kreatinkinase; → CK
kK Klimatische Kurorte
kk, KK Knee-kick (E) – Patellarsehnenreflex; → Kj, kj, PSR
KKH Kaufmännische Krankenkasse Halle
KKK Katzenkratzkrankheit
KKM Kongestive Kardiomyopathie; → KOKM
KKS Kallikrein-Kinin-System
Kl 1. Klasse 2. Klassifikation
KLH Keyhole limpet hemocyanin
klin. Klinisch
KLT Konzentrationsleistungstest
KM 1. Kanamycin 2. Kardiomyopathie; → CM 3. Knochenmark 4. Kontrastmittel
K$_m$ Muskelkalium
Km-Allotypen Kappa-Marker-Allotypen; vgl. InV-Allotyp
KMG Knochenmineralgehalt
KM-Injektion Kontrastmittelinjektion

KmSystem Kappa-Kettenmarker-System
KMT Knochenmarktransplantation
KO Körperoberfläche; → KOF
KOC Kathodal opening contraction (E)
– Kathodenöffnungszuckung; → CaOC,
COC, COCl, KÖZ
KOD Kolloidosmotischer Druck
KÖZ Kathodenöffnungszuckung; → Ca-
OC, COC, COCl, KOC
KOF Körperoberfläche; → KO
KOH Kalium hydroxydatum – Kalilauge
KOKM 1. Kongestive Kardiomyopathie;
→ KKM 2. Kongestive obstruktive Kar-
diomyopathie
Kompl. Komplikation
kons. Konservativ
Konz. Konzentration
kort. Kortikal; → cort.
KP 1. Karotispuls 2. Keratic precipitate
(E) – Hornhautpräzipitat 3. Klinikpak-
kung 4. Kreatinphosphat; → CP
Kp Kochpunkt – Siedepunkt
kp Kilopond – nicht mehr zugelassene
Einheit des Gewichts; wurde durch die
SI-Einheit Kilogramm ersetzt
kPa Kilopascal – SI-Einheit des Drucks
KPDA Katheter-Peridural-Anästhesie
KP-Index Kardiopulmonalindex
KPK 1. Karotispuls; → CPK 2. Kreatin-
Phospho-Kinase, meist mit CPK be-
zeichnet
KPS Kreatinphosphorsäure
Kps Kapsel(n); → Kaps.
KR Kahn-Trübungsreaktion
Kr 1. Kreatin 2. Kreatinin; → Krea.
3. Krone 4. Symb. f. Krypton
Krea. Kreatinin; → Kr.
Krhs. Krankenhaus
Krkht. Krankheit(en)
KRP 1. Kolmer-Test mit Reiter-Protein-
antigen 2. Krebs-Ringer-Phosphatlö-
sung
KRST-Syndrom Kalzinosis-Raynaud-
Sklerodaktylie-Teleangiektasie-Syn-
drom
KRV Kilham-Rattenvirus
KRZ Kreislaufregulatorische Zentren
KS 1. Keratansulfat 2. Ketosteroid
3. Klopfschall 4. Kontrollserum 5. Ko-
ronarsinus 6. Kortikosteroid 7. Kreis-
laufstillstand
17-KS 17-Ketosteroid
K$_s$ Serumkalium
KSA Kinn-Sternum-Abstand
KSD 1. Kammerseptumdefekt 2. Karo-
tis-Sinus-Druck

KSRB Kollektivspezifischer Referenzbe-
reich
KSS Karotis-Sinus-Syndrom
KST 1. Kernspintomographie; vgl. MRT,
NMR 2. Kettwiger Schulreifetest
K-Strahlung Inversive Betastrahlung
KSZ Kathodenschließungszuckung; →
CaCC, CCC, CCCl, KCC
KT 1. Kammertachykardie 2. Konsump-
tionstest 3. Körpertemperatur
KTG 1. Kardiotokogramm 2. Kardioto-
kographie
KTK Körperkoordinationstest für Kinder
KTR Kindertumorregister
KTS Karpal-Tunnel-Syndrom; → CTS
KTW Krankentransportwagen
KU 1. Katheteruntersuchung 2. Kontroll-
untersuchung
Ku Symb. f. Kurtschatovium
KUB Kidney-ureter-bladder (E) – ablei-
tende Harnwege
KUBA Kidney-ureter-bladder-area (E) –
Nieren-Ureter-Blasenbereich
KuK Kompression und Kälte
Kupfer-T T-förmiges   Intrauterinpessar
aus Kupfer
KV 1.   Kassenärztliche   Vereinigung
2. Krankenversicherung 3. Krebsvor-
sorge
kV Kilovolt
KVD Kassenärztliche Vereinigung Deutsch-
land
KVEG   Krankenversicherungs-Kosten-
dämpfungs-Ergänzungsgesetz
KVKG   Krankenversicherungs-Kosten-
dämpfungs-Gesetz
KVN Kassenärztliche Vereinigung Nie-
dersachsen
KVT Konzentrationsverlaufstest
KVU Kindervorsorgeuntersuchung
KW 1. Kammerwinkel 2. Kapillarwand
3. Kohlenwasserstoff 4. Kurzwelle
kW Kilowatt
kWh Kilowattstunde – Einheit der Arbeit
KW-Stoff, KW.stoff, Kw.stoff Kohlenwasserstoff
KW-Syndrom Kimmelstiel-Wilson-Syn-
drom
KWT Kurzwellentherapie
KZ 1. Körperlicher Zustand 2. Konzen-
trationszeit 3. Kräftezustand 4. Krypto-
gene Zirrhose
K-Zellen Killerzellen; → NK-Zellen
KZV Kassenzahnärztliche Vereinigung

L

L 1. Lactat 2. Left (E) – links; → l 3. Lende 4. Lethal (E) – tödlich; → l 5. Leucin; → Leu 6. Ligament; → Lig. 7. Light (E) – Licht 8. Liquor; → Liq. 9. Liver (E) – Leber 10. Lower (E) – niedriger, unterer 11. Liter; → l, Ltr. 12. Lues 13. Lumbal 14. Lumbalwirbel, Lumbalsegment 15. Lyosom 16. Römisches Zahlenzeichen 50

l 1. Lävogyr – linksdrehend 2. Left (E) – links; → L 3. Length (E) – Länge 4. Letal – tödlich; → L 5. Litre (E) – Liter; → L, Ltr. 6. Long (E) – lang

L1 bis L5 Bezeichnung für die fünf Lendenwirbel

L₁ bis L₅ Bezeichnung für die Lumbalsegmente der fünf Lendenwirbel

L I bis L IV Lues und die Bezeichnung für das jeweilige Stadium

LA 1. Latexagglutination 2. Lebensalter 3. Leeraufnahme 4. Leitungsanästhesie 5. Left atrium (E) – linker Vorhof 6. Leucine aminopeptidase (E) – Leucin-Aminopeptidase; → LAP 7. Lokalanästhesie 8. Long-acting (E) – langwirkend 9. Lumbalanästhesie

La Symb. f. Lanthan

L.a., l.a. Lege artis – nach den Regeln der medizinischen Kunst

LAAO L-amino acid oxidase (E) – L-Aminosäure-Oxidase

LAB Linksanteriorer Faszikelblock

Lab. Labor(atorium)

LAD 1. Lactic acid dehydrogenase (E) – Milchsäure-Dehydrogenase (Lactat-Dehydrogenase); → LD, LDH, SMDH 2. Left anterior descending (E) – Ramus interventricularis anterior

LAE 1. Lungenarterienembolie 2. Lysergic acid monomethylamide (E) – Lysergsäureethylamid

LÄK Landesärztekammer

LAF 1. Laminar air flow (E) – Laminare Luftströmung 2. Linker anteriorer Faszikel 3. Lymphocyte activating factor (E) – lymphozytenaktivierender Faktor 4. Lymphozytenarmierender Faktor

LAFB Left anterior fascicular block (E) – linksanteriorer Faszikelblock

LAH 1. Latexagglutinationshemmung 2. Linksanteriorer Hemiblock; → LAHB

LAHB, LAH Linksanteriorer Hemiblock

LAI Leukozytenadhärenzinhibitionstest,

Test auf Lymphokine

LAIT Latex agglutination inhibition test (E) – Latexagglutinationshemmtest

LAK-Zellen Lymphokinaktivierte Killerzellen

LALI Lymphocyte antibody lympholytic interaction (E) – eine selten gebrauchte Bezeichnung für die antikörperabhängige zellvermittelte Zytotoxizität

LAMP Left atrial mean pressure (E) – linker Vorhofmitteldruck

LAP 1. Laparoskopie; → Lap., LS 2. Laparotomie; → Lap. 3. Left atrial pressure (E) – Druck im linken Vorhof 4. Leucocyte alkaline phosphatase (E) – alkalische Leukozytenphosphatase 5. Leucin-Aminopeptidase; → LP 6. Lymphocyte activating products (E) – lymphozytenaktivierende Substanz, Syn. für Lymphokine

Lap. 1. Laparoskopie; → LAP, LS 2. Laparotomie; → LAP

LAR Latexagglutinationsreaktion

LAS 1. Lung alveolar surfactant (E) – lungenoberflächenaktive Substanz (Antiatelektasefaktor = AAF) 2. Laurylbenzolsulfonat 3. Lymphadenopathiesyndrom

LASER, Laser Light amplification by stimulated emission of radiation (E) – Lichtverstärkung durch angeregte Strahlenemission

lat. 1. Lateinisch 2. Lateral, seitlich

LATS Long-acting-thyroid-stimulator (E) – langwirkender Schilddrüsenstimulator

LAV Lymphadenopathy associated virus (E) – Lymphadenopathie-assoziiertes Retrovirus

LAW Lungenarteriolenwiderstand

Lax. Laxantia – Abführmittel

Laz. Lazarett

LB 1. Leberbiopsie 2. Low back (E) – Kreuz(gegend)

LBB Left bundle branch (E) – Linksschenkel

LBBB Left bundle branch block (E) – Linksschenkelblock; → LSB

LBCD Left border cardiac dullness (E) – linker Rand der Herzdämpfung; → LBD

LBD Left border of dullness (E) – linker Rand der Herzdämpfung; → LBCD

LBF 1. Lactobacillus-bulgaricus-Faktor 2. Liver blood flow rate (E) – Leberdurchblutungsmenge

LBI Längen-Breiten-Index

LBM Lean body mass (E) – fettfreie Masse des Körpers

LBP 1. Leberblindpunktion 2. Low back pain (E) – Kreuzschmerzen (Lumbago) 3. Low blood pressure (E) – niedriger Blutdruck

LBRF Louse-borne relapsing fever (E) – Läuserückfallfieber

LBV Lungenblutvolumen

LBW Low birth weight (E) – niedriges Geburtsgewicht

LC 1. Langerhanszelle 2. Letale Konzentration = Dosis letalis (DL) 3. Liquid chromatography (E) – Flüssigkeitschromatographie

LCA Left coronary artery (E) – linke Koronararterie

LCAT Lecithin-Cholesterin-Acyl-Transferase

LCBF Local cerebral blood flow (E) – lokale zerebrale Durchblutung

LCCS Low cervical cesarean section (E) – abdominale intraperitoneale Schnittentbindung

LCD Liquid crystal data (E) – Flüssigkeitskristallziffern

LCFA Long chain fatty acid (E) – langkettige Fettsäure; → LKFS

L-chain Light chain (E) – leichte Kette; → L-Kette

LCIS Lobulare carcinoma in situ – Mammakarzinom; → CLIS

LCM 1. Latente Kardiomyopathie 2. Left costal margin (E) – linker Rippenrand 3. Lymphozytäre Chorionmeningitis

LCM-Virus Virus der lymphozytären Choriomeningitis

LCS Liquor cerebrospinalis

LCT 1. Lung capillary time (E) – Lungenkapillarzeit 2. Lymphozytotoxischer Test

LCTA Lymphozytotoxischer Antikörper

LD 1. Lactat-Dehydrogenase; → LAD, LDH, SMDA 2. Lavierte Depression 3. Letale dosis – tödliche Dosis; → DL, D.L. 4. Liver disease (E) – Lebererkrankung 5. Low density (E) – niedrige Dichte 6. Lymphozytendeterminante

LD-Antigen Lymphozyten-definierte Antigene

LDCF Lymphocyte derived chemotactic factor (E) – Lymphozytenabhängiger chemotaktischer Faktor

LDCL Lectin-dependent cell mediated lysis (E) – lectinabhängige zellvermittelte Lysis

LDF Low fat diet (E) – fettarme Diät

LDH Lactat-Dehydrogenase; → LAD, LD, SMDH

LDL Low density lipoproteins (E) – Lipoproteine niedriger Dichte

LDSG Landesdatenschutzgesetz

LE 1. Leberextrakt 2. Left eye (E) – linkes Auge 3. Lower extremity (E) – untere Extremität (Bein) 4. Lungenembolie 5. Lupus erythematodes; → L.E., L.e.

L.E., LE, L.e. Lupus erythematodes

Le 1. Antigen des Lewis-Systems 2. Symb. f. Lewis-Blutgruppen

L.e., LE, L.E. Lupus erythematodes

LEBK Latente Eisenbindungskapazität; → LIBC, UIBC

LEC Lupus erythematodes chronicus

LED Lupus erythematodes disseminatus

LEDP Linksventrikulärer enddiastolischer Druck

LE-factor Lupus erythematodes factor (E) – Lupus-erythematodes-Faktor; → LE-Faktor

LE-Faktor Lupus-erythematodes-Faktor; → LE-factor

LEM Lymphocyte effector molecule (E) – englisches Syn. für Lymphokin

LEOPARD-Syndrom Lentigines, electrocardiography conduction defects, ocular hypertelorism, pulmonary stenosis, abnormalities of genitalia, retardation of growth, deafness-syndrome (E) – Lentigo ohne Beteiligung der Schleimhäute, Erregungsleitungsstörungen, Hypertelorismus, Pulmonalstenose, Genitalfehlbildungen, Wachstumsverzögerungen, Taubheitssyndrom

LE-Phänomen Lupus-erythematodes-Phänomen

LES Lupus erythematosus, systematic (E) – Lupus erythematodes visceralis; → LEV

LE-Syndrom Lupus-erythematodes-Syndrom

Le-System Lewis-System

LET Linear energy transfer (E) – lineare Energieübertragung

LE-Test Lupus-erythematodes-Test

Leu. Leucin; → L

Leuc., Leuko. Leukozyten

LEV Lupus erythematodes visceralis; → LES

LE-Zelle Lupus-erythematodes-Zelle

LF 1. Labiler Faktor 2. Lichtschutzfaktor 3. Low frequency (E) – niedrige Frequenz 4. Lungenfibroblasten 5. Lungenfibrose

Lf Limes flocculationis – Flockungsein-
heiten
LFA 1. Left fronto-anterior (E) – linke
vordere Vorderhauptslage (des Fetus)
2. Lymphocyte function-associated antigens (E) – Lymphozyten funktionsas-
soziierte Antigene
LFD 1. Least fatal dose (E) – kleinste
tödliche Dosis 2. Low fat diet (E) –
fettarme Diät
LFL Left fronto-lateral (E) – linke vordere Seitenlage (des Fetus)
LFMK Lösliche Fibrinmonomer-Kom-
plexe
LFP 1. Langsame Füllungsphase; → SFP
2. Left fronto-posterior (E) – linke hintere Vorderhauptslage (des Fetus)
LFT 1. Latex-Fixationstest 2. Left fron-
to-transverse (E) – linke vordere Querlage (des Fetus) 3. Liver function test
(E) – Leberfunktionstest
LFW Langsame Füllungswelle (im Apex-
kardiogramm)
L-Gipsverband Gipsverband bzw. Gips-
schiene aus Gipslonguetten
LGL Large granular lymphocyte (E) –
großer Lymphozyt mit azurophilen Gra-
nula; → NK-Zellen
Lgl. Lymphoglandula – Lymphknoten
LGL-Syndrom Lown-Ganong-Levine-
Syndrom
LGV Lymphogranuloma venerum
LH 1. Left hand (E) – linke Hand
2. Linkshypertrophie 3. Luteinisieren-
des Hormon
LHAD Left heart assist device (E) –
Linksventrikelpumpe; → LVAD
LHG Localised hemolysis in gel (E) –
lokalisierte Gelhämolyse
LH-Peak Luteinisierender Hormongipfel
LHRF, LH-RF Luteinising hormone releasing factor (E) – luteinisierender Hor-
mon-Releasingfaktor
LHRH, LH-RH Luteinising hormone releas-
ing hormone (E) – luteinisierendes Hormon-Releasinghormon
LHS Left-hand side (E) – linke Hand(seite)
LHV Linksherzversagen
LI 1. Labelling index (E) – Markierungs-
index 2. Large intestine (E) – Dickdarm
3. Lateraler Infarkt 4. Leistungsindex
5. Looping ill (E) – Meningoenzephalitis
Li Symb. f. Lithium
li. links

LIA Lumineszenzimmunassay
LIBC Latent iron-binding capacity (E) –
latente Eisenbindungskapazität; →
LEBK, UIBC
LICM Left intercostal margin (E) – linker
Zwischenrippenrand
LICS Left intercostal space (E) – linker
Zwischenrippenraum
LIF 1. Left iliac fossa (E) – linke Darm-
beingrube 2. Leucozyte inhibitory factor
(E) – leukozytenhemmender Faktor
3. Leucocytosis inducing factor (E) –
leukozyteninduzierender Faktor 4. Leu-
kozytenmigrations-Inhibitions-Faktor
LiF Lithium fluoride (E) – Lithiumfluo-
rid
Lig. Ligamentum – Band; → L
Ligg. Ligamenta – Bänder
LIHD Limited isovolemic hemodilution
(E) – limitierte isovolämische Hämodi-
lution
Lin. Linimentum – flüssiges Einreibe-
mittel
Lip. Lipase (fettspaltendes Enzym)
Liq. 1. Liquidum, liquidus – flüssig; →
liq. 2. Liquor; → L
liq., Liq. Liquidum, liquidus – flüssig
LIS 1. Laborinformationssystem 2. Lum-
bago-Ischias-Syndrom
LIT Leberinkorporationstest
Lj. Lebensjahr
Ljz. Lebensjahrzehnt
LK 1. Left kidney (E) – linke Niere
2. Lymphknoten
L-Kette Leichte Kette; → L-chain
LKFS Langkettige Fettsäure; → LCFA
LKG-Spalte Lippen-Kiefer-Gaumen-Spal-
te
LKM Latente Kardiomyopathie
LKT Langkettige Triglyceride
LL 1. Lateral left (E) – linke Seite 2. Le-
berlipase 3. Lepromatöse Lepra 4. Li-
poprotein-Lipase; → LPL 5. Lower lid
(E) – unteres Lid 6. Luftleitung
LLBCD Left lower border of cardiac dull-
ness (E) – linke untere Herzdämpfungs-
grenze
LLC Liquid-liquid chromatography (E) –
Flüssig-flüssig-Chromatographie
LLD-Faktor Lactobacillus-lactis-Dorner-
Faktor
LLE Left lower extremity (E) – linke un-
tere Extremität
LL-Faktor Laki-Lorand-Faktor
LLL Left lower lobe (E) – linker Unter-
lappen (der Lunge)

LLQ Left lower quadrant (E) – linker unterer Quadrant

LM 1. Legal medicine (E) – Gerichtsmedizin 2. Lentigo maligna 3. Letzte Menstruation

lm Lumen

LMA 1. Lebermembranautoantikörper 2. Left mento-anterior (E) – linke vordere Kinnlage (des Fetus)

LMB-Syndrom Laurence-Moon-Biedl-Syndrom

LMC 1. Left main coronary artery (E) – linke Koronararterie; → MLCA 2. Lymphocyte mediated cytolysis (E) – Lymphozytenvermittelte Zytolysis 3. Lymphocyte mediated cytotoxicity (E) – Lymphozytenvermittelte Zytotoxizität

LMF 1. Leukozytenmobilisierender Faktor 2. Lipidmobilisierender Faktor

LMH 1. Leukozytenmobilisierendes Hormon 2. Lipidmobilisierendes Hormon

LM-Hormon 1. Larval- und Metamorphosehormon 2. Lipid mobilising hormon (E) – lipidanregendes Hormon

LMHT Leukozytenmigrationshemmtest; → LMIT

LMIF Lymphocytes migration inhibiting factor (E) – Lymphozytenmigrationshemmfaktor

LMIT Leukozytenmigrationsinhibitionstest; → LMHT

LML Linke Mittellinie

LMM Lentigo-maligna-Melanom

LMP 1. Last menstrual period (E) – letzte Menstruation 2. Left mento-posterior (E) – linke hintere Kinnlage (des Fetus) 3. Lumbar puncture (E) – Lumbalpunktion; → LP

LMR Lymphozytäre Meningoradikulitis

LMT 1. Left mento-transverse (E) – linke Kinnquerlage (des Fetus) 2. Leukozytenmigrationstest

LMTH Luteomammotropes Hormon

LMW Low molecular weight (E) – niedriges Molekulargewicht

LMWD Low molecular weight dextran (E) – niedriges molekulares Dextran

LN 1. Laser-Nephelometrie 2. Lymph node (E) – Lymphknoten

L-Niere L-förmige Verschmelzungsniere (Nierenanomalie)

LNMP Last normal menstrual period (E) – letzte normale Menstruation; → l.n.R.

LNPF Lymph node permeability factor (E) – Lymphknotenpermeabilitätsfaktor

l.n.R. Letzte normale Regel L; → LNMP

LOA Left occipito-anterior (E) – linke vordere Hinterhauptslage (des Fetus)

LOM Limitation of movement (E) – Bewegungseinschränkung

LOP Left occipito-posterior (E) – linke hintere Hinterhauptslage (des Fetus)

LOPS Length of patient stay (E) – Krankenhausaufenthaltsdauer

LOT Left occipito-transverse (E) – linke Hinterhauptsquerlage (des Fetus)

Lot. Lotio

LOX Liquid oxygen (E) – flüssiger Sauerstoff

LOZ Lungen-Ohr-Zeit

LP 1. Latent period (E) – Latenzzeit 2. Letzte Periode 3. Light perception (E) – Lichtwahrnehmung 4. Lipoprotein 5. Low pressure (E) – niedriger Druck 6. Lumbalpunktion; → LMP

Lp Lipoproteine

LPA Linke Pulmonalarterie

LP-A Lipoprotein A

LPF 1. Leukopeniefaktor 2. Linker posteriorer Faszikel 3. Low-pass filter (E) – Tiefpaßfilter

LPFB Left posterior fascicular block (E) – linksposteriorer faszikulärer Block

LPH 1. Linksposteriorer Hemiblock; → LPHB 2. Lipoid mobilisierendes Hormon 3. Lipotropes Hormon

LPHB, LPH Linksposteriorer Hemiblock

LPL Lipoprotein-Lipase; → LL

LPP 1. Leberphosphorylasephosphatase 2. Lipothiamidpyrophosphat

LPPH Late postpartum haemorrhage – Nachblutung

LPR Lymphoproliferationsgen

LPS Lipopolysaccharid

LPV Lysinvasopressin

Lp-X Abnormes Lipoprotein

LQ 1. Leistungsquotient; → AQ 2. Lowest quadrant (E) – unterster Quadrant

LR 1. Laboratory reagent (E) – Laborreagens 2. Lateral right (E) – rechte Seite 3. Lichtreaktion 4. Low responder (E) – schwache Reaktion

Lr Symb. f. Lawrencium

LRH Low renin hypertension (E) – leichte renale Hypertension

LRR Licht-Reflexions-Rheographie

LRS Lese- und Rechtschreibschwäche

LS 1. Laparoskopie; → LAP, Lap. 2. Lymphosarcoma, malignes

LSA Left sacro-anterior (E) – linke vordere Steißlage (des Fetus)

LSAI Linksventrikulärer Schlagarbeitsindex

LSB 1. Left sternal border (E) – linker Sternalrand 2. Linksschenkelblock; → LBBB

LSD 1. Least significant difference (E) – Grenzdifferenz; → GD 2. Lysergsäurediethylamid

LSF 1. Linker septaler Faszikel 2. Lymphocytosis stimulating factor (E) – Lymphozytoseerzeugender Faktor

LSFB Linker septaler Faszikelblock

Lsg. Lösung

LSH Lymphozytenstimulierendes Hormon

LSP 1. Leberspezifisches Protein 2. Left sacro-posterior (E) – linke hintere Steißlage (des Fetus) 3. Life span (E) – Lebenserwartung

L/S-Quotient Lecithin-Sphingomyelin-Quotient

LSR 1. Labyrinth-Stell-Reflex 2. Lues-Sero-Reaktion

LST Lymphozytenstimulierender Test

L-Syndrom Lendenwirbelsyndrom

LSZ Lese-Schreib-Zentrum

LT 1. Labyrinthtest; → L-Test 2. Lactat-Dehydrogenase 3. Leukotriene; vgl. LTA, LTC, LTD, LTE 4. Lues-Test 5. Lymphotoxine 6. Lymphozytentransfer

LTA 1. Labor-technische-Assistentin 2. Leukotrien A vgl. LT

LTB Laryngo-tracheal bronchitis (E) – laryngotracheale Bronchitis

LTC 1. Leukotrien C; vgl. LT 2. Longterm care (E) – Langzeitpflege

LTD 1. Leistungstest für endogene Depression 2. Leukotrien D; vgl. LT

LTE Leukotrien E; vgl. LT

L-Test Labyrinthtest; → LT

LTF Lipotroper Faktor

LTF Lymphozytentransformierende Faktoren

LTH 1. Lipotropes Hormon 2. Luteotropes Hormon

LTH-RF Luteotropes Hormon–Releasingfaktor

LTH-RH Luteotropes Hormon–Releasinghormon

LTM Long-term memory (E) – Langzeitgedächtnis

LTPP Lipothiamidpyrophosphat

ltr. Liter – Kurzzeichen L, l

LTS Linker Tawara-Schenkel

LTT 1. Latex-Tropfentest 2. Lymphozytentransformationstest

Lu 1. Symb. f. Lutetium 2. Lutheran

LUE Left upper extremity (E) – linke obere Extremität (Arm)

LUL Left upper lobe (E) – linker Oberlappen (der Lunge)

LUQ Left upper quadrant (E) – linker oberer Quadrant

LV 1. Langzeitversuch 2. Left ventricle (E) – linker Ventrikel 3. Lumbar vertebrae – Lendenwirbel; → LW

LVA Landesversicherungsanstalt

LVAD Left ventricular assist device (E) – Linksventrikelpumpe; → LHAD

LVAZ Linksventrikuläre Austreibungszeit; → LVET

LVE Left ventricular enlargement (E) – Erweiterung des linken Ventrikels

LVEDD Left ventricular enddiastolic diameter (E) – linksventrikulärer enddiastolischer Durchmesser

LVEDP Left ventricular enddiastolic pressure (E) – linksventrikulärer enddiastolischer Druck

LVEF Left ventricular ejection fraction (E) – linksventrikuläre Auswurffraktion

LVESD Left ventricular endsystolic diameter (E) – linksventrikulärer endsystolischer Durchmesser

LVET Left ventricular ejection time (E) – linksventrikuläre Austreibungszeit; → LVAZ

LVF Left ventricular failure (E) – Links(herz)insuffizienz

LVFI Linksventrikulärer Funktionsindex

LVFP Left ventricular filling pressure (E) – linksventrikulärer Füllungsdruck

LVH 1. Linker vorderer Hemiblock 2. Linksventrikuläre Hypertrophie – Linksherzhypertrophie

LVOT Left ventricular outflow tract (E) – linksventrikulärer Ausflußtrakt

LVP 1. Left ventricular pressure (E) – linksventrikulärer Druck 2. Lysin-Vasopressin

LVP-Test Lysin-Vasopressin-Test

LVSP Left ventricular systolic pressure (E) – linksventrikulärer endsystolischer Druck

LVSWI Left ventricular stroke work index (E) – Schlagarbeitsindex des linken Ventrikels

LVV Left ventricular volume (E) – linkes Ventrikelvolumen

LVWI Left ventricular work index (E) – linksventrikulärer Arbeitsindex

LW Lendenwirbel; → LV
Lw Symb. f. Lawrencium
L & W Living and well (E) – lebend und gesund
LWK Lendenwirbelkörper
LWS Lendenwirbelsäule
LW-Substanz Landsteiner-Wiener-Substanz
LWV Landes-Wohlfahrtsverband
lx Lux – Einheit der Beleuchtungsstärke
lx.s. Luxsekunde
Ly 1. Lymphozyt(en); → Lympho. 2. Lysin; → Lys.
Ly-Antigene Gruppe von Oberflächenmarkern auf murinen Lymphozyten
lymph. Lymphatisch
Lympho. Lymphozyt(en); → Ly
Lys. Lysin; → Ly
LZG Lungen-Zwerchfell-Grenze
LZM Lysozym

M

M 1. Antigen M 2. Antikörper M 3. Mach 4. Male (E) – männlich; → m, m. 5. Maligne – bösartig 6. Married (E) – verheiratet – 7. Masse 8. Massenzahl 9. Mature (E) – reif 10. Maxwell – Einheit der magnetischen Stromstärke; → Mx 11. Mean (E) – mittel 12. Mega 13. Metaphase 14. Metastase 15. Methionin 16. Minutes (E) – sehr kleine Chromosomenfragmente 17. Misce – mische; → M., m. 18. Mitochondrien 19. Mitose 20. Mol 21. Molar; → m, mol 22. Morbus – Krankheit; → M., Mb 23. Morgan – Längeneinheit auf der Genkarte 24. Morphium 25. Motile (E) – beweglich 26. Murmur (E) – Geräusch (Herzgeräusch) 27. Musculus – Muskel; → M., m, m. 28. Myopie; → My 29. Myosin 30. Römisches Zahlenzeichen 1000
M., M 1. Misce – mische; → m. 2. Morbus – Krankheit; → Mb 3. Musculus – Muskel; → m
m 1. Male (E) – männlich; → M, m. 2. Masculinum 3. Masse 4. Metastabil 5. Meter; → mtr 6. Milli- 7. Molal 8. Molalität 9. Molar; → M, mol 10. Musculus – Muskel; → M, M., m.
m. 1. Male (E) – männlich; → M, m 2. Misce – mische; → M, M. 3. Musculus – Muskel; → M, M., m
μ Mikro, Mikron
MA 1. Mental age (E) – Intelligenzalter;

→ IA 2. Membranantigen 3. Mitralareal 4. Muramidase-Aktivität
Ma Masurium – Technetium
mA Milliampere – Einheit der elektrischen Stromstärke
μA Mikroampere – Einheit der elektrischen Stromstärke
MAA 1. Albumin macroaggregates (E) – Makroalbuminaggregate 2. Makroaggregiertes Human-Serum-Albumin
MAB Monoclonal antibody (E) – monoklonale Antikörper; → MAK, mkAK
MABD Mittlerer arterieller Blutdruck; → MABP, MAD
MABP Mean arterial blood pressure (E) – mittlerer arterieller Blutdruck; → MABD, MAD
MAC 1. Maximum acceptable concentration (E) – maximal zulässige Konzentration; → MPC, MZK 2. Minimale alveoläre Konzentration
Mac. Maceratio – Mazeration
mac Massenkonzentration
MAD 1. Methylandrostendiol 2. Mind-altering drug (E) – psychotrope Substanz 3. Mittlerer arterieller Druck; → MABD, MABP
mäq Milliäquivalent; → meq, mval
MAF 1. Macrophage activating factor (E) – Makrophagenaktivierungsfaktor; vgl. SMAF 2. Macrophage arming factor (E) – Makrophagenarmierungsfaktor 3. Migrationsaktivierungsfaktor 4. Minimum audible field (E) – untere Hörschwelle
mafr. Mass fraction (E) – Massenverhältnis
MAG Myelinassoziierte Glykoproteine
M-Ag Matrix-Antigen
Mag. Magnesium
mag. 1. Magnification – Vergrößerung 2. Magnus – groß
Mag.Carb. Magnesium carbonate (E) – Magnesiumcarbonat
Mag.Chlor. Magnesium chloride (E) – Magnesiumchlorid
maj. Major
MAK 1. Maximale Arbeitsplatzkonzentration; → TLV 2. Monoklonale Antikörper; → MAB, mkAK
MAL Malabsorptionssyndrom; → MAS
mal. Malaxando – durchkneten
MALT 1. Mucosa-associated lymphoid tissue (E) – schleimhautassoziiertes lymphatisches Gewebe 2. Münchner Alkoholismustest
MAMV Maximales Atemminutenvolumen

MAO 1. Maximal acid output (E) – maximaler Säureausstoß 2. Monoaminooxidase

MAOH Monoaminooxidase-Hemmer; → IMAO, MAOI, MOAI

MAOI Mono amino oxydase inhibitor (E) – Monoaminooxidase-Hemmer; → IMAO, MAOH, MOAI

MAOS Mikrosomales Alkohol-Oxidations-System

MAP 1. Makro-Albumin-Partikel 2. Mean aortic pressure (E) – mittlerer Aortendruck 3. Mean arterial pressure (E) – mittlerer arterieller Blutdruck 4. Monophasisches Aktionspotential 5. Muskel-Adenosinphosphorsäure 6. Muscle action potential (E) – Muskelaktionspotential

MAS 1. Malabsorptionssyndrom; → MAL 2. Malassimilationssyndrom

mAs Milliampersekunde

MASA Morgagni-Adams-Stokes-Anfall

MASER, Maser Microwave amplification by stimulated emission of radiation (E) – Mikrowellenverstärkung durch angeregte Strahlungsemission

MaSF 2-Mercaptoethanol-activated serum factor (E) – Mediator, der in vitro sowohl B-Lymphozyten als auch T-Lymphozyten zur Proliferation anregt

MAT Multifocal atrial tachycardia (E) – multifokale Vorhoftachykardie

MATA Membranassoziierte Tumorantigene

Max. Maximum

max. Maximal

MB 1. Methylblau; → MeB 2. Methyl bromide (E) – Methylbromid 3. Myeloblast

Mb Myoglobin

Mb. Morbus – Krankheit; → M, M.

mb Millibar – Einheit des Druckes, wurde durch die SI-Einheit Pascal (Pa) ersetzt

MBA 1. Methylbenzylalkohol 2. Methylbisamin 3. Mittelwert des biologischen Alters

mbar Millibar – Einheit des Druckes, wurde durch die SI-Einheit Pascal (Pa) ersetzt

MBC 1. Maximal breathing capacity (E) – Atemgrenzwert; → AGW, MVV 2. Methylbenzylchlorid 3. Minimum bactericidal concentration (E) – minimale bakterizide Konzentration; → MBK, MLK

MbCO Kohlenmonoxid-Myoglobin

MBD Minimal brain dysfunction (E) – Minimalschaden des Gehirns; → MCD

MBD-Syndrom Minimal brain dysfunction syndrome (E) – frühkindliches exogenes Psychosyndrom

MBF Myocardial blood flow (E) – Myokarddurchblutung

MB-Faktor Marsh-Bendall-Faktor

MBH Methylenblau, reduziert

MBK 1. Maximale bakterizide Konzentration 2. Minimale bakterizide Konzentration; → MBC, MLK

MBL 1. Menstrual blood loss (E) – menstrualer Blutverlust 2. Myeloblastenleukämie

MBLA Mouse specific B-lymphocyte antigen (E) – Mausspezifisches B-Lymphozyten-Antigen

MBN Maligner blauer Nävus

MBP 1. Magen-Brei-Passage 2. Major basic protein (E) – in eosinophilen Granulozyten enthaltenes basisches Protein 3. Mean blood pressure (E) – mittlerer Blutdruck

MBR Müller-Ballungsreaktion

MBRT Methylen blue reduction time (E) – Methylenblau-Reduktionszeit

MBSA Methylated bovine serum albumin (E) – methyliertes Rinderserumalbumin

MBSG Mikroblutkörperchensenkungsgeschwindigkeit

M/B-Syndrom Marie-Bamberger-Syndrom

MBT Mercaptobenzthiazol

MBU Mikroblutuntersuchung

MC Mast cell (E) – Mastzelle

M & C Morphine and cocaine (E) – Morphium und Cocain

MCA Middle cerebral artery (E) – Arteria cerebri media

McB McBurney's (point) (E) – McBurney (Punkt)

MCBF Mast cell burst factor (E) – Mastzellenaktivierungsfaktor

MCD 1. Mean cell diameter (E) – mittlerer Zelldurchmesser 2. Mean corpuscular diameter (E) – mittlerer Erythrozytendurchmesser 3. Minimal cerebral dysfunction (E) – minimale zerebrale Dysfunktion (Minimalschaden des Gehirns); → MBD 4. Minimum curative dose (E) – Dosis curativa minema

MCF Macrophage cytotoxic factor (E) – Makrophagenzytotoxischer Faktor

MCG 1. Mechanokardiographie; → MKG 2. Mesangiokapilläre Glomerulonephritis; → MCGN

MCGF Mast cell growth factor (E) – Mastzellenwachstumsfaktor

MCGN Mesangiokapilläre Glomerulonephritis; → MCG

MCH 1. Mean corpuscular hemoglobin (E) – mittleres korpuskuläres Hämoglobin 2. Methylcyclohexane (E) – Methylcyclohexan

MCHC Mean corpuscular hemoglobin concentration (E) – mittlere Hämoglobinkonzentration in einem Blutkörperchen

mCi Millicurie

μCi Mikrocurie

MCIF Macrophage cytotoxicity-inducing factor (E) – Makrophagen-zytotoxisch induzierter Faktor

MC-Insulin Monocomponent-Insulin, hochgereinigtes Insulin

MCL Medioklavikularlinie; → MKL

MCLS Mukokutanes Lymphknotensyndrom

MCMP Methylcytidinmonophosphat

MCP Metakarpophalangealgelenk(e)

MCP-Test Mucin-clot-prevention-test (E) – Antihyaluronidase-Test

MCR Metabolische Clearance-Rate

MCSF, M-CSF Makrophagenkoloniestimulierende Faktoren

MCT 1. Mean cellular thickness (E) – durchschnittliche Zelldicke 2. Mean circulation time (E) – mittlere Zirkulationszeit 3. Medium chain triglycerides (E) – mittelkettige Triglyceride 4. Medullary thyroid carcinoma (E) – Schilddrüsenkarzinom 5. Multiple compressed tablet (E) – Mehrschichtentablette

MCTD Mixed connective tissue diseases (E) – Bindegewebskrankheiten mit unbekannter Ursache

MCT-Diät Medium chain triglycerides diet (E) – mittelkettige Triglycerid-Diät

MCU, MCUG Miktionszystourethrogramm

MCV 1. Mean cell volume (E) – mittleres Zellvolumen 2. Mean corpuscular volume (E) – durchschnittliches Erythrozytenvolumen

MD 1. Macula densa 2. Malic dehydrogenase (E) – Malat-Dehydrogenase; → MDH 3. Manic depression (E) – manisch-depressiv 4. Maximaldosis 5. Mean deviation (E) – mittlere Abweichung 6. Meckelsches Divertikel 7. Mentally deficient (E) – schwachsinnig 8. Mitral disease (E) – Mitralklappenaffektion

9. Mitteldruck 10. Mittlere Dosis 11. Muscular dystrophy (E) – progressive Muskelatrophie

M.D. Medical doctor (E) – Doktor der Medizin

Md Symb. f. Mandelevium

MDA 1. Medizinische Dokumentationsassistentin 2. Mentodextra anterior – rechte vordere Kinnlage (des Fetus) 3. Methylendioxyamphetamin

MDD Mean daily dose (E) – mittlere Tagesdosis

MdE Minderung der Erwerbsfähigkeit

MDF 1. Macrophage deactivating factor (E) – Makrophagen inaktivierender Faktor 2. Macrophage disappearance factor (E) – Makrophagen-Schwundfaktor 3. Myocardial depressant factor (E) – myokardialer Hemmfaktor

MDH 1. Malic dehydrogenase (E) – Malat-Dehydrogenase; → MD 2. Milchsäure-Dehydrogenase

MDHR Middlebrook-Dubos-Hämagglutinationsreaktion

MDI Institut für Medizinische Datenverarbeitung; → IMD

MDK 1. Magen-Darm-Kanal; → MDP 2. Manisch-depressive Krankheit

MDNB Metadinitrobenzene (E) – Dinitrobenzol

MDP 1. Magen-Darm-Passage; → MDK 2. Mento dextra posterior – rechte hintere Kinnlage (des Fetus) 3. Mento dorso posterior – Gesichtslage mit Rücken hinten (des Fetus) 4. Muramyldipeptid

MDPA Monododecylphosphoric acid (E) – Monododecylphosphorsäure

MDR Minimum daily requirement (E) – täglicher Mindestbedarf

MDS Myelodysplastisches Syndrom

MDT Magen-Darm-Trakt

ME 1. Mache-Einheit; → M.E., MU 2. Malat-Enzym 3. Masseneinheit; → M.E. 4. Materialentfernung 5. Mäuseeinheit; → M.E. 6. Meningoenzephalitis 7. Middle ear (E) – Mittelohr 8. Montevideo-Einheit; → M.E. 9. Morgan-Einheit

M.E., ME 1. Mache-Einheit; → MU 2. Masseneinheit 3. Mäuseeinheit 4. Montevideo-Einheit

2-ME 2-Mercaptoethanol

MEA 1. Mercapto-ethylamine (E) – Mercaptamin 2. Monoethanolamin 3. Multiple endokrine Adenomatose; → MEN

MEAS Maximale exspiratorische Atem-

stromstärke; → MEFR, PFR
MeB Methylenblau; → MB
MEC Minimal effective concentration
(E) – minimale wirksame Konzentration
MED 1. Maximaleinzeldosis 2. Maximale Erythemdosis 3. Mean erythrocyte diameter (E) – durchschnittlicher Erythrozytendurchmesser 4. Minimale effektive Dosis 5. Minimale Erythemdosis 6. Mittlere Einzeldosis
Med. 1. Medikament 2. Medizin
med 1. Medial(is) 2. Median – mittlere 3. Medical (E) – ärztlich 4. Medicine (E) – Medizin 5. Medizinisch
MedGV Medizingeräteverordnung – Verordnung über die Sicherheit medizinisch-technischer Geräte
MEF Maximaler exspiratorischer Fluß
MEFR Maximal exspiratory flow rate (E) – maximale exspiratorische Atemstromstärke; → MEAS, PFR
MEG 1. Magnetoenzephalographie 2. Mercaptoethylguanidine (E) – Mercaptoethylguanidin
MegaE Mega-Einheiten, 1 Mega-Einheit = 1 Million Einheiten
MEH Melanophore expanding hormone (E) – Melanotropin
MEHA Multiple endokrine heriditäre Adenomatose
MEK Maximale Emissionskonzentration
MEM Macrophages electrophoretic mobility (E) – Makrophagen-Elektrophoresemobilitätstest; → MEM-Test
MEM-Test Makrophagen-Elektrophorese-Mobilitätstest; → MEM
MEN Multiple endokrine Neoplasie (Adenome); → MEA
Menstr. Menstruation
MEP 1. Mean effective pressure (E) – mittlerer effektiver Druck 2. Motor end plate (E) – motorische Endplatte
MEPO-Schema Methotrexat-Endoxan-Purinethol-Oncovin-Schema
MEPP Motor end-plate potential (E) – motorisches Endplattenpotential
meq Milliequivalent (E) – Milliäquivalent; → mäq, mval
µeq Mikroäquivalent
MER 1. Mean ejection rate (E) – mittlere Ausstoßrate 2. Muskeleigenreflex
mess-RNA Messenger ribonucleic acid (E) – Messenger-Ribonucleinsäure; → mess-RNS, mRNA, mRNS
mess-RNS Messenger-Ribonucleinsäure; → mess-RNA, mRNA, mRNS

MET 1. Methionin; → Met 2. Multiple der Ruheaktivität
Met., MET Methionin
Meta. Metamyelozyten
Meth. Methode
Met-Hb Methämoglobin
MEV Mittleres Erythrozytenvolumen
MeV 1. Megaelektronenvolt 2. Megavolt
ME-Virus Maus-Elberfeld-Virus
MF 1. Maximal flow rate (E) – maximale Flußrate 2. Mitogener Faktor 3. Mittelfeld 4. Myelin figure (E) – Myelinfigur 5. Myelofibrose 6. Myokardfibrose
MFD Minimal fatal dose (E) – kleinste tödliche Dosis
MFF Makrophagen-Fusions-Faktor
MFG Modifizierte flüssige Gelatine
MFK Mittelfußknochen
M-Form Mukosusform – schleimige Form
MFP Mean filling pressure (E) – mittlerer Füllungsdruck des Kreislaufs
MF-Rate Maximal flow rate (E) – maximale Ausatmungsstromstärke
M.-F.-Reflex Marie-Foix-Reflex
MFT Muscle function test (E) – Muskelfunktionstest
MFVEB Multifocal ventricular ectopic beats (E) – multifokale ventrikuläre Extrasystolen
MG 1. Makroglobin 2. Methylguanidin 3. Molekulargewicht (relative Molekülmasse M_r) 4. Monoglyceride 5. Myasthenia gravis
Mg Symb. f. Magnesium
mg Milligramm
µg Mikrogramm
Mgb. Myoglobin
mg/dl Milligramm pro Deziliter, 1 dl = 100 ml; vgl. mg/100 ml
mgeh Milligrammelementstunden
MGF Macrophage growth factor (E) – Makrophagenwachstumsfaktor
MGG-stain May-Grünwald-Giemsa-stain (Färbung)
MGI Makrophagen- und Granulozyten-Inducer
Mg$_{ic}$ Intrazelluläres Magnesium
mg/kg KG Milligramm pro Kilogramm Körpergewicht
mg/kg KG i.m. Milligramm pro Kilogramm Körpergewicht intramuskulär (Konzentrationsmenge die pro Kilogramm Körpergewicht intramuskulär zu injizieren ist)
mg/kg KG i.v. Milligramm pro Kilo-

gramm Körpergewicht intravenös (Konzentrationsmenge die pro Kilogramm Körpergewicht intravenös zu injizieren ist)
mg/l Milligramm pro Liter
Mgm Muskelmagnesium
MGN Membranous glomerulonephritis (E) – membranöse Glomerulonephritis
MgO Magnesiumoxid
M-Gradient Myelom-Gradient
Mgs Serum-Magnesium
mg/100 ml Milligramm pro 100 Milliliter; → vgl. mg/dl
mg/24 h, mg/24 Std. Milligramm in 24 Stunden
mg% Milligrammprozent, Milligramm Substanz in 100 Milliliter (ml) Lösungsmittel = mg/100 ml, mg/dl
µg/100 ml Mikrogramm (0,000 001 g) in 100 Milliliter
µg% Mikrogrammprozent
MH 1. Melanophoric hormone (E) – Melanotropin 2. Maleinsäurehydrazid 3. Menstrual history (E) – früherer Menstruationsverlauf 4. Mental health (E) – geistige Gesundheit
MHA 1. Mikroangiopathische hämolytische Anämie 2. Mikrohämagglutination
MHb Myohämoglobin – Muskelhämoglobin
MHC 1. Major histocompatibility complex (E) – Haupthistokompatibilitätskomplex; vgl. MHS 2. Mental health clinic (E) – psychiatrische Klinik
MHD 1. Malteser-Hilfsdienst 2. Minimum hemolytic dose (E) – kleinste hämolytische Dosis
MHF Migrationshemmfaktor; → MIF
MHH Medizinische Hochschule Hannover
MHK 1. Minimale Hemmkonzentration; → MIC, MIK 2. Mittelhandknochen
MHMS Methoxyhydroxymandelsäure
MHN, Mhn Morbus haemolyticus neonatorum; → HDN, MNH
MHP Mini-Heparin-Prophylaxe
MHS Major histocompatibility system (E) – Haupthistokompatibilitätssystem; vgl. MHC
MHT Makrophagenmigrationshemmtest
MHV Mäuse-Hepatitis-Virus
MHz Megahertz
MI 1. Mental illness (E) – Geisteskrankheit 2. Migration Inhibition (E) 3. Mitralinsuffizienz 4. Mononucleosis infectiosa 5. Myokardiale Ischämie 6. Myokardinfarkt
M.I. Medizinische Informatik

MIAS Maximale inspiratorische Atemstromstärke; → MIFR
MIC 1. Methylisocyanat 2. Minimal inhibitory concentration (E) – minimale Hemmkonzentration
MID 1. Minimal inhibiting dose (E) – minimale Hemmdosis 2. Minimum infective dose (E) – geringste infektiöse Dosis; → DIM 3. Multiinfarktdemenz
MIF 1. Makrophageninhibitionsfaktor 2. Melanotropininhibierender Faktor 3. Membranimmunfluoreszenz 4. Migration inhibiting factor (E) – Migrationsinhibitionsfaktor; → MHF
MIFC Merthiolat, Iod-Formol-Konzentration
MIFR Maximal inspiratory flow rate (E) – maximale inspiratorische Atemstromstärke; → MIAS
mlg Membrangebundenes Immunglobulin
MIH Melanotropin inhibiting hormone (E) – melanotropininhibierendes Hormon
MIK 1. Maximale Immissionskonzentration 2. Minimale Inhibitorkonzentration; → MHK, MIC
Mikrosk. Mikroskopie
mikrosk. Mikroskopisch
Mikrobiol. 1. Mikrobiologe 2. Mikrobiologie
mikrobiol. Mikrobiologisch
MIK-Werte Maximale Immissionskonzentrationswerte; vgl. MIK
MINA Minoisonitrosoaceton
Min., min. Minute(n)
min. 1. Mindest 2. Minimal 3. Minor – kleiner 4. Minute; → Min.
MIO Minimum identifiable odour (E) – Geruchsschwelle
MIQ Maximum inhalation quantity (E) – maximale Einatmung (inspiratorisches Reservevolumen)
MIT 1. Makrophagenmigrationsinhibitionstest 2. Metabolic inhibition test (E) – metabolischer Hemmtest 3. Migrationsinhibitionstest 4. Mono-iodotyrosine (E) – Monojodtyrosin; → MJT
MIVP Mean intraventricular pressure (E) – mittlerer intraventrikulärer Druck
Mixt. Mixtura
MJ Marihuana – Haschisch
mJ Millijoule
MJT Monojodtyrosin; → MIT
MK 1. Mammakarzinom 2. Mitralklappe 3. Myokinase

mkAK Monoklonale Antikörper; → MAB, MAK

MKFS Mittelkettige Fettsäuren

MKG 1. Magnetokardiographie 2. Mechanokardiographie 3. Mund-Kiefer-Gesichtschirurgie

MKL Medioklavikularlinie; → MCL

M-Kolonie Mukoide Kolonie

MKP Myokardiopathie

MKPS Mitralklappenprolapssyndrom

MKR Meinicke-Klärungsreaktion

MKS Maul- und Klauenseuche

MKT Mittelkettige Triglyceride

MKZ Mittlere Kreislaufzeit

ML 1. Makrophagenlysin 2. Malignes Lymphom 3. Mittellappen (der Lunge) 4. Mittellinie 5. Linker Medianabstand

ml Milliliter – in der Medizin wird das ml als Maßeinheit für Volumen verwendet

µl Mikroliter

MLA 1. Mento-laeva anterior – linke vordere Kinnlage (des Fetus) 2. Mixed lymphocyte antigene (E) – gemischte Lymphozytenantigene

MLAP Mitteldruck im linken Vorhof

MLC, mlc Mixed lymphocyte culture (E) – Lymphozytenmischkultur

MLCA Main left coronary artery (E) – linke Koronararterie; → LMC

MLD 1. Metachromatische Leukodystrophie 2. Minimale letale Dosis

MLE MacLagan-Einheit – Maß für Thymoltrübungstest

M-Linie Mittellinie

MLK Minimale Letalkonzentration; → MBC, MBK

ml/kg KG Milliliter pro Kilogramm Körpergewicht

ml/min Milliliter pro Minute

MLNS Mukokutanes lymphadenodales Syndrom

MLP Mento-laevo posterior – linke hintere Kinnlage (des Fetus)

MLR 1. Mikroliquorreaktion 2. Mixed lymphocyte reaction (E) – Lymphozytenmischreaktion

MLS Medium life span (E) – mittlere Lebenserwartung

MLTC Gemischte Lymphozytentumorzellkultur

MLTI Mixed lymphocyte/target cell interaction assay (E) – Test zur Messung der klonalen Expansion und Proliferation von T-Zellen

MM 1. Malignes Melanom 2. Mucous membrane (E) – Schleimhaut 3. Muttermund

Mm Musculi – Muskeln

µ 1. Mikrometer – 1 µm = 1/1000 mm = 10^{-6} 2. Mikromolar

mm 1. Millimeter 2. Millimolar

mµ Millikron, nicht mehr zugelassen, wurde durch Nanometer (nm) ersetzt

MMA Methylmalonic acid (E) – Methylmalonsäure

MMb Metmyoglobin

MMC Mukosamastzelle

MMD Myotonic muscular dystrophy (E) – myotonische Muskeldystrophie

MME Millimol-Einheit

MMEF Maximaler mittelexspiratorischer Fluß

MMF Maximal midexspiratory flow (E) – maximale mittelexspiratorische Atemstromstärke

MMFR Mittlere maximale exspiratorische Flußrate

MMG 1. Magnetomyogramm 2. Magnetomyographie

mmHg Millimeter Quecksilber-(Hydrargyrum-)säule; → mmQS

mmH₂O Millimeter Wassersäule; → mmWS

MMHT Makrophagenmigrationshemmtest

MML Myelomonozytäre Leukämie; → MMol

MMN-Syndrom Multiples Mukosaneuromensyndrom

MMol Myelomonozytäre Leukämie; → MML

mMol Millimol

µmol Mikromol

µmol/l Mikromol pro Liter

MMPI 1. Maudsley multiphasic personality inventory (E) – Persönlichkeitstest 2. Minnesota multiphasic personality inventory (E) – Persönlichkeitstest

mmpp Millimeter partial pressure (E) – Millimeter Partialdruck

MMQ Maudsley medical questionnaire (E) – Fragebogentest

mmQS Millimeter Quecksilbersäule; → mmHg

MMR Monosynaptischer Massenreflex

MMR-Impfung Masern-Mumps-Röteln-Impfung

MMR-vaccine Measles-mumps-rubella vaccine (E) – Masern-Mumps-Röteln-Vakzine

MMS Monozyten-Makrophagen-System

MMTV Mäusemammatumorvirus

MMV Mandatory minute volume (E) – Beatmungsminutenvolumen
MM-Virus Enzephalomyokarditisvirus
MM-Winkel Maxilla-Mandibula-Winkel
mmWS Millimeter Wassersäule; → mmH2O
MN 1. Maligne Nephrosklerose 2. Maskennarkose 3. Metanephrin 4. Methylnoradrenalin
Mn Symb. f. Mangan
Mn. Motoneuron
MNC Mononuclear cells (E) – mononukleäre Zellen
MND Minimum necrosing dose (E) – Dosis necroticans minema (minimal nekrotisierende Dosis); DNM
MNH Morbus neonatorum haemolyticus; → HDN, MHN
MNS-Syndrom Müdigkeit-Nervosität-Schlaflosigkeit-Syndrom
MNT Mononitrotoluol
MNW Medikamentennebenwirkung
MO 1. Medical officer (E) – Amtsarzt; → MOH 2. Minute output (E) – (Herz-) Minutenvolumen
Mo 1. Makrophagen 2. Symb. f. Molybdän 3. Morphium
m/o Months old (E) – Monate alt
MOAI Mono-amino oxydase inhibitor (E) – Monoaminooxidase-Hemmer; → IMAO, MAOH, MAOI
MOD Maturity-onset-diabetes (E) – Erwachsenendiabetes
MODY Maturity-onset-diabetes in the young (E) – Diabetes bei Kindern und Jugendlichen
MÖT Mitralöffnungston; → MOS
MOF 1. Methoxyfluran 2. Multiple organ failure (E) – multiple Organkrankheit
MOH Medical officer of health (E) – Amtsarzt; → MO
MOI Maximum oxygen intake (E) – maximale Sauerstoffaufnahme
MOK Maximale Organkonzentration
Mol. 1. Molekül 2. Molekülmasse in Gramm
mol Molar; → M, m
molal Molalität – Konzentrationsangabe
MolGew Molekulargewicht; → mol wt
mol wt Molecular weight (E) – Molekulargewicht; → MolGew
MOM Milk of magnesia (E) – Magnesiummilch
MOMA Methoxyhydroxymandelic acid (E) – Methoxyhydroxymandelsäure
Mono. Monozyten

MOP Myositis ossificans progressiva – Calcinosis universalis
MOPC-315 Antikörper-(M315-)sezernierendes transplantierbares Plasmozytom von BALB-c-Mäusen (ein bestimmter Zuchtmäusestamm)
MOPP Mustargenhydrochlorid, Oncovin, Procarbacin, Prednisolon
Morphol. Morphologie
morphol. Morphologisch
MOS Mitral opening sound (E) – Mitralöffnungston; → MÖT
mosmol Milliosmol
μosmol Mikroosmol
MOTT Mycobycteria other than tubercle bacilli – atypische Myobakterien
MP 1. Mean pressure (E) – Mitteldruck 2. Melting point (E) – Schmelzpunkt 3. Mentoposterior 4. Metacarpophalangeal – Mittelhand- und Fingerknochen betreffend 5. Metacarpophalangealgelenk – Fingergrundgelenk 6. Metatarsophalangeal – Mittelfuß- und Zehenknochen betreffend 7. Multipara – Mehrgebärende; → PP, P.P., pp, p.p.
MPA Medroxyprogesteronacetat
MPAP Mean pulmonary artery pressure (E) – mittlerer Pulmonalarteriendruck
MPC 1. Macrophage-mediated tumor cytotoxicity (E) – Makrophagenvermittelte Tumorzytotoxizität 2. Maximum permissible concentration (E) – maximal zulässige Konzentration; → MAC, MZK 3. Mean plasma concentration (E) – mittlere Plasmakonzentration
MPCP Mean pulmonary capillary pressure (E) – mittlerer Pulmonalkapillardruck
MPD 1. Maximum permissible dose (E) – höchstzulässige Dosis 2. Minimale phototoxische Dosis
MPDE Maximum permissible dose equivalent (E) – höchstzulässiges Dosisäquivalent
MPE 1. Maximum permissible exposure (E) – höchstzulässige Strahlenbelastung 2. Mean probable error (E) – mittlerer wahrscheinlicher Fehler
MPG Max-Planck-Gesellschaft
MPGA Mean projected gestational age (E) – mittleres errechnetes Gestationsalter
M-Phase Mitosephase
MPI Maudsley personality inventory (E) – Intelligenztest; → MPI-Test
MPI-Glomerulonephritis Minimal prolife-

rierende interkapilläre Glomerulonephritis

MPI-Test Maudsley personality inventory test (E) – Intelligenztest; → MPI

M-Protein 1. Makroglobin 2. Myelomprotein 3. Protein in A-Streptokokken 4. Spezifischer Eiweißkörper der Pneumokokken

MPS 1. Mitralklappen-Prolaps-Syndrom 2. Mononuclear phagocyte system (E) – mononukleäres phagozytäres System 3. Movement produced stimulus (E) – Bewegungsreiz 4. Mucopolysaccharid 5. Myeloproliferatives Syndrom

MPU Medical Practitioners Union (E) – Vereinigung der praktischen Ärzte

MQ Muskelquotient

MR 1. Magnetic Resonance 2. Mental retardation (E) – geistig zurückgeblieben 3. Metabolism rate (E) – Stoffwechselrate 4. Mentally retarded (E) – geistig zurückgeblieben 5. Methyl red (E) – Methylrot 6. Mortality rate (E) – Sterblichkeitsrate

Mr Rechter Medianabstand

M$_r$ Relative Molekülmasse

MRA 1. Main renal artery (E) – Nierenhauptarterie 2. Mittlerer rechter Vorhof

MRAS Main renal artery stenosis (E) – Nierenarterienstenose

MRD Minimum reacting dose (E) – kleinste wirksame Dosis

M-Rezeptor 1. Morphin-Rezeptor 2. Muscarin-Rezeptor

MRF 1. Melanocyte stimulating hormone releasing factor (E) – melanozytenstimulierender Hormon-Releasingfaktor; → MSH-RF 2. Melanotropin-Releasingfaktor

MRH Melanocyte stimulating hormone releasing hormone (E) – melanozytenstimulierendes Hormon-Releasinghormon; → MSH-RH

MRI Magnetic resonance imaging (E) – Kernspinresonanztomographie

MRK-Syndrom, M.-R.-K.-Syndrom Mayer-Rokitansky-Küster-Syndrom

mRNA Messenger ribonucleic acid (E) – Messenger-Ribonucleinsäure; → mess-RNA, mess-RNS, mRNS

mRNS Messenger-Ribonucleinsäure; → mess-RNA, mess-RNS, mRNA

MRQ Mittlere Resistenzquote

MRT 1. Magnetische Resonanztomographie; → MR-Tomographie, KST, vgl. NMR 2. Mannheimer Rechtschreibtest

3. Metropolitanreadiness-Test – Test in der Kinderpsychiatrie

MR-Tomographie Magnetische Resonanztomographie; → MRT, KST, vgl. NMR

MS 1. Milchsäure 2. Mitralstenose 3. Mittelstrahl 4. Molar solution (E) – molare Lösung 5. Morphine sulphate (E) – Morphium sulfuricum 6. Mucopolysaccharidose 7. Multiple Sklerose 8. Muscle strength (E) – Muskelkraft 9. Muskelskelett

Ms Magensaft

mS, ms Millisekunde; → msec

µs Mikrosekunde; → µsec

m/s Meter pro Sekunde

m.s. Mors subitanea – plötzlicher Tod

MSBP Maximum systolic blood pressure (E) – höchster systolischer Blutdruck

MSE Meerschweincheneinheit; → GP unit

msec Millisekunde; → mS, ms

µsec Mikrosekunde; → µs

MSER Mean systolic ejection rate (E) – mittlere systolische Auswurfgeschwindigkeit

MSF 1. Macrophage slowing factor (E) – makrophagenverzögernder Faktor 2. Melanozytenstimulierender Faktor

MSG Monosodium glutamate (E) – Natriumglutaminat

MSH Melanocyte stimulating hormone (E) – melanozytenstimulierendes Hormon (Melanotropin)

MSH-RF Melanocyte stimulating hormone releasing factor (E) – melanozytenstimulierender Hormon-Releasingfaktor; → MRF

MSH-RH Melanocyte stimulating hormone releasing hormone (E) – melanozyten-stimulierendes Hormon-Releasinghormon; → MRH

MSIF Macrophage spreading inhibitory factor (E) – Makrophagenausbreitung hemmender Faktor

MSL Midsternal line (E) – Sternalmittellinie

MSLA Mouse specific lymphocyte antigen (E) – mausspezifisches Lymphozytenantigen

MSP Maximum systolic peak (E) – maximale systolische Spitze

MSPCA Mous specific plasma cell antigen (E) – mausspezifisches Plasmazellenantigen

MST 1. Makrophagenstimulationstest 2. Mean survival time (E) – mittlere

Überlebenszeit

MSU Mid-stream urine specimen (E) – Mittelstrahlurin(probe); → M-Urin

MSUD Maple syrup urine disease (E) – Ahornsirupkrankheit

MT 1. Empty (E) – leer 2. Medical technologist (E) – Laborant 3. Membrana tympani – Trommelfell 4. Metatarsal 5. Methyltestosteron 6. Mosaiktest; → M-Test

MTA Medizinisch-technische(r) Assistent(in)

MTD 1. Maximaltagesdosis 2. Maximum tolerated dose (E) – maximal verträgliche Dosis 3. Mittlere Tagesdosis

M.T.D. Mitte, tales doses – verteile auf gleiche Dosen

M-Test Mosaiktest; → MT

MTL Medizinisch-technische(r) Laboratoriumsassistent(in)

MTPJ Metatarsal-phalangeal joint (E) – Metatarsalphalangealgelenk

MTR 1. Medizinisch-technische(r) Radiologieassistent(in) 2. Meinecke-turbidity reaction (E) – Meinecke-Trübungstest

mtr Meter; → m

MTS Maladies transmissibles sexuelles (F) – sexuell übertragbare Krankheiten; → STD

MTS-Folie Merbromin-Tanninsäure-Silbernitrat-Folie

MTT 1. Mean transit time (E) – mittlere Zirkulationszeit; → MZZ 2. Minimal (cardiac) transit time (E) – minimale kardiale Transitzeit

MTU Methylthiourazil

MTX Methotrexat

MU 1. Mache-unit (E) – Mache-einheit; → ME, M.E. 2. Mouse-unit (E) 3. Milli-unit (E) – Millieinheit

mU Milli-units (E) – Millieinheiten

µU Mikro-units (E) – Mikroeinheit

Muc. Mucilaginosum

MUE Maus-Uterus-Einheit (Maß der Gonadotropinausscheidung im Harn)

MUGA Multiple gated data Acquisition (E) – quantitative Sequenzszintigraphie

MUK Maximale Unfallkonzentration

MUO Myocardiopathy of unknown origin (E) – Myokardiopathie unbekannten Ursprungs

M-Urin Mittelstrahlurin; → MSU

MV 1. Methylviolett 2. Minutenvolumen 3. Mitral valve (E) – Mitralklappe

Mv Mendelevium

mV Millivolt

µV Mikrovolt

MVA 1. Mevalonat 2. Modifiziertes Vakzina-Virus Ankara

MVA-Impfstoff Modifizierter Vakzina-Virus-Ankara-Impfstoff

mval Milliäquivalent, Millival; → mäq, meq

MVE Murray-Valley-Enzephalitis

MVES Monomorphe ventrikuläre Extrasystole

MVO₂ Myokardialer Sauerstoffverbrauch

MVP Mitral valve prolaps (E) – Mitralklappenprolaps

MVPS Mitral valve proplaps syndrome (E) – Mitralklappen-Prolapssyndrom

MVR Mitral valve replacement (E) – Mitralklappenersatz

MVRI Mixed vaccine respiratory infections (E) – Kombinationsimpfstoff gegen Atemwegsinfektion

MVV Maximal voluntary ventilation (E) – maximale natürliche Ventilation (Atemgrenzwert); → AGW, MBC

MW 1. Mikrowelle 2. Milchwert 3. Mittelwert 4. Molecular weight (E) – Molekulargewicht (relative Molekülmasse M_r)

MWG Massenwirkungsgesetz

MWT Mehrfachwortschatztest

Mx Maxwell, veraltete Einheit der magnetischen Stromstärke, wurde durch die SI-Einheit Weber (Wb) ersetzt; → M

Mxt. Mixtur

My. 1. Mydriasis 2. Myopie – Kurzsichtigkeit; → M

MyaR Myasthenische Reaktion

Myelo. Myelozyten

Mykol. Mykologie

mykol. Mykologisch

MyoR Myotonische Reaktion

MZ 1. Massenzahl 2. Monozygotic (E) – monozygot

M-Zelle Microfold cells; Darmepithelzellen auf Peyer-Plaques

MZIA Maximal zulässige inkorporierte Aktivität

MZK Maximal zulässige Konzentration; → MAC, MPC

MZT Mann-Zeichentest

MZZ 1. Maximal zulässige jährliche Aktivitätszufuhr 2. Mittlere Zirkulationszeit; → MTT

N

N 1. Antigen A 2. Nasal; → n 3. Nausea
4. Negativ 5. Negro – Neger 6. Nervus;
→ N. 7. Neuramidase 8. Neurology (E)
– Neurologie 9. Symb. f. Neutron; →
n 10. Newton – SI-Einheit der Kraft
11. Nicotinamide (E) – Nicotinamid
12. Symb. f. Nitrogenium – Stickstoff
13. Noradrenalin; → NA, NOR 14. Normal solution (E) – Normallösung
15. Normal; → n 16. Nukleus; → N.

N., N 1. Nervus 2. Nukleus

n 1. Nano = 10^{-9} 2. Nasal; → N 3. Nerve
(E) – Nerv 4. Symb. f. Neutron; → N
5. Normal; → N 6. Numerus

NA 1. Nabelarterie 2. Nalidic acid (E) –
Nalidixinsäure 3. Nicotinic acid (E) –
Nicotinsäure 4. Nomina Anatomica –
Anatomische Nomenklatur 5. Noradrenalin; → N, NOR 6. Notarzt 7. Nucleic
acid (E) – Nucleinsäure 8. Numerical
aperture (E) – numerische Apertur

N/A Nephelometrischer Immunassay

Na Symb. f. Natrium

NAA 1. Naphthaleneacetic acid (E) –
Naphthalinessigsäure 2. Nicotinic acid
amide (E) – Nicotinsäureamid 3. Neutron activation analysis (E) – Neutronenaktivierungsanalyse; → NAN

NAB Novarsenbenzol – Neoarsphenamin

Nachw. Nachweis

NaCl Natriumchlorid – Kochsalz

NAD 1. New antigen determinants (E) –
neu entstehende Antigendeterminante
2. Nicotinamide-adenine-dinucleotide
(E) – Nicotinamid-Adenin-Dinucleotid
3. Nicotinsäureamidadenindinucleotid
(alte Bez. DPN) 4. No appreciable disease; nothing abnormal discovered bzw.
nothing abnormal detected (E) – ohne
(pathologischen) Befund; Ä n.a.d., o.B.

n.a.d., NAD No abnormal detection (E) –
ohne (pathologischen) Befund; → o.B.

NADH 1. Nicotinamide-adenine-dinucleotide, reduced (E) – Nicotinamid-Adenin-Dinucleotid, reduziert 2. Nicotinsäureamidadenindinucleotid, reduziert

Nadi-Reagenz α-Naphthol- und Dimethyl-*p*-phenylendiamin-Lösung

NADP 1. Nicotinamide-adenine-dinucleotide phosphate (E) – Nicotinamid-Adenin-Dinucleotid-Phosphat 2. Nicotinsäureamidadenindinucleotidphosphat
(alte Bez. TPN)

NADPH Nicotinsäureamid-Adenindinuc-

leotid-Phosphat, reduziert (alte Bez.
TPNH)

NaE Exchangeable (austauschbares) Natrium

Na-Ecr Natrium-Exkretion

NaF Natriumfluorid

NAG 1. N-Acetylglucosamin 2. Non-agglutinable (E) – nicht agglutinierbar

NAIS Non-adrenerges inhibitorisches
System

NAM 1. N-Acetylmuramsäure 2. Nicotinamide (E) – Nicotinamid 3. Nicotinsäureamidmononucleotid

Na_m Muskelnatrium

NAMed Normenausschuß Medizin (im
Deutschen Institut für Normung)

NAMJ Nicotinhydroxamsaures Methyliodid

NAN Neutronenaktivierungsanalyse; →
NAA

NANA N-acetyl neuramic acid (E) – N-Acetylneuraminsäure

NANB-Hepatitis Non-A-non-B-Hepatitis

NANM N-allylnormophine (E) – Nalorphin

NAP 1. Nerve action potential (E) – Nervenaktionspotential 2. Nervenaustrittspunkte

Na-Pumpe Natrium-Pumpe

NARC Narcotic (E) – Narkotikum

NARK Normenausschuß Rettungsdienst
und Krankenhaus (im Deutschen Institut
für Normung)

NAS 1. Neuroallergisches Syndrom
2. Nierenarterienstenose 3. No added
salt (E) – ohne Salz

Na_s Serumnatrium

NAST Nervenaustrittsstellen

Na-Salz Natrium-Salz

Nat. 1. National 2. Native 3. Natural

NAV Verband der niedergelassenen Ärzte

NAW Notarztwagen

NB 1. Nachblutung 2. Neuroblasten
3. Newborn (E) – neugeboren 4. Nierenbiopsie 5. Nitrobenzol 6. Normbereich

Nb Symb. f. Niobium – Niob

NBEI-Syndrom Non-butanol-extractable
iodine syndrome (E) – Krankheitsbild als
Folge angeborener Iod-Fehlverwertung

NBI Non bone injury (E) – keine Knochenverletzung

NBKS, NBK-System Nierenbeckenkelchsystem

NBM Nothing by mouth (E) – nicht per os

NBT Nitroblue tetrazolium (E) – Nitro-

blautetrazolium(-Test)
NBT-PABA-Test N-Benzyl-L-tyrosylpara-aminobenzoesäure-(acid) Test
NBT-Test Nitroblautetrazolium-Test
NBZ Nüchternblutzucker; → BFS, FBG, FBS
NC No change (E) – keine Veränderung
Nc Nukleus
NCA Neurocirculatory asthenia (E) – neurozirkulatorische Asthenie
NCF Neutrophil chemotactic factor (E) – chemotaktischer Faktor für neutrophile Granulozyten
NCFA Neutrophilen-chemotaktischer Faktor der Anaphylaxie
NCV Nerve conduction velocity (E) – Nervenleitgeschwindigkeit; → NLG
NC-Zellen Natural cytotoxic cells (E) – natürliche zytotoxische Zellen
ND 1. Neoplastic disease (E) – Neoplasmen 2. Newcastle disease (E) – Pseudogeflügelpest 3. New Drugs (E) – Neue Arzneimittel (Publikation der American Medical Association) 4. No data (E) – keine Daten 5. Normdosis 6. Normaldosis 7. Not detectable (E) – nicht erkennbar 8. Not detected (E) – nicht erkannt 9. Not determined (E) – nicht bestimmt
Nd Symb. f. Neodym
Ndd Nodi – Knoten (pl.)
NDMA N-Nitrosodimethylamin
NDR Neonatal death rate (E) – Neugeborenensterblichkeit
NDV Newcastle disease virus (E) – Erreger der atypischen Geflügelpest
NE 1. Nadelelektrode 2. Nerve excitability (E) – Nervenerregbarkeit 3. Norepenephrin 4. Not enlarged (E) – nicht vergrößert
Ne Symb. f. Neon
NED No evident disease (E) – ohne nachweisbare Krankheit
NEEP Negative endexspiratory pressure (E) – negativ endexspiratorischer Druck
NeF Nephritischer Faktor
NEFA Non esterified fatty acid (E) – nicht veresterte Fettsäure; → NEFS, NFS
NEFS Nichtesterfettsäuren; → NEFA, NFS
neg. Negativ
NEL-Wert No effect level (E) – tierexperimentell festgelegte Konzentration, bei der kein schädigender Effekt nachweisbar ist; → NOEL

NEM 1. Nahrungseinheit Milch 2. No evidence of malignancy (E) – tumorfrei
Neodym-YAG Neodym-Yttrium-Aluminium-Granat-Kristalle
Nephrol. 1. Nephrologe 2. Nephrologie
nephrol. Nephrologisch
NET Nose, ear and throat (E) – Hals, Nasen und Ohren; → ENT, HNO
Neugeb. Neugeborenes
Neurochir. 1. Neurochirurg 2. Neurochirurgie
neurochir. Neurochirurgisch
Neurol. 1. Neurologe 2. Neurologie
neurol. Neurologisch
NF 1. National Formulary (E) – Nationalpharmacopoe 2. Negro female (E) – Negerin 3. Neutralfett 4. Neutral fraction (E) – neutrale Fraktion 5. Niederfrequenz 6. Nitrofurantoin
NFS Nichtveresterte Fettsäuren; → NEFA, NEFS
NG 1. Neugeborenes 2. Neurophile Granulozyten 3. New growth (E) – Neoplasma; → NPL 4. Nitroglycerin; → NGL, NTG 5. No good (E) – ohne Erfolg
ng Nanogramm = 10^{-9} g
NGF Nerve growth factor (E) – Nervenwachstumsfaktor
NGL Nitroglycerin; → NG, NTG
NGS Negative-staining-Verfahren
NGU 1. Nichtgonorrhoische Urethritis 2. Non gonococcal urethritis (E) – unspezifische Urethritis
NHL Non-Hodgkin-Lymphom
NHMJ Nicotinhydroxamsaures Methyliodid
ng/ml Nanogramm pro Milliliter
NH-Region Nodal-His-Region
NHS 1. Normal horse serum (E) – Normalpferdeserum 2. Normal human serum (E) – Normalhumanserum
Ni Symb. f. Nicolum – Nickel
NIA Nephelometrischer Immunoassay
NID Normalgewichtiger insulinpflichtiger Diabetiker
NIDD Non insulin dependent diabetes (E) – Diabetes mellitus Typ II
NIDDM Non insulin dependent diabetes mellitus (E) – insulinunabhängiger Diabetes mellitus
NIG Normale Immunglobulin-Fraktion
NIR Nichtischämische Region
NK 1. Nachkontrolle 2. Neue Kerze – Einheit der Lichtstärke, wurde durch die SI-Einheit Candela (cd) ersetzt 3. Neu-

rologische Komplikation 4. Not known (E) – unbekannt

NKM Nichtklassifizierbares Melanom

NK-Zellen Natürliche Killerzellen; → K-Zellen, LGL

NL 1. Nephelometrie 2. Nierenlager

Nl Nodus lymphaticus – Lymphknoten

N.l. Necrobiosis lipoidica

nl Nanoliter = 10^{-9} l

NLA Neuroleptanalgesie

NLB Needle liver biopsy (E) – Lebernadelbiopsie

NLG Nervenleitungsgeschwindigkeit; → NCV

Nll Nodi lymphatici, Lymphknoten (pl.)

N-Lost Stickstoff-Lost; → NM

NLT Normal lymphocyte transfer (E) – normaler Lymphozytentransfer

NM 1. Negro male – Neger 2. Neuromuskulär 3. Nitrogen mustard (E) – Stickstoff-Lost; → N-Lost 4. Noduläres Melanom 5. Non motile (E) – ohne Eigenbewegung 6. Normetanephrin; → NMN 7. Nuclear medicine (E) – Nuklearmedizin

nm 1. Nanometer = 10^{-9} m 2. Nanomolar

NMD Niedermolekulare Dextrane

NMM Nodulär malignes Melanom

NMN 1. Nicotinamidmononucleotid 2. Normetanephrin; → NM

nmol Nanomol = 10^{-9} Mol

NMP Nucleoside monophosphate (E) – Nucleosidmonophosphat

NMR Nuclear magnetic resonance (E) – Kernspinresonanz; vgl. KST, MRT

NMR-CT Nuclear magnetic resonance-computer-tomography (E) – Kernspinresonanz-Computer-Tomographie

NMS Nervosität Müdigkeit Schlaflosigkeit

NMT *N*-Methyl-Transferase

NN, Nn 1. Nebenniere 2. Nervi – Nerven (pl.)

NND 1. Neonatal death (E) – Neugeborenentod 2. New and Non-official Drugs (E) – neue, aber noch nicht zugelassene Arzneimittel (in den USA) 3. Nominal standard dose (E) – nominelle Standarddosis

NNH Nasennebenhöhlen

NNM 1. Nebennierenmark 2. N-Nitromorpholin

NNN-Agar Novy, Nicolle, McNeal – Agar

NNR 1. Nebennierenrinde; → Nnr 2. New and Non-official Remedies (E) – Verzeichnis neuer aber noch nicht in der Pharmakopoe aufgenommener Mittel (in den USA)

Nnr, NNR Nebennierenrinde

NNMT Nebennierenmarktumor

NO 1. Nitrose-Gruppe 2. Stickoxid

No Symb. f. Nobelium

NO₂ Stickstoffdioxid

N₂O Symb. f. Distickstoffoxid (Stickoxidul) – Lachgas

NOCM Non-obstructive cardiomyopathy (E) – nicht obstruktive Kardiomyopathie

No DCA No detectable cortical activity (E) – Hirntod

NOEL No observed effect level (E) – tierexperimentell festgelegte Konzentration, bei der kein schädigender Effekt mehr nachweisbar ist; → NEL-Wert

NOP Nitroprussidnatrium

NOR 1. Noradrenalin; → N, NA 2. Nortilidin 3. Nukleolus-Organisator

NP 1. Nasopharyngeal 2. Nasopharynx – Nasenrachenraum 3. Near point (E) – Nahpunkt 4. Neuropsychiatric (E) – neuropsychiatrisch 5. Nomen proprium 6. Nucleoprotein 7. Nullpunkt 8. Nursing procedure (E) – Pflege

Np Symb. f. Neptunium

n.p. Normal pressure (E) – normaler Druck

NPA Non palpable artery (E) – nicht palpabler Puls

NPB Non protein bound (E) – nicht proteingebunden

NPC Near point of convergence (E) – Nahpunkt der Konvergenz

NPD Niemann-Pick-disease (E) – Niemann-Pick-Krankheit (Sphingomyelinose)

NPH Neutrales Protamin Hagedorn

NPL Neoplasma; → NG

NPN 1. Nitroprussidnatrium 2. Non-protein nitrogen (E) – Reststickstoff, Nichteiweißstickstoff

NPO Non per os – nicht peroral

NPP Nicht palpabler peripherer Puls

NPY Neuropeptide tyrosine, Symbol Y

NR 1. Nebenreaktion(en) 2. Neutral red (E) – Neutralrot 3. Nodaler Rhythmus 4. Normal range (E) –Normalbereich

NRC Normal retinal correspondence (E) – korrespondierende Netzhautpunkte

NREM Non-rapid eye movement (E) – Schlafphase ohne rasche Augenbewegungen

NRH Normal renin hypertension (E) –

Hypertension mit normaler Plasmareninaktivität

NRS Normal rabbit serum (E) – normales Kaninchenserum

NR-Ventil Nichtrückatmungsventil

NS 1. Nephrotic syndrome (E) – Nephrosesyndrom 2. Nervensystem 3. Neurosurgeon (E) – Neurochirurg 4. Neurosurgery (E) – Neurochirurgie 5. Non (not) significant – nicht signifikant (unbedeutend); → n.s. 6. Normal saline (E) – normale Kochsalzlösung; → NSS, NS solution 7. Normalserum 8. Normaler Sinusrhythmus 9. Nucleinsäure

ns 1. Nanosekunde 2. No sequelae (E) – ohne Folgen

n.s., NS Nicht signifikant

NSA Nicotinsäureamid

NSAID Non-steroidal anti-inflammatory drugs (E) – nichtsteroidale Antirheumatika; → NSAR

NSAR Nichtsteroidales Antirheumatikum; → NSAID

NSC No significant change (E) – ohne wesentliche Veränderung

NSD 1. Nominal single dose (E) – nominale Einzeldosis 2. Nominal standard dosis (E) – fiktive Einzeldosis

NSE Neuronspezifische Enolase

NSFTD Normal spontaneous fullterm delivery (E) – regelrechte Geburt

NSGI Non-specific genital infection (E) – unspezifische Genitalinfektion

NSILA Non-suppressible insulin-like activity (E) – nicht unterdrückbare insulinähnliche Aktivität

NSR Normal sinus rhythm (E) – normaler Sinusrhythmus; → NS

NSS Normal saline solution (E) – normale Kochsalzlösung; → NS, NS solution

NS solution Normal saline solution (E) – normale Kochsalzlösung; → NS, NSS

NSU Non specific urethritis (E) –unspezifische Urethritis

NSVA Nonylsäurevanillylamid – stark wirkendes Rubefaziens (hautreizendes Mittel)

NT 1. Nasotracheal 2. Neotetrazolium 3. Neutralisationstest 4. Not tested (E) – nicht geprüft; → n.t.

N & T Nose and throat (E) – Nase und Hals

Nt. symb. f. Niton

n.t. 1. Normal temperature (E) – Normaltemperatur 2. Not test(ed) (E) – nicht geprüft; → NT

NTA 1. Natürlicher thymotoxischer Autoantikörper 2. Nitrolotriacetic acid (E) – Nitrolotriessigsäure

NTD Nitroblue tetrazolium dye (E) – Nitroblau-Tetrazolium

NTG Nitroglycerin; → NG, NGL

NTP 1. Normal temperature and pressure (E) – Normaltemperatur und -druck 2. Nukleosidtriphosphat

ntr Nutrition – Ernährung

NU Nachuntersuchung

Nucl. Nucleus – Kern

NUDS Northwestern University Disability Scale – Test bei Parkinsonscher Erkrankung

Nuklearmed. Nuklearmedizin

nuklearmed. Nuklearmedizinisch

NV 1. Nabelvene 2. Nausea and vomiting (E) – Übelkeit und Erbrechen; → N & V 3. Nierenversagen 4. Non-vaccinated (E) – nicht gegen Pocken geimpft

N & V Nausea and vomiting (E) – Übelkeit und Erbrechen; → NV

Nv Naked vision (E) – Sehvermögen mit bloßem Auge

NVD Neck vein distention (E) – gefüllte Halsvenen

NVK Nabelvenenkatheter

NW 1. Nebenwirkung 2. Normalweg 3. Nüchternwert

Ny Nystagmus

NyA Nyberg-Antigen

NYD Not yet diagnosed (E) – noch nicht diagnostiziert

NZ 1. Nebenzelle 2. Neutralisationszahl

NZB New Zealand black (-Maus), Mäusestamm, der als Tiermodell zur Erforschung hauptsächlich des systemischen Lupus erythematodes dient

NZN Nävuszellnävus

NZW New Zealand white (-Maus), Mäusestamm, der als Tiermodell zur Erforschung von Autoimmunerkrankungen dient

NZS Neurotisches Zervikalsyndrom

O

O 1. Oberfläche 2. Occiput – Hinterkopf 3. Oculus – Auge 4. Opium 5. Osmose; → OSM 6. Symb. f. Oxygenium – Sauerstoff 7. Ohne Hauch

o 1. Oral 2. Originär

o. 1. Oben 2. Ohne

Ω Ohm – SI-Einheit des elektrischen Widerstandes

OA 1. Oberarm 2. Oberarzt 3. Occipitoanterior – vordere Hinterhauptslage (des Fetus) 4. Old age (E) – Greisenalter 5. Osteoarthritis 6. Oxalacetat

OÄ Oberärztin

OAA Oxaloacetic acid (E) – Oxalessigsäure

OAD Occlusive arterial disease (E) – arterielle Verschlußkrankheit; → AOD, AVK

o.a.d. Once a day (E) – einmal am Tag

OAE Ohr-Augen-Ebene

OAF Osteoclast activating factor (E) – Osteoklastenaktivierender Faktor

O-Ag O-Antigen, (ohne Hauch) Zellwandantigen

OAL Oberflächenaktives Lipoprotein

O-antibody (E) – O-Antikörper

OAP Old age pensioner (E) – Rentenempfänger; → RE

OAS 1. Oberflächenaktive Substanzen 2. Overall survival (E) – Überlebensquote

OASP Organic acid-soluble phosphorus (E) – organischer, säurelöslicher Phosphor

OB Obstetrics (E) – Geburtshilfe; → OBS

o.B. 1. Ohne (pathologischen) Befund; → NAD, n.a.d. 2. Ohne Bericht

Obd. Obduktion

obd. obduce (L) – überziehe

OBG Obstetrician-gynaecologist (E) – Geburtshelfer und Gynäkologe

obl. Obliquus (L) – schräg

OBS 1. Obstetrics (E) – Geburtshilfe; → OB 2. Organic brain syndrome (E) – organisches Hirnsyndrom

obs. Obsolet (L) – veraltet, nicht mehr gebräuchlich

OBT Oxytocin-Belastungstest

OC 1. Opening click (E) – Öffnungsgeräusch 2. Oral contraceptive – orales Empfängnisverhütungsmittel; → OCA 3. Oxacillin 4. Oxygen consumed (E) – Sauerstoffverbrauch

O & C Onset and course (E) – Beginn und Verlauf (einer Krankheit)

OCA Oral contraceptive agent (E) – orales Empfängnisverhütungsmittel; → OC

Occ 1. Occasional (E) – gelegentlich 2. Occlusion – Verschluß

occ Occipitalis – das Hinterhaupt betreffend

occ Blut Occultes Blut

OccTh Occupational therapy (E) – Beschäftigungstherapie; → OT

OCG Orales Cholezystogramm

OCM Obliterative Kardiomyopathie

OCMT Ornithine carbamoyltransferase (E) – Ornithin-Carbamyl-Transferase; → OCT

ÖCP Ösophagus-Cardia-Passage

OCT 1. Ornithin-Carbamyl-Transferase; → OCMT 2. Oxytocin challenge test (E) – Oxytocin-Provokationstest

OD 1. Oberflächendosis 2. Occupational disease (E) – Berufskrankheit 3. Oculus dexter – rechtes Auge; → O.d. 4. Optical density (E) – optische Dichte 5. Outside diameter (E) – Außendurchmesser 6. Overdose (E) – Überdosis

O.d., OD Oculus dexter – rechtes Auge

o.d. Omni di (L) – täglich

ODA 1. Occipito-dextra anterior – rechte vordere Hinterhauptslage (des Fetus) 2. On-demand-Analgesie (E) – bei Bedarf zu verabreichende Schmerzmittelinjektion

ODC 1. Ornithin-Decarboxylase 2. Orotidin-5-phosphat-decarboxylase 3. Oxygen dissociation curve (E) – Sauerstoff-Dissoziationskurve

ODG 1. Ophthalmodynamogramm 2. Ophthalmodynamographie

Odont. Odontologie

ODP Occipito-dextra posterior – rechte hintere Scheitelbeinlage (des Fetus)

ODQ On direct questioning (E) – bei direkter Befragung

ODSG Ophthalmic Doppler Sonogram – ophthalmologische Doppler-Ultraschallaufzeichnung

OE 1. Oberflächenelektrode 2. Oxford-Einheit; → O.E.

O.E., OE Oxford-Einheit

Oe Östrogen (Estrogen)

O-Ebene Obere Schoßfugenrandebene

OEE Outer enamel epithelium – äußeres Schmelzepithel

OEMG 1. Okuloelektromyogramm 2. Okuloelektromyographie

OER Oxygen enhancement ratio (E) – Sauerstoff-Sensibilisierungsfaktor

OES Oxalessigsäure

ÖZ Öffnungszuckung

OF Occipital-frontal (E) – größte Hirnschädellänge

OFA 1. Objekt-Film-Abstand 2. Onkofetales Antigen

OFC Osteitis fibrosa cystica (Recklinghausen-Krankheit)

OFD-Syndrom Oral-facial-digital syndrome (E) – orodigitofaciale Dysostose (Papillon-Léage-Psaume-Syndrom)

OFMA Onkofetales Membranantigen

OFP Onkofetales Protein

OG Optimalgewicht

ÖGD Ösophagus-Gastro-Duodenoskopie

OGT, OGTT, oGTT Oraler Glucose-Toleranztest

OH Out of hospital = outpatient (E) – ambulanter Patient; → OP

OHC Outer hair cells (E) – äußere Hörzellen

OHCS Hydroxycorticosteroid

OHD Organic heart disease (E) – organische Herzerkrankung

OHF Omsk hemorrhagic fever (E) – Omsker hämorrhagisches Fieber

OHP Oxygen under high pressure (E) – Sauerstoff unter Überdruck

O₂-Hb Oxyhämoglobin; → Oxy-Hb

OI Opsonic index (E) – opsonischer Index

OIH Ovulation inducing hormone (E) – ovulationeinleitendes Hormon

OIT Organic-integrity-test (E) – Test zum Nachweis der intakten Formwahrnehmung

O.i.t. Osteogenesis imperfecta tarda

OK Oberkiefer

OKH Oberkieferhöhle

Okkl Okklusion

OKM Obliterierende Kardiomyopathie

OKN Optokinetischer Nystagmus

OKT Kommerziell verfügbare monoklonale Antikörper zur Identifizierung von Oberflächenmarkern auf Zellmembranen

OL 1. Oberlappen (der Lunge) 2. Oculus laevus – linkes Auge

Ol. Oleum

OLA Occipito laeva anterior – linke vordere Hinterhauptslage (des Fetus)

Ol oliv Oleum olivae – Olivenöl

OLP occipito laeva posterior – linke hintere Hinterhauptslage (des Fetus)

OM 1. Okzipitomental 2. Osteomalazie 3. Otitis media – Mittelohrenentzündung; → O.m.

O.m., OM Otitis media – Mittelohrenentzündung

OMF Osteomyelofibrose

OMGE Organisation Mondiale de Gastéro-Entérologie (F) – Weltorganisation für Gastroenterologie

OMP Orotidinmonophosphat

OMPA Octamethylpyrophosphoramid

OMS Osteomyelosklerose

OMT *o*-Methyl-Transferase

ONK-Tubus Oxford-non-kinking-Tubus

OOB Out of bed (E) – nicht mehr bettlägerig

OOLR Ophthalmologie, Otologie, Laryngologie, Rhinologie

OP 1. Operation; → Op 2. Operationssaal 3. Operative procedure (E) – operatives Verfahren 4. Originalpackung; → O.P. 5. Osmotic pressure (E) – osmotischer Druck 6. Osteoporose 7. Outpatient (E) – ambulanter Patient; → OH

O.P., OP Originalpackung

Op, OP Operation

op. Operativ

o.P. Organische Psychose

O₂P Sauerstoffpuls; → O2Puls

OPC Out patient clinic (E) – Poliklinik

OPD Out-patient department (E) – Poliklinik, Ambulanz

OPD-syndrome Otopalatodigital syndrome (E) – otopalatodigitales Syndrom

OPG Oxypolygelatine

OPH Ophthalmology (E) – Ophthalmologie

Ophth. 1. Ophthalmologe 2. Ophthalmologie

ophth. Ophthalmologisch

OPM Operationsmikroskop

OPSI Overwhelming postsplenectomy infection (E) – lebensgefährliche Sepsis nach Milzentfernung

opt. Optisch

O₂Puls Sauerstoff-Puls; → O2P

OPV Orale Poliovakzine

OPWL Opiat withdrawal (E) – Opiatentzug

OR Operating room (E) – Operationssaal

O-R Oxidation-Reduktion

ORA Operating room assistent (attendant) (E) – militärischer Operationsgehilfe (-pfleger)

ORD Optical rotary dispersion (E) – optische Rotationsdispersion

ORE Oil retention enema – Ölklistier

Org. 1. Organ 2. Organismus

org. Organisch

ORIF Open reduction with internal fixation (E) – blutige Reposition mit innerer Fixation

ORL Otorhinolaryngologie

ORN Ornithin

ORS 1. Oral surgeon (E) – Kieferchirurg 2. Orthopaedic surgeon (E) – orthopädischer Chirurg

ORT Operating room technician (E) – Operationsassistent(in)
Orthese Orthopädische Prothese
Orthodont. Orthodontie
Orthop. 1. Orthopäde 2. Orthopädie
orthop. Orthopädisch
ORVID Online Röntgen video display including documentation (E) – automatisierte Befundung und Datenspeicherung in der Röntgendiagnostik
OS 1. Oberflächenspannung 2. Oberschenkel 3. Oculus sinister – linkes Auge; → Os 4. Opening snap (E) – (Klappen-)Öffnungston 5. Orthostase-Syndrom 6. Otosklerose 7. Oxygen saturation (E) – Sauerstoff-Sättigung
Os 1. Oculus sinister – linkes Auge; → OL 2. Symb. f. Osmium 3. Ossa – Knochen (pl.)
OSF Overgrowth stimulating factor (E) – wachstumsstimulierender Faktor
OSG Oberes Sprunggelenk
OSH Oberschenkelhals
OSM 1. Osmol 2. Osmone; → O
osm. Osmotisch
Osm.Resist. Osmoseresistenz
OST Optimierte Standardmethode
Osteo. 1. Osteomyelitis 2. Osteopathie
OT 1. Objective test (E) – objektiver Test 2. Occupational therapist (E) – Beschäftigungstherapeut 3. Occupational therapy (E) – Beschäftigungstherapie; → OccTh 4. Old tuberculin (E) – Alttuberkulin; → ATK 5. Original tuberculin (E) – Alttuberkulin; → ATK 6. Orotracheal 7. Orotubus
OTA Orthotoluidine arsenite (zum Nachweis von Blut im Urin)
OTC 1. Ornithin-trans-Carboxylase 2. Over the counter (E) – frei verkäuflich, rezeptfrei
OTD Organ tolerance dose (E) – Organtoleranzdosis
OTO, Otol. Otologie
Otol. 1. Otologe 2. Otologie; → OTO
otol. Otologisch
OU, O.U., O.u. Oculus uterque – beide Augen
OUP Oberer Umschlagpunkt (im EKG)
OV Overventilation (E) – Hyperventilation
OVH Ovulationshemmer
o/w Oil in water (E) – Öl in Wasser
O/W-Emulsion Öl-Wasser-Emulsion
OWiG Ordnungswidrigkeitsgesetz
ox Oxidised (E) – oxidiert

OXA Oxalic acid (E) – Oxalsäure
Oxy-Hb Oxyhämoglobin; → O2-Hb
OZ 1. Octan-Zahl 2. Onkologisches Zentrum 3. Ordnungszahl
oz, o.z. Ounce (E) – Unze
oz ap, o.z. ap. Ounce Apothecaries (E) – Unze Apothekergewicht
oz av, o.z. av. Ounce Avoirdupois (E) – Unze Handelsgewicht

P

P 1. Palpation 2. Paralyse – vollständige motorische Lähmung 3. Parenteralgeneration 4. Partialdruck; → p 5. Pasteurella 6. Perkussion 7. Perzentile 8. Symb. f. Phosphor 9. Pille 10. Plasma 11. Plättchenfaktor 12. Plexus – Geflecht; → P. 13. Poise – Maßeinheit der Viskosität 14. Population (E) – Bevölkerung 15. Position 16. Positiv 17. Presbyopie – Altersweitsichtigkeit; → Pb 18. Pressure (E) – Druck 19. Probability (E) – Wahrscheinlichkeit; → p 20. Prolin 21. Properdin 22. Protein 23. Pulmonalton 24. Puls 25. Pulvis (L) – Pulver 26. Pupille; → P. 27. Vorhoferregung (im EKG)
P. 1. Pediculus 2. Phlebotomus 3. Plasmodium 4. Plexus – Geflecht; → P 5. Processus – Fortsatz 6. Proteus 7. Pulex 8. Pupille; → P
p 1. Para 2. Partialdruck; → P 3. Piko = 10^{-12} 4. Pond – Einheit der Kraft 5. Pressure (E) – Druck; → P 6. Probability (E) – Wahrscheinlichkeit; → P 7. Proton 8. Signifikanzbereich
PA 1. Paralysis agitans – Schüttellähmung, Parkinson-Krankheit 2. Periduralanästhesie; → PD, PDA 3. Pernicious anaemia (E) – perniziöse Anämie; → p.A. 4. Phosphatase-Aktivität 5. Plasminogen-Aktivator 6. Polyamid 7. Posterior-anterior; → p.a., p.-a. 8. Praxisanleiter 9. Präzipitierende Antikörper 10. Pressure arterial (E) – arterieller Druck 11. Primäraffekt 12. Pro analysi; → p.a. 13. Probeagglutination 14. Prolonged action (E) – verlängerte Wirkung 15. Psychoanalyse 16. Psychoanalyst (E) – Psychoanalytiker 17. Pulmonalarterie 18. Pulmonalisareal
P & A Percussion and auscultation (E) – Perkussion und Auskultation
P$_A$ Pressure alveolary (E) – Alveolardruck; → Palv

Pa 1. Pascal – SI-Einheit des Drucks 2. Symb. f. Protactinium

p.A., PA Perniziöse Anämie

p.a. 1. Post applicationem – nach Verabreichung 2. Posterior-anterior; → PA, p.-a. 3. Pro analysi – für Analysezwecke; → PA

p.-a., PA, p.a. Posterior-anterior

PAA 1. Phenylacetic acid (E) – Phenylessigsäure 2. Polyacrylamid

PAA-Gel Polyacrylamid-Gel

PAB, PABA p-Aminobenzoesäure

PAC 1. Phenacetin, aspirin, coffeine (E) – Phenacetin, Aspirin, Coffein 2. Premature atrial (auricular) contraction (E) – vorzeitige Vorhofkontraktion

PACIA Particle counting immun assay (E) – Analysesystem auf Basis des Autoanalyzers

paCO$_2$ Arterieller Kohlendioxid-Druck

PAD 1. Diastolischer Pulmonalarteriendruck 2. Peripheral arterial disease (E) – periphere Arterienerkrankung 3. Periphere arterielle Durchblutung 4. Perkutane Abszeßdränage 5. Phenacetin, aspirin, desoxyephedrine (E) – Phenazetin, Aspirin, Desoxyephedrin 6. Photonenabsorptionsdensitometrie 7. Pression auriculaire droit (F) – Mitteldruck im rechten Vorhof

PADP Pulmonary artery diastolic pressure (E) – diastolischer Druck in der Lungenarterie

Päd. 1. Pädiater 2. Pädiatrie

päd. 1. Pädagogisch 2. Pädiatrisch

PAEDP Pulmonary artery end-diastolic pressure (E) – enddiastolischer Druck in der Lungenarterie

PAF 1. Platelet activating factor (E) – thrombozytenaktivierendes Phospholipid 2. Platelet aggregating factor (E) – Plättchenaggregationsfaktor; thrombozytenaktivierender Faktor aus Basophilen, der eine Thrombozytenaggregation bewirkt 3. Plättchenaktivierender Faktor 4. Pulmonary arteriovenous fistula (E) – arteriovenöse Lungenfistel

PA & F Percussion, auscultation and fremitus (E) – Perkussion, Auskultation und Fremitus

PAG 1. Perinatologische Arbeitsgemeinschaft 2. Pregnancy associated glykoprotein (E) – schwangerschaftsassoziiertes Glykoprotein 3. Primäre Antrumgastritis

PAGE Polyacrylamid-Gelelektrophorese

PAH 1. p-Aminohippursäure 2. Plättchenaggregationshemmung

PAH-Clearance p-Aminohippursäure-Clearance

PAI Porphyria acuta intermittens

PAL 1. Posterior axillary line (E) – hintere Achsellinie 2. Products of activated lymphocytes (E) – lymphozytenaktivierende Substanz 3. Pyridoxalphosphat; → PALP, PLP

P Alb Präalbumin

PALP Pyridoxalphosphat; →PAL, PLP

PALS Periarterioläre lymphatische Scheide

P$_{alv}$ Alveolary pressure (E) – Alveolardruck; → PA

PAM 1. Pralidoximi methiodidum 2. Pyridinaldoximmethyliodid

PAMB p-Aminomethylbenzoesäure; → PAMBA

PAMBA p-aminomethyl-benzoic acid (E) – p-Aminomethylbenzoesäure; → PAMB

PAN 1. Periarteriitis nodosa 2. Polyacrylnitril 3. Polyarteriitis nodosa 4. Pyridinazohydroxynaphthalin

PAO 1. Peak acid output (E) – maximale Säuresekretion 2. Pressure aortic (E) – Aortendruck

PAP 1. Papanicolaou-Färbung; → Pap 2. Papanicolaou smear (E) – Papanicolaou-Abstrich; → Pap smear 3. Plättchenarmes Plasma 4. Primary atypical pneumonia (E) – primär atypische Pneumonie 5. Prostataalkalische Phosphatase 6. Prostatic acid phosphatase (E) – Prostata-saure Phosphatase 7. Pulmonary arterial pressure (E) – Lungenarteriendruck

Pap, PAP Papanicolaou-Färbung

PAPD Pulmonary arterial pressure diastolic (E) – diastolischer Lungenarteriendruck

Papova-Virus Papilloma-, Polyoma- und Siamian-vacuolating-Virus

PAPP p-Aminopropiophenon

PAPS 1. Adenosinphosphatphosphosulfat – Phosphoadenylphosphosulfat 2. Pulmonary arterial systolic pressure (E) – systolischer Lungenarteriendruck

pap smear Papanicolaou smear (E) – Papanicolaou-Abstrich; → PAP

PAQ Puls-Atem-Quotient

PAR 1. Postanesthetic recovery (E) – Erwachen aus der Narkose 2. Pseudoallergische Reaktion

p.art. Periartikulär

PAS *p*-Aminosalicylsäure; → PASA

PASA *p*-aminosalicylic acid (E) – *p*-Aminosalicylsäure; → *PAS*

PASP Pulmonary artery systolic pressure (E) – systolischer Druck der Arteria pulmonalis

PAS-Reaktion Periodic acid Schiff reaction (E) – Perjodsäure-Schiff-Reaktion; → PJS-Reaktion

PASS Phosphoradenylsaures Sulfat

PAT 1. Paroxysmal atrial tachycardia (E) – paroxysmale Atriumtachykardie 2. Platelet aggregation test (E) – Plättchenaggregationstest

Pat. Patient(in)

Path. Pathogenese

path. Pathogenetisch

Pathol. 1. Pathologe 2. Pathologie

pathol. Pathologisch

PAVK Periphere arterielle Verschlußkrankheit

PAWP Pulmonary artery wedge pressure (E) – Pulmonalkapillarverschlußdruck

PAX Photoelectron spectrometry for the analysis of X-ray (E) – Röntgenstrahlelektronenspektroskopie

PAZ Pulswellenankunftszeit

PB 1. Peripheral blood (E) – peripheres Blut 2. Pharmacopoeia Britannia – Britisches Arzneibuch 3. Phenobarbital 4. Premature beats (E) – Extrasystolen 5. Pressure breathing (E) – Druckbeatmung

Pb 1. Symb. f. Plumbum – Blei 2. Presbyopie – Altersweitsichtigkeit; → P 3. Proband

PBA 1. Pressure breathing assister (E) – Druckbeatmungsgerät 2. Protein binding assay (E) – Proteinbindungstest

P-B-Antikörper Paul-Bunnell-Antikörper

PBC Primary biliary cirrhosis (E) – primär biliäre (Leber-)Zirrhose; → PBZ

PBF 1. Plasmatic binding factor (E) – Plasmabindungsfaktor 2. Peripheral blood flow (E) – periphere Durchblutung 3. Pulmonary blood flow (E) – Lungendurchblutung

PBG 1. Porphobilinogen 2. Progesteronbindendes Globulin

PBI Protein bound iodine (E) – proteingebundenes Iod; → PBJ

PBJ, PBI Proteingebundenes Iod

PBL Peripheral blood lymphocyte (E) – periphere Blutlymphozyten

PBl Peripheres Blut

PBP Penicillinbindende Proteine

PBR Paul-Bunnell-Reaktion; → PB-Test

PBS Phosphat buffered saline (E) – phosphatgepufferte Kochsalzlösung

PB-Test Paul-Bunnell-Test; → PBR

PBZ 1. Phenoxybenzaminum 2. Phenylbutazon 3. Plaquebildende Zellen; → PFC 4. Primär biliäre (Leber-)Zirrhose; → PBC 5. Pyribenzamin

PB-Zellen Progenitor of B-cells (E) – antikörperproduzierende B-Lymphozyten

PC 1. Packed cells (E) – Erythrozytenkonzentrat 2. Papierchromatographie; → P.C. 3. Parent cells (E) – Mutterzellen 4. Peak clipping (E) – Konstanthaltung des Ausgangsschalldrucks bei Hörgeräten 5. Phosphorylcholin 6. Phosphorcreatine – Kreatinphosphat 7. Platelet concentrate (E) – Thrombozytenkonzentrat 8. Post cenam – nach der Mahlzeit; → p.c. 9. Post cibos – nach den Mahlzeiten; → p.c. 10. Post cohabitionem – nach dem Beischlaf; → p.c. 11. Protein C 12. Pulmonary capillary pressure (E) – Pulmonalkapillardruck; → PCD, PCP, PWP

P.C. Papierchromatographie; → PC

p.c. 1. Post cenam – nach der Mahlzeit; → PC 2. Post cibos – nach den Mahlzeiten; → PC 3. Post cibum – nach dem Essen 4. Post coenam – nach peroraler Einnahme 5. Post cohabitionem – nach dem Beischlaf; → PC 6. Post conceptionem – nach der Empfängnis 7. Pro centum – pro Hundert

PCA 1. Passive cutaneous anaphylaxis – passive Hautanaphylaxie 2. Perchlorid acid (E) – Perchlorsäure; → PCS 3. Plasmazellenantigenkodierendes Gen 4. Portokavale Anastomose; → PC-Shunt, PKA

PCa Aktiviertes Protein C

PCAA Pankreaskarzinom-assoziiertes Antigen

P$_{cap}$ Capillary pressure (E) – Kapillardruck

PCA-Reaktion Passive-cutaneous-anaphylaxis-Reaktion – passive Hautanaphylaxiereaktion

PCB 1. Parazervikalblockade 2. Polychlorierte Biphenyle

PCD Pulmonalkapillardruck; → PC, PCP, PWP

PCDD Polychlorierte Dibenzodioxine

PCDF Polychlorierte Dibenzofurane

P-cells Pale cells (E) – blasse Zellen

PCF 1. Pharyngoconjunctival fever (E)

– Pharyngokonjunktivalfieber 2. Prothrombin converting factor (E) – Prokonvertin (Faktor VII)

PCG 1. Phonokardiogramm; PKG 2. Phonokardiographie; → PKG

PCH 1. Phäochromozytom 2. Paroxysmal cold hemoglobinuria (E) – paroxysmale Kältehämoglobinurie

PCHE 1. Phosphocholin-Esterase 2. Pseudocholin-Esterase

PCI Protein-C-Inhibitor

PCK Phosphoenolpyruvat-Carboxykinase

PCM Parietal cell mass (E) – Anzahl der Parietalzellen

PCNB Pentachlornitrobenzol

PCOD Polycystic ovarian disease (E) – polyzystische Ovarien (Stein-Leventhal-Syndrom)

pCO₂, P_CO₂ Kohlendioxid-Partikeldruck

PCP 1. Pentachlorphenol 2. Pneumocystis-carinii-Pneumonie 3. Primär chronische Polyarthritis; → pcP, RA 4. Progredient chronische Polyarthritis 5. Progressiv chronische Polyarthritis; → pcP 6. Pulmonary capillary pressure (E) – Lungenkapillardruck; → PC, PCD, PWP

pcP, PCP 1. Primär chronische Polyarthritis; → RA 2. Progressiv chronische Polyarthritis

PCPA *p*-Chlorphenylalanin

pcpt Perception (E) –Wahrnehmung

PCR, PCr Phosphocreatine – Kreatinphosphat

PCS Perchlorsäure; → PCA

PC-Shunt Portokavaler Shunt; vgl. PCA, PKA

PCT 1. Plasmacrit test (E) – Plasmakrit-Test 2. Porphyria cutanea tarda

PCV Packed cell volume (E) – Hämatokrit-Wert; → HK, Hk, HKT, Hkt

PCWP Pulmonary capillary wedged pressure (E) – pulmonaler kapillärer Staudruck

PCZ Procarbazin

PD 1. Paediatrics (E) – Pädiatrie 2. Papillendurchmesser; → pd 3. Paralysing dose (E) –lähmende Dosis 4. Parkinson's disease (E) – Parkinson-Krankheit 5. Partialdruck 6. Periduralanästhesie; → PA, PDA 7. Peritonealdialyse 8. Phosphat-Dextrose 9. Potentialdifferenz 10. Pressure diastolic (E) – diastolischer Druck; → pd 11. Privatdozent; → Priv.-Doz. 12. Progressive disease (E) – fortschreitende Erkrankung 13. Provisional diagnosis (E) – vorläu-

fige Diagnose 14. Pulsdifferenz 15. Pulsdruck 16. Pupillary distance (E) – Pupillendistanz 17. Pupillendurchmesser

Pd 1. Diastolischer arterieller Blutdruck 2. Symb. f. Palladium

pd, PD 1. Papilla diameter (E) – Papillendurchmesser 2. Pressure diastolic (E) – diastolischer Druck 3. Prism diopter (E) – Prismendioptrie 4. Pupillary distance (E) – Pupillenabstand

p.d. 1. Per diem – täglich 2. Pro die – pro Tag 3. Pro dosi – je Dosis

PDA 1. Patent ductus arterious (E) – offener Ductus Botalli 2. Periduralanästhesie; → PA, PD 3. Persistierender Ductus arteriosus Botalli

PDB *p*-Dichlorbenzol

PDC 1. Pyridinolcarbamat 2. Pyruvat-Decarboxylase

pd/DAZ Druckanstiegsgeschwindigkeit; → DAZ

PDE 1. Paroxysmal dyspnoea exertion (E) – paroxysmale Belastungsdyspnoe 2. Phosphodiesterase

PDGF Platelet derived growth factor (E) – Plättchenwachstumsfaktor

PDH Pyruvat-Dehydrogenase

P_diast Diastolic pressure (E) – diastolischer arterieller Druck

PDK Periduralkatheter

PDL Pflegedienstleitung

PDM Progressive Muskeldystrophie

PDPA Pressure diastolic pulmonary artery (E) – diastolischer Pulmonalarteriendruck

PDP-Programm Prämaturitäts-Dysmaturitäts-Präventations-Programm

PDPT-Impfstoff Kombinationsimpfstoff gegen Poliomyelitis, Diphtherie, Pertussis und Tetanus

pdpt Prismdiopter (E) – Prismendioptrie

pdr Powder (E) – Puder

PDS Polydioxanon

PE 1. Palmarerythem 2. Papierelektrophorese 3. Pentaerythritol 4. Pericardial effusion (E) – Perikardialerguß 5. Physical examination (E) – körperliche Untersuchung 6. Probable error (E) – wahrscheinlicher Fehler 7. Probeexzision 8. Pulmonalembolie 9. Pulmonary edema (E) – Lungenödem 10. Pulmonary embolism (E) – Lungenembolie

Pe Pressure on exspiration (E) – Exspirationsdruck

PEA Phenethyl alcohol (E) – Benzylkarbinol

PEB Pulmoelektrische Beatmung
PEEP Positive end-exspiratory pressure (E) – positiv end-exspiratorischer Atemwegsdruck
PEF Peak exspiratory flow (E) – maximaler exspiratorischer Fluß
PEFR Peak exspiratory flow rate (E) – maximale exspiratorische Flußrate
PEG 1. Perkutane endoskopische Gastrostomie 2. Pneumoenzephalogramm; → AEG 3. Pneumoenzephalographie 4. Polyethylenglykol
PEI Phosphatexkretionsindex
P$_{ei}$ Pressure end-inspiratory (E) – endinspiratorischer Druck
PEIP Positive end-inspiratory pressure (E) – positiver endinspiratorischer Druck
PEM 1. Photoelektronenemissionsmikroskop 2. Protein-Energie-Mangelsyndrom
PEMF Pulsierendes elektromagnetisches Feld
PEP 1. Phosphoenolpyruvat 2. Pre-ejection period (E) – Anspannungszeit
PERLA Pupils equal, react to light and accommodation (E) – gleiche Pupillen, Licht- und Akkommodationsreaktion
PERRLA Pupils equal, round, react light and accommodation (E) – gleiche Pupillen, rund, Licht- und Akkommodationsreaktion
PES 1. Peressigsäure 2. Programmierte elektrische Stimulation
PET 1. Partial exchange transfusion (E) – partielle Austauschtransfusion 2. Plasma-Eisen-Turnover; → PIT 3. Positronen-Emissions-Computertomographie 4. Positronenemissionstomographie 5. Pre-eclamptic toxemia (E) – präeklamptische Toxämie 6. Proteolytischer Enzymtest 7. Psycholinguistischer Entwicklungstest
PETN Pentaerythrittetranitrat
PETP Polyethylenterephthalat
PETT Positronen emissions transaxial tomography (E) – Positronenemissionscomputertomographie
PEV Peak exspiratory velocity (E) – maximale Exspirationsgeschwindigkeit
P$_{ex}$O$_2$ Pressure exspiratory carbon dioxid (E) – exspiratorischer Kohlendioxid-Druck
PF 1. Peak flow (E) – maximale Flußrate 2. Pericardial fluid (E) – Perikardialwasser 3. Permeability factor (E) – Permeabilitätsfaktor 4. Plättchenfaktor; → P-Faktor 5. Potenzierende Faktoren

6. Pulmonalfaktor 7. Pulsfrequenz 8. Purkinje-Fasern
Pf Pfeifferella
PFA 1. p-Fluorphenylalanin 2. Phosphofructaldolase
P-Faktor Plättchenfaktor; → PF
PFC Plaque forming cells (E) – plaquebildende Zellen; → PBZ
PFC-Syndrom Persistenz der fetalen Zirkulation
PFK Phosphofruktokinase
PFO Patent foramen ovale – offenes Foramen ovale
PFR Peak flow rate (E) – maximale exspiratorische Atemstromstärke; → MEAS, MEFR
PFT Peak flow time (E) – maximale exspiratorische Atemstromzeit
PFU Plaque forming units
PG 1. Pentagastrin 2. Phosphogluconsäure 3. Phosphoglycerat 4. Pregnandiolglucuronid 5. Progesteron 6. Prostaglandin
pg 1. Pikogramm 2. Pregnant (E) – schwanger
PGA 1. Phosphoglyceric acid (E) – Phosphoglycerinsäure 2. Pteroylglutamic acid (E) – Pteroylglutaminsäure 3. Prostaglandin A
PGB Prostaglandin B
PGD Phosphogluconat-Dehydrogenase
PGDH Phosphogluconsäure-Dehydrogenase
PGE Prostaglandin E
P-Generation Parenteralgeneration
PGF Prostaglandin F
PGH 1. Pituitary growth hormone (E) – Hypophysenwachstumshormon (Somatotropin) 2. Prostaglandin H
PGI 1. Phosphoglucose-Isomerase 2. Prostaglandin I
PGK Phosphoglycerat-Kinase
PGLuM Phosphogluco-Mutase; → PGM
PGM 1. Phosphogluco-Mutase; → PGLuM 2. Phosphoglycerat-Mutase
PGM-System Phosphoglucomutasen-System
PGN Primär chronische Glumerulonephritis
PGO-System Ponto-genikulo-okzipitales System
PGP 1. Paralysis generalata progressiva – progressive Paralyse 2. Phosphoglykolat-Phosphatase
PGS 1. Phosphogluconsäure 2. Phosphoglycerinsäure

PGTT Prednisolon-Glucose-Toleranztest
PGUT Phosphogalactose-uridyl-Transferase
PGV Proximal gastric vagotomy (E) – proximale gastrische Vagotomie
PGX Prostaglandin X
PH 1. Partial thromboplastin time (E) – partielle Thromboplastinzeit; → PTT, PTZ 2. Passive Hämagglutination; → PHA 3. Past history, previous history (E) – Anamnese, Krankengeschichte 4. Patient history (E) – Patientengeschichte 5. Portale Hypertension; → PHT 6. Public health (E) – öffentliche Gesundheitspflege/-wesen (in der USA)
Ph Pharmacopoea – Arzneibuch
Ph₁ Philadelphia-Chromosom
PH Phosphorwasserstoff
pH Potentia Hydrogenii, Symb. f. die Wasserstoffionenkonzentration (Wasserstoffexponent)
ph Phot – Einheit für die spezifische Lichtausstrahlung
PHA 1. Passive Hämagglutination; → PH 2. Phytohämagglutinin, ein T-Zellmitogen
pHa Arterieller pH-Wert
PharC Pharmaceutical chemist (E) – Apotheker; → PhC
Pharm. 1. Pharmazeut; → Pharmaz. 2. Pharmazie; → Pharmaz.
pharm., pharmak. Pharmakologisch
Pharmak. 1. Pharmakologe 2. Pharmakologie
pharmak., pharm. Pharmakologisch
Pharmaz., Pharm. 1. Pharmazeut 2. Pharmazie
pharmaz., pharm. Pharmazeutisch
PHA-Reaktion Phytohämagglutinin-Reaktion
PHA-Zellen Phythämagglutinin-Zellen
PHB Phenobarbital
PhC. Pharmaceutical chemist (E) – Apotheker; → PharC
PHC, PHCC Primary hepatocellular carcinoma (E) – primäres hepatozelluläres Karzinom (Leberzellenkarzinom)
PHC-Syndrom Prämolarenunterzahl, Hyperhidrosis, Canitiespraematura-Syndrom
Phe. Phenylalanin; → F
Ph.Eur. Pharmacopoea Europaea – Europäisches Arzneibuch
PHG Pertussis-Hyperimmunglobulin
PHI Phosphohexose-Isomerase
PHI-Test Phosphohexoseisomerase-Test
Phl. Phlebographie; → Phlebo

PHLA Post-Heparin-lipolytische Aktivität
Phlebo. Phlebographie; → Phl.
PHMJ Picolinohydroxamsaures Methyliodid
PHPA Partially hydrolysed polyacrylamide (E) – teilhydrolysiertes Polyacrylamid
PHPAA p-hydroxyphenylacetic acid (E) – p-Hydroxyphenylessigsäure
PHPT Pseudohypoparathyreoidismus
pHPT Primärer Hyperparathyreoidismus
PHS Public Health Service (E) – Öffentlicher Gesundheitsdienst (in den USA)
PHS-Syndrom Periarthritis-humeroscapularis-Syndrom
PHT Portal hypertension – Pfortaderhochdruck; → PH
PHV Peak height velocity (E) – Gipfel des Wachstumsschubes in der Pubertät
PhyS Physiological saline (E) – Physiologische Kochsalzlösung
Phys 1. Physician (E) – Arzt 2. Physik 3. Physiker
phys. 1. Physisch 2. Physikalisch
Physiol. 1. Physiologe 2. Physiologie
physiol. Physiologisch
PhysMed Physicial medicine (E) – physikalische Medizin; → PM
PHZ Posthepatische Zirrhose
PI 1. Pankreasinsuffizienz 2. Pearl-Index 3. Pharmacopoeia Internationalis; International Pharmacopoeia – Internationales Arzneibuch 4. Present illness (E) – vorliegende Krankheit 5. Pressure inspiratory (E) – inspiratorischer Druck 6. Proactive inhibition (E) – proaktive Hemmung 7. Proteinase-Inhibitor – Proteasenhemmer 8. Protamine insulin (E) – Protamin-Insulin 9. Pulmonary insufficiency (E) – Pulmonalinsuffizienz
p.i. 1. Post infusionem – nach Infusion 2. Post infectionem – nach Infektion 3. Post injectionem – nach Injektion
PID 1. Pelvic inflammatory disease (E) – Nierenbeckenentzündung 2. Prolapsed intervertebral disc (E) – Bandscheibenprolaps
PIDS, PIds Primäres Immundefektsyndrom
PIE 1. Positiv-inotroper Effekt 2. Pulmonary infiltrate and eosinophilia (E) – eosinophiles Lungeninfiltrat
PIEA Positive inotropic effect of activation (E) – positive Wirkung einer Herzaktion auf die Kontraktilität darauffolgender Herzaktionen

PIE-Syndrom Pulmonary infiltrates eosinophilie-syndrome (E) – durch Lungeninfiltrate und massive Eosinophile gekennzeichnete Erkrankung

PIF 1. Prolactin-inhibiting factor (E) – prolaktinhemmender Faktor 2. Proliferation-Inhibitor-Faktor

PIH Prolactin-inhibiting hormone (E) – prolaktinhemmendes Hormon

Pil., pil. Pilula – Pille

PIND Paraimmunitätsinducer

P$_i$O$_2$ Pressure inspiratory oxigen (E) – inspiratorischer Sauerstoffdruck

PIP Proximales Interphalangealgelenk

Pi-System Protease-Inhibitor-System

PIT 1. Persönlichkeitsinteressentest 2. Plasma iron turnover (E) – Plasma-Eisen-Turnover; → PET

PITR Plasma iron turnover rate (E) – Plasmaeisenumsatz

PIVKA Prothrombin induced in vitamin K absence (E)

PIX Proton-induced X-rays (E) – protonenangeregte Röntgenstrahlung

PIXE Particle-induced X-ray emission (E) – teilcheninduzierte Emission von Röntgenstrahlen

PJS-Reaktion Periodsäure-Schiff-Reaktion; → PAS-Reaktion

PK 1. Partielle Koloskopie 2. Plasmakalium 3. Primärkomplex 4. Psychokinese 5. Pyruvat-Kinase

PKA 1. Passive kutane Anaphylaxie 2. Portokavale Anastomose; → PCA, PC-Shunt

PKD Pulmonalkapillardruck

PKG 1. Phonokardiogramm; → PCG 2. Phonokardiographie; PCG

PKN Parkinsonismus

PKQ Protein-Kreatinin-Quotient

PKR 1. Phosphokreatin 2. Prausnitz-Küstner-Reaktion

PKU Phenylketonurie

PKV Private Krankenversicherung

PL 1. Perception of light (E) – Lichtempfindung; → P.L. 2. Phospholipide 3. Plastic surgery (E) – Wiederherstellungschirurgie 4. Posterior left (E) – hinten links 5. Probelaparotomie

P.L. Perception of light (E) – Lichtempfindung; → PL

pl Pikoliter

PLA 1. Passive Latexagglutination 2. Platelet antigen (E) – Plättchenantigen 3. Plazebo – Scheinmedikament 4. Procaine and lactic acid (E) – Procain und

Milchsäure

P$_{LA}$ Pressure left atrial (E) – Druck im linken Vorhof

PLB Perkutane Leberbiopsie

PLD Potentially letal damage (E) – potentieller letaler Schaden

PLE Protein-losing enteropachy (E) – Proteinverlustsyndrom

PLGV Psittakose-Lymphogranuloma venereum

P-LGV Psittacosis-lymphogranuloma venerum

PLP Pyridoxalphosphat; → PAL, PALP

PLRV Potato-Leafroll-Virus

PLT 1. Pankreolauryl-Test 2. Primed lymphocyte test (E) – Test für die Restimulationsfähigkeit von geprägten T-Helferzellen mit dem entsprechenden Antigen

PLT-Gruppe Psittakose-Lymphogranuloma-Trachoma-Gruppe

PLV, P$_{LV}$ Pressure left ventricular (E) – linksventrikulärer Druck

Plv. Pulvis – Pulver; → Pulv.

PLVED Pressure left ventricular enddiastolic (E) – linksventrikulärer enddiastolischer Druck

PLW-Syndrom Prader-Labhart-Willi-Syndrom

Plx (E) – Plexus

PM 1. Mean (arterial) pressure (E) – Mitteldruck 2. Pacemaker (E) – Schrittmacher 3. Papillarmuskel 4. Petit mal (F) – (kleines Übel) kleiner epileptischer Anfall; → P.m. 5. Photometer 6. Physical medicine (E) – physikalische Medizin; → PhysMed 7. Poliomyelitis 8. Presystolic murmur (E) – präsystolisches Geräusch 9. Preventive medicine (E) – vorbeugende Medizin 10. Punctum maximum (L) – Auskultationsstelle über dem Herzen; → Pm, pm. p.m.

Pm 1. Mittlerer arterieller Blutdruck 2. Poliomyelitis 3. Symb. f. Promethium 4. Punctum maximum (L) – Auskultationsstelle über dem Herzen; → PM, pm, p.m.

P.m. Petit mal (F) – (kleines Übel) kleiner epileptischer Anfall; → PM, pm, p.m.

pm 1. Pikometer 2. Pikomolar 3. Poliomyelitis 4. Punctum maximum (L) – Auskultationsstelle über dem Herzen; → PM, pm, p.m.

p.m. 1. Post menstruationem – nach (Eintritt) der Menstruation 2. Post meridiem – nachmittags 3. Post mortem –

nach dem Tode 4. Pro mille – pro Tausend 5. Punctum maximum – Auskultationspunkt über dem Herzen; → PM, Pm, pm
PMA 1. Phenylmercuric acetate (E) – Phenylhydrargyrum aceticum 2. Phosphomolybdic acid (E) – Phosphomolybdänsäure
PMAOA Plättchen-Monoaminooxidase-Aktivität
PMB 1. Polychromes Methylenblau 2. Polymorphonuclear basophil leucocytes (E) – polymorphkernige basophile Granulozyten 3. Postmenopausal bleeding (E) – postmenopausische Blutung
PMBL Polymorphkernige basophile Leukozyten
PMD 1. Primary myocardial disease (E) – primäre Myokarderkrankung 2. Progressive Muskeldystrophie
PME Polymorphonuclear eosinophil leucocytes (E) – polymorphkernige eosinophile Granulozyten
PMEL Polymorphkernige eosinophile Leukozyten
PMF Progressive massive Fibrose
PMH Past medical history (E) – Krankenvorgeschichte
PMI 1. Past medical illness (E) – vorhergegangene Krankheit 2. Posterior myocardial infarction (E) – Hinterwandinfarkt
PMI-Syndrom Postmyokardinfarktsyndrom
PML Progressive multifokale Leukoenzephalopathie
PMLE 1. Polymorphes Lichtexanthem 2. Progressive multifokale Leukoenzephalopathie
PMN Polymorphonuclear neutrophilic leucocytes (E) – polymorphkernige neutrophile Leukozyten
PMNR Periadenitis mucosa necroticans recurrens
pmol Pikomol = 10^{-12} Mol
PMP Previous menstrual period (E) – vorausgegangene Menstruationsperiode
PMR 1. Perinatal mortality rate (E) – Perinatalsterblichkeit 2. Pulmomentalreflex
PM & R Physical medicine and rehabilitation (E) – physikalische Medizin und Rehabilitation
PMS 1. Postmenopausal syndrome (E) – postmenopausisches Syndrom 2. Prämenstruelles Syndrom 3. Pregnant mare serum (E) – Stutenserum

PMSG Pregnant mare serum gonadotropin (E) – aus dem Serum trächtiger Stuten
PMT Pyrrolidinomethyltetracycline (E) – Rolitetracyclin
PN 1. Panarteriitis nodosa 2. Percussion note (E) – Perkussionschall 3. Peripherer Nerv 4. Polyneuritis 5. Psychiatry-neurology (E) – Psychiatrie-Neurologie 6. Psychoneurose 7. Psychoneurotiker 8. Pyelonephritis
PNA 1. Pariser Nomina Anatomica (von 1955) 2. Peanut-Agglutinin 3. Pentose nucleic acid (E) – Pentosenucleinsäure (Ribonucleinsäure)
PND Paroxysmal nocturnal dyspnea (E) – paroxysmale nächtliche Dyspnoe
PN-db Perceived noise decibels (E) – Summenlautstärke
PND-S Paranoid-Neurose-Depressivitätsskala
Pneu. Pneumothorax; → PNX, Pnx
PNF Propriozeptive neuromuskuläre Faszilitation
PNH Paroxysmal nocturnal hemoglobinuria (E) – paroxysmale nächtliche Hämoglobinurie
PNMT Phenylethanolamin-N-methyl-Transferase
P-NP p-nitrophenol (E) – p-Nitrophenol
PNPB Positive negative pressure breathing (E) – positiv-negative Druckbeatmung; → PNPV
PNPR Positive-negative pressure respiration (E) – Wechseldruckbeatmung
PNPV Positive negative pressure ventilation (E) – positiv-negative Druckbeatmung; → PNPB
PNS 1. Paraneoplastisches Syndrom 2. Parasympathetic nervous system (E) – parasympathisches Nervensystem 3. Pentoseribonucleinsäure 4. Peripheral nervous system (E) – peripheres Nervensystem
PNU Protein nitrogen unit (E) – Eiweiß-Stickstoff-Einheit
PNV Periphere Niedervoltage (im EKG)
PNX, Pnx Pneumothorax; → Pneu
Po 1. Pocken 2. Symb. f. Polonium 3. Postoperativ; → POp, p.o.
PO₂, Po₂, pO₂ Oxygen pressure (E) – Sauerstoff-Partialdruck
p.o. 1. Per oral – durch den Mund 2. Per os – durch den Mund 3. Postoperativ; → POp, Po
POA 1. Pankreatisches onkofetales Antigen 2. Peridurale Opiatanalgesie 3. Phen-

oxyacetic acid (E) – Phenoxyessigsäure
4. Primary optic atrophy (E) – primäre Sehnervenatrophie

POD Peroxidase

POD-Methode Peroxidase-Methode

POF Pyruvate oxidation factor (E) – Pyruvat-Oxidationsfaktor

P of E Portal of entry (E) – Eintrittspforte

Polio. Poliomyelitis; → PM, Pm, pm

POMP Polymyxin B

POMC Proopiomelanocortin

POME Polymyxin E

POP 1. Paroxypropionum; → PPP 2. Plasma osmotic pressure (E) – osmotischer Plasmadruck 3. Plaster of Paris (E) – Gips

POp Postoperativ; → Po, p.o.

Porph. Porphyrine

POS Psychoorganisches Syndrom

pos. Positiv

P$_{osm}$ Plasma osmolality (E) – Plasma Osmol

post. Posterior

Pot. Potential

PotAGT Potential abnorme Glucose-Toleranz

POVT Puerperale Ovarialvenenthrombose

POX 1. Peroxidase 2. Peroxidase-Reaktion; → POX-Reaktion

POX-Reaktion Peroxidase-Reaktion; → POX

PP 1. Pankreatisches Polypeptid; →P.P. 2. Plasmaprotein 3. Plazentaprotein 4. Pluripara – Mehrgebärende; → MP, P.P., pp 5. Post prandial – nach dem Essen 6. Primapara – Erstgebärende; → P.P., pp, p.p. 7. Private patient (E) – Privatpatient 8. Pro die – für den Tag; →p.p. 9. Pro dosi – für die einzelne Gabe; → p.p. 10. Progressive Paralyse; → P.P. 11. Pro parte – für die einzelne Gabe, zum Teil; → p.p. 12. Protoporphyria 13. Punctum proximum – Nahpunkt; → P.P. 14. Pyrophosphat; → P.P. 15. Polypeptid

P.P. 1. Pankreatisches Polypeptid; → PP 2. Pluripara – Mehrgebärende; → MP, PP, pp, p.p. 3. Primapara – Erstgebärende; → PP 5. Punctum proximum – Nahpunkt; → PP 6. Pyrophosphat; → PP

Pp Processus – Fortsätze

pp 1. Pair (E) – Paar 2. Per primam (intentionem) – Heilung ohne Komplikationen; → p.p. 3. Pluripara – Mehrgebärende; → MP, PP, P.P., p.p. 4. Post

partum – nach der Entbindung; → p.p. 5. Primapara – Erstgebärende; → PP, P.P., p.p.

p.p. 1. Per primam (intentionem) – Heilung ohne Komplikationen; → pp 2. Pluripara – Mehrgebärende; → MP, PP, P.P., pp 3. Post partum – nach der Entbindung; → pp 4. Primapara – Erstgebärende; → PP, P.P., pp 5. Pro die – für den Tag; → PP 6. Pro dosi – für die einzelne Gabe; → PP 7. Pro parte – für die einzelne Gabe, zum Teil; → PP

PPA 1. Pittsburgh pneumonia agent (E) – Erreger der Legionellose 2. Prephenic acid (E) – Prephensäure 3. Pressure pulmonary artery (E) – Pulmonalarteriendruck

ppa Palpation, percussion and auscultation (E) – Palpation, Perkussion und Auskultation

PPB-Test Purdue-pegboard-Test

ppb Parts per billion – Teile auf eine Milliarde

PPC Pressure pulmonary capillary (E) – Pulmonalkapillardruck

PPCF Plasma prothrombin conversion factor (E) – Plasmaprothrombin-Umwandlungsfaktor (Faktor V)

PPCV Pulmonary capillary venous pressure (E) – Lungenkapillardruck

PPD 1. p-Phenyldiamin 2. Purified protein derivative of tuberculin (E) – gereinigtes Protein-Derivat des Tuberkulins

PPDS Purified protein derivate-standard (E) – gereinigtes Eiweiß-Derivat, ein internationaler Tuberkulinstandard

PPE Pentosanpolysulfonester

PPF Pellagra preventing factor (E) – Nicotinsäureamid

PPH 1. Post partum hemorrhage (E) – Nachgeburtsblutung 2. Präkapilläre pulmonale Hypertonie 3. Pseudo-Pseudohypoparathyreoidismus

P-Phänomen Polcak-Phänomen

PPL 1. Pasteurisierte Plasmaprotein-Lösung 2. Penicilloyl-Polylysin 3. Plasmaprotein-Lösung 4. Posterior pulmonic leaflet (E) – hinteres Pulmonalissegel

PPLO Pleuro-pneumonia-like organism (E) – zellwandlose Bakterien (Pleuropneumonieerreger)

PPL-Test Penicilloyl-Polylysin-Test

PPM Posterior Papillarmuskel

ppm 1. Parts per million – Teile auf eine Million 2. Pulse pro Minute

PPO 1. Peak pepsin output (E) – maximal stimulierte Pepsin-Sekretion 2. Pleuropneumonia organisms (E) – Pleuropneumonieerreger 3. Polyphenyloxid

PPP 1. Paroxypropionum; → POP 2. Plasmaprotein-Profil 3. Platelet-poor plasma (E) – Thrombozytenmangel im Plasma

PPR Positive pressure respiration (E) – positive Druckbeatmung

PPS 1. Pain producing substance (E) – schmerzauslösende Substanz 2. Phosphoribosyl-1-pyrophosphat-Synthese 3. Proteinpolysaccharid

PPSB Prothrombin, Proconvertin, Stuart-Faktor B

PPT 1. Prednison-Provokationstest 2. Pyrexal-Provokationstest

ppt 1. Parts per trillion – Teile auf eine Billion 2. Praecipitatus

pptd Precipitated (E) – ausgefällt

pptn Precipitation (E) – Präzipitation, Ausflockung, Ausfällung

PPV 1. Positive pressure ventilation (E) – positive Druckbeatmung 2. Pressure pulmonary venous (E) – Pulmonalvenendruck

PP-Zellen Pankreatisches polypeptidsezernierende Zellen der Langerhans-Inseln

PQ 1. Atrioventrikuläre Überleitungszeit im EKG 2. Permeability quotient (E) – Permeabilitätsfaktor

PQ-Strecke Vollständige Erregung der Vorhöfe

PQW-Test Phenylquinone-Writhing-Test

PQ-Zeit Intervall zwischen Vorhof- und Kammererregung

PR 1. Partielle Remission 2. Peripheral resistance (E) – peripherer Widerstand; → PW, pW 3. Phenol red (E) – Phenolrot 4. Posterior right (E) – hinten rechts 5. Proctologist (E) – Proktologe 6. Progressive resistance (E) – fortschreitende Resistenz 7. Pruritis 8. Pulsrate

Pr 1. Symb. f. Praseodym 2. Presbyopia (E) – Alterssichtigkeit 3. Prism (E) – Prisma

pr 1. Pair (E) – Paar 2. Per rectum; → p.r. 3. Postradiation (E) – post radiationem, nach Röntgenbestrahlung; → p.r.

p.r. 1. Per rectum – durch den Mastdarm 2. Post radiationem – nach Röntgenbestrahlung; → pr 3. Punctum remotum – Fernpunkt des Auges

PRA 1. Plasma renin activity (E) – Plasma-Renin-Aktivität 2. Right atrial pressure (E) – Druck im rechten Atrium; → PRA

P$_{RA}$, PRA Right atrial pressure (E) – Druck im rechten Atrium

Präp. Präparat

PRC Plasma-Renin-Konzentration

PRD 1. Partial reaction of degeneration (E) – partielle Entartungsreaktion 2. Polycystic renal disease (E) – polyzystische Nierenerkrankung

Prdpt., prdr Prismendioptrie

P$_{resp}$ Pressure respiratory (E) – respiratorischer Druck

PRF Prolactin releasing factor (E) – Prolactin-Releasingfaktor

PRH Prolactin releasing hormone (E) – Prolactin-Releasinghormon

PRIF Prolactin releasing inhibiting factor (E) – Prolactin-releasing-hemmender Faktor (Prolactostatin)

PRIH Prolactin release inhibiting hormone (E) – Prolactin-release-hemmendes Hormon

prim. Primär

PRIND Prolonged reversible ischaemic neurological deficit (E) – prolongierte reversible ischämische neurologische Defekte

PRINS Partiell reversible ischämische neurologische Symptomatik

PRIS Protective response inducing substance (E) – Abwehrreaktion hervorrufende Substanz

PRIST Papier-Radio-Immuno-Sorbent-Test

Priv.-Doz. Privatdozent

PRL Prolactin; → PRO

PRM Premature rupture of the membrane (E) – frühzeitiger Blasensprung; → PROM

PRO Prolactin; → PRL

Proc. Processus – Fortsatz, Vorsprung

Prof. Professor

prof. Profundus – tiefliegend

prog. Prognostisch

Proktol. 1. Proktologe 2. Proktologie

proktol. Proktologisch

PROM Premature rupture of the membrane (E) – vorzeitiger Blasensprung; → PRM

Proph. Prophylaxe

prox. Proximal(is)

PRP 1. Platelet-rich plasma (E) – thrombozytenreiches Plasma 2. Plättchenreiches Plasma 3. Progressive Rötelnpanenzephalitis 4. Psychotic reaction profile (E) – Aufzeichnung psychopathologischer Befunde

PRPP Phosphoribosylpyrophosphat

PRPP-AT Phosphoribosylpyrophosphat-Amidotransferase

PRS Prokto-Rekto-Sigmoidoskopie

PR unit Photoroentgen unit (E) – Röntgenschirmbildgerät

P$_{RV}$ Right ventricular pressure (E) – Druck im rechten Vorhof

PS 1. Patient's serum (E) – Rekonvaleszentenserum 2. Physical status (E) – körperlicher Zustand 3. Plastic surgery (E) – plastische Chirurgie; → Psurg 4. Polysaccharid 5. Protaminsulfat 6. Protamin-S-Inhibitor 7. Pulmonary stenosis (E) – Pulmonalstenose

P.S. Parkinson-Syndrom

P & S Paracentesis and suction (E) – Parazentese und Absaugen

Ps 1. Prescription (E) – Rezeptpflichtig 2. Pressure systolic (E) – systolischer Blutdruck 3. Progressive stroke (E) – progressiver Schlag(anfall)

p.s. Per secundam (intentionem) – Heilung mit Komplikationen (Sekundärheilung einer Wunde)

PSA Prostataspezifisches Antigen

PsAn 1. Psycho-analysis (E) – Psychoanalyse 2. Psychoanalyst (E) – Psychoanalytiker 3. Psycho-analytic (E) – psychoanalytisch

PSAT Percent saturation of transferrin (E) – prozentuale Transferrin-Sättigung

PSE 1. Periodensystem der Elemente 2. Portosystemic encephalopathy (E) – portosystemische Enzephalopathie

PSI Polioschluckimpfung

PSMA Progressive spinal muscular atrophy (E) – spinale progressive Muskelatrophie

P sol Partly soluble (E) – teilweise löslich

PSP 1. Phenolsulfonphthalein 2. Prostatasaure Phosphatase

PSPA Pressure systolic pulmonary arterial (E) – systolischer Pulmonalarteriendruck

PSP-Test Phenolsulfonphthalein-Test

PSR Patellasehnenreflex; → KJ, kj, KK, kk

PSS 1. Physiological saline solution (E) – physiologische Kochsalzlösung 2. Progressive systemische Sklerose

PST 1. Paroxysmale supraventrikuläre

Tachykardie; → PSVT 2. Picture-story test (E) – Bildgeschichtentest

PStG Personenstandsgesetz

Psurg Plastic surgery (E) – plastische Chirurgie; → PS

PSV Proximal selektive Vagotomie

PSVT Paroxysmale supraventrikuläre Tachykardie; → PST

Psychiat. 1. Psychiater 2. Psychiatrie

psychiat. Psychiatrisch

PSYCHIS Psychiatrisches Informationssystem

Psychol. 1. Psychologe 2. Psychologie

psychol. Psychologisch

P$_{syst}$ Systolic pressure (E) – systolischer Druck

PT 1. Paroxysmale Tachykardie; → p.T. 2. Passage time (E) – Durchgangszeit; → PZ 3. Peak time (E) – Gipfelzeit 4. Physical therapy (E) – physikalische Therapie 5. Pneumothorax 6. Primärtumor 7. Progenitors of T-cells (E) – Vorläuferzellen der T-Lymphozyten; → pT 8. Prothrombin time (E) – Prothrombinzeit; → PTZ 9. Pulmonalton

Pt Symb. f. Platin

pT Progenitors of T-cells (E) – Vorläuferzellen der T-Lymphozyten; → PT

p.T. Paroxysmale Tachykardie; → PT

p.t. Post transfusionem – nach der Transfusion

PTA 1. Paratonsillarabszeß 2. Percutaneous transluminal angiography (E) – perkutane transluminale Angiographie 3. Perkutane transluminale Ballonangioplastie 4. Pharmazeutisch-technische Assistentin 5. Phosphotungstic acid (E) – Phosphorwolframsäure 6. Plasma-Thromboplastin-Antecedent C – Gerinnungsfaktor XI; → PTAC 7. Post traumatic amnesia (E) – posttraumatische Amnesie 8. Prior to admission (E) – vor der Aufnahme 9. Prothionamid; → PTH

PTAC Plasma thromboplastin antecedent C (E) – Gerinnungsfaktor XI; → PTA

PTAH Phosphotungstic acid hematoxylin (E) – Phosphorwolframsäure-Hämatoxylin

PTAP Purified toxoid alumininum-phosphate (E)

PTB 1. Prior to birth (E) – pränatal, vor der Geburt, der Geburt vorausgehend 2. Prothrombin 3. Pulmonale Tuberkulose

PTC 1. Perkutane transheptatische Cholangiographie 2. Phenylthiocarbamid

3. Plasmathromboplastincomponent (E)
– Faktor IX der Blutgerinnung

PTCA Percutaneous transluminal coronary angioplasty (E) – perkutane transluminale koronare Angioplastie

PTCD Perkutane transhepatische Cholangiodränage

PT-Cephalgia Posttraumatische Cephalgia – nach Trauma fast konstanter Kopfschmerz

PTD 1. Perkutane transhepatische Dränage 2. Prozentuale Tiefendosis

PTE Parathyroid extract (E) – Nebenschilddrüsenextrakt

PTF Plasma thromboplastin factor (E) – Plasma-Thromboplastin-Faktor (Gerinnungsfaktor X)

PTFE Polytetrafluoroethylene (E) – Polytetrafluorethylen

PTG Parathyroid glands – Nebenschilddrüsen

PTH 1. Parathormon – Nebenschilddrüsenhormon 2. Parathyreoidea-Hormon 3. Post Transfusion Hepatitis – Infusionshepatitis 4. Prothionamid; → PTA

PTJC Perkutane transjugulare Cholangiographie

PTK Perkutane transluminale Katheterdilatation

PTL Posterior tricuspid leaflet (E) – hinteres Trikuspidalsegel

PTM x ESV Pressure-time per minute x endsystolic volume (E) – Druckzeit pro Minute × endsystolischem Volumen (Maß für Wandbelastung der Ventrikel)

PTPI Posttraumatic pulmonary insufficiency (E) – posttraumatische Lungeninsuffizienz

PTR 1. Plasma-Transfusionsreaktion 2. Pulmonary total resistance (E) – Gesamtlungenwiderstand

PTS 1. Permanent threshold shift (E) – Dauerhörschwellenverschiebung 2. Postthrombotisches Syndrom

Pt-System Posttransferrinsystem

PTT Partial thromboplastin time (E) – partielle Thromboplastinzeit; → PH, PTZ

PTU 1. Phenylthiourea – Phenylthioharnstoff 2. Propylthiouracil

PTZ 1. Partielle Thromboplastinzeit; → PH, PTT 2. Plasma-Thrombin-Gerinnungszeit 3. Prothrombinzeit – Quickwert; → PT

PU → Pregnancy urine (E) – Schwangerenurin

Pu Symb. f. Plutonium

PuD Pulmonary disease (E) – Lungenkrankheit

Pud. Puder

PUFA Polyunsaturated fatty acid (E) – mehrfach ungesättigte Fettsäuren

pulm Pulmonal(is)

Pulv. Pulvis–Pulver; → Plv

PUO Pyrexia of unknown origin (E) – Fieber unbekannter Herkunft

PUR Polyurethan

pur. Purus – rein

PV 1. Plasma volume (E) – Plasmavolumen 2. Polyomavirus 3. Polyzythaemia rubra vera 4. Portal vein (E) – Pfortader 5. Predictive value (E) – Vorhersagewert 6. Primary vaccine (E) – Primärimpfstoff 7. Pulmonalvene

p.v. Post vaccinationem–nach Impfung

PVA Polyvinylalkohol

PVB premature ventricular beat (E) – Kammerextrasystole; → PVC

PVC 1. Polyvinylchlorid. 2. Premature ventricular contraction (E) – Kammerextrasystole; → PVB 3. Pulmonary venous capillary pressure (E) – Lungenvenenkapillardruck

PVD 1. Peripheral vascular disease (E) – periphere Gefäßerkrankung 2. Peripherer Venendruck; → PVB 3. Pulmonary vascular disease (E) – Lungengefäßerkrankung

PVDC Polyvinylidenchlorid

PVES Polymorphe ventrikuläre Extrasystole

PVO$_2$ Sauerstoff-Druck im venösen Blut

PVP 1. Peripheral venous pressure (E) – peripherer Venendruck; → PVD 2. Polyvinylpyrrolidon 3. Portal venous pressure (E) – Pfortaderdruck 4. Pulmonary venous pressure (E) – Lungenvenendruck

PVP-Test Polyvinylpyrrolidon-Test

PVR 1. Peripheral vascular resistance (E) – peripherer Gefäßwiderstand 2. Perivaskulärer Raum 3. Pulmonary vascular resistance (E) – Lungengefäßwiderstand

PVS Psychovegetatives Syndrom

PVT Pressure, volume, temperature (E) – Druck, Volumen, Temperatur

PW, pW Peripherer Widerstand; → PR

P-wave P-Zacke, Wellenform im EKG

PWD Permissible weekly dose (E) – zulässige Wochendosis

P-Welle Wellenform (Vorhoferregung) im EKG

PWG Pulswellengeschwindigkeit; →
PWT, PWV, PZ

PWM Pokeweed-Mitogen (E) – lymphozytenstimulierender Wirkstoff aus der
Kermesbeere

PWP Pulmonary wedge pressure (E) –
Pulmonalkapillardruck; → PC, PCD,
PCP

PWT Pulse wave time (E) – Pulswellen-
laufzeit; → PWG, PWV , PZ

PWV Pulse wave velocity (E) – Pulswellengeschwindigkeit; → PWG, PWT, PZ

PX 1. Physical examination (E) – körperliche Untersuchung 2. Pyridoxin

Px 1. Past history (E) – Anamnese 2. Pneumothorax 3. Prognosis (E) – Prognose

PyC Pyogenic culture (E) – pyogene
Kultur

Pyr. 1. Pyridin 2. Pyruvat

PZ 1. Pankreozymin 2. Pärchenzwillinge
3. Passagezeit; → PT 4. Pulswellenlauf-
zeit; → PWG, PWT, PWV

PZA 1. Parazervikalanästhesie 2. Pyra-
zinamid 3. Pyrazincarbonsäureamid

P-Zacke Wellenform im EKG

PZB Parazervikalblockade

P-Zellen Spezifische Herzmuskelzellen

PZI Protaminzinkinsulin

Q

Q 1. Symb. f. Herzzeitvolumen in l/min;
→ HZV 2. Welle im Elektrokardiogramm 3. Quant 4. Quantity (E) – Menge 5. Quarantäne 6. Quartil 7. Quick
8. Quotient

QAP treatment Quinine, atebrin, plasmo-
quine treatment (E) – Chinin-, Atebrin-,
Plasmochin-Behandlung

quant anal Quantitative analysis (E) –
quantitative Analyse

Q-Bänder Querbänder der Chromosomen

q.d. Quaque die – jeden Tag (täglich)

QF. 1. Quality factor (E) – Qualitätsfak-
tor 2. Querfinger (breite) – angewandtes
Maß bei Untersuchungen

Q-fever (E) – Queenland-Fieber, auch
Querry-Fieber; → Q-Fieber

Q-Fieber Queenland-Fieber, auch Querry-Fieber; → Q-Fever

q.h. Quaque hora – jede Stunde (stündlich)

QHA Quelle-Haut-Abstand

q.i.d. Quarter in die – viermal täglich

QIE Quantitative Immunelektrophorese

QL 1. Querlage 2. Querschnittslähmung

q.l. Quantum libet – beliebig viel; →
q.p., q.v.

q.m. Quaque mane – jeden Morgen

Q/m² Symb. f. Herzindex

QM-Färbung Quinacrine-mustard-Färbung

QMT Quantitativer Muskeltest

q.n. Quane nocte – jede Nacht

QNS Quantity not sufficient (E) – nicht
ausreichende Menge

QP Quanti-Pirquet (reaction) (E) –
Quanti-Pirquet-Reaktion

q.p. Quantum placet – beliebig viel; →
q.l., q.v.

Q-Probe Quaddelprobe

q.r. Quantum rectum – die richtige Menge

QRS Kammeranfangsgruppe im EKG

QRS-Komplex Erregungsausbreitung in
den Kammern

QRZ Quaddelresorptionszeit

QS Qualitätssicherung

Qs Symb. f. Shunt-Durchfluß

q.s. 1. Quantum satis – in genügender
Menge 2. Quantum sufficit – soviel wie
nötig

QSR Quadrizepssehnenreflex

Q-Streifen Querstreifen

QT 1. Quick-Test 2. Intervall im Elektrokardiogramm

QT-Dauer Gesamtdauer des Kammerteils
eines Elektrokardiogramms

QT-Intervall Dauer des Gesamtkomplexes
im Elektrokardiogramm

QT-Syndrom Pseudohypokaliämiesyndrom

QT-Zeit Gesamte elektrische Kammerak-
tion im EKG

Qu 1. Quick – Bestimmung der Prothrombinzeit 2. Quinine – Chinin

Qual. Qualität

Quant. Quantität

quant. Quantitativ

Qu HBr Quinine hydrobromide (E) –
Chininhydrobromid

q.v. Quantum vis – beliebig viel; → q.l.,
q.p.

Q wave Q-Zacke, Wellenform im Elektrokardiogramm; → Q-Zacke

Q-Zacke Negative Welle des Kammerkomplexes (QRS) im EKG; → Q wave

R

R 1. Prescription (E) – recipe, Rezept
(in den USA); → Rx 2. Radikal; → rad
3. Radiologist (E) – Röntgenologe
4. Radix-Wurzel; → R., Rad. 5. Ramus

– Ast, Zweig; → R. 6. Réaumur 7. Recipe – nimm, Symb. f. Rezept(anweisung); → Rec., RP 8. Rekonvaleszent 9. Renin 10. Renovetur 11. Resistance (E) – Widerstand 12. Respiration – Atmung 13. Response (E) – Reaktion 14. Rest 15. Ribose 16. Röntgen – Einheit der Ionendosis 17. Roentgenologist (E) – Röntgenologe; → Rnt 18. Roentgenology (E) – Röntgenologie; → Rnt 19. Rough (E) – Rauh 20. R-Zacke im EKG

R. 1. Radix – Wurzel; → R, Rad. 2. Ramus – Ast, Zweig; → R 3. Rhinosporidium 4. Rhipicephalus

RA 1. Reninangiotensin 2. Residual air (E) – Residualluft 3. Rhagozyt 4. Rheumatoide Arthritis – primär chronische Polyarthritis; → PCP, pcP 5. Right angle (E) – rechter Winkel 6. Right atrium (E) – rechter Vorhof 7. Right auricle (E) – Auricula dextra

Ra Symb. f. Radium

RAA Renin-Angiotensin-Aldosteron

RAAS, RAA-System Renin-Angiotensin-Aldosteron-System

Rab/Ser Rabies antiserum (E) – Tollwutserum

Rab/Vac Rabies vaccine (E) – Tollwutimpfstoff

RAC Right atrial contraction (E) – Kontraktion des rechten Vorhofs

rac Racemat

RAD 1. Radiation absorbed dose (E) – Strahlen-Energie-Dosis, wurde durch die SI-Einheit Gray (Gy) ersetzt; → Rad, rad, rd 2. Right axis deviation (E) – Rechtsabweichung (im EKG)

Rad 1. Radiation absorbed dose (E) – Strahlen-Energie-Dosis, wurde durch die SI-Einheit Gray (Gy) ersetzt; → RAD, rad, rd 2. Radiotherapist (E) – Strahlentherapeut 3. Radiotherapy (E) – Strahlentherapie

Rad. Radix – Wurzel; → R, R.

R.a.d. Ramus atrialis dexter

rad 1. Radiant – Radius, Halbmesser; → rd 2. Radiation absorbed dose (E) – Strahlen-Energie-Dosis, wurde durch die SI-Einheit Gray (Gy) ersetzt; → RAD, Rad, rd 3. Radical (E) – Radikal; → R 4. Radix

rad. 1. Radiation – veraltete Bez. f. Strahlen, neue Bez. Gray (Gy) 2. Röntgen absorbed dose (E) – absorbierte Strahlendosis

Radiol. 1. Radiologe 2. Radiologie

radiol. Radiologisch

RA-factor Rheumatoid factor (E) – Rheumafaktor; → RF

Ragg Rheumatoid-Agglutinin

RAI Radioaktive iodine (E) – Radioiod

RAim Radioimmunoassay (E) – Radioimmunotest

RAIU Radio-active iodine uptake (E) – Aufnahme radioaktiven Iods

RAM Rechtsarterieller Mitteldruck

RAMP Right atrial mean pressure (E) – rechter Vorhofmitteldruck

R-Antigen Rauh-Antigen

RAP Right atrial pressure (E) – Druck im rechten Vorhof

RAS 1. Rapid atrial stimulation (E) – schnelle Vorhofreizung 2. Renin-Angiotensin-System 3. Rheumatoid-Arthritis-Serum; → RA-Serum

R.a.s. Ramus atrialis sinister

RA-Serum, RAS Rheumatoid-Arthritis-Serum

RAST Radioallergosorbent test (E) – Radio-Allergen-Sorbent-Test; vgl. EAST, EAS-Test

RAT Repeat action tablet (E) – Tablette mit Mehrfachwirkung

RA-Test Rheumatoider Arthritis test (Rheumafaktornachweis)

RAV Rous-assoziiertes Virus

R.a.v.d. Ramus atrioventricularis dexter

RAVO Right atrioventricular orifice (E) – rechtes Atrioventrikularostium

R.a.v.s. Ramus atrioventricularis sinister

RAW, R$_{AW}$ Resistance airway (E) – Atemwegswiderstand

RAZ Reaktionsauslösezeit

RA-Zellen Rhagozyten

RB Right bundle (E) – Rechtsschenkel

Rb Symbol f. Rubidium

RBBB Right bundle branch block (E) – Rechtsschenkelblock; → RBBsB, RSB

RBBsB Right bundle branch system block (E) – Rechtsschenkelblock; → RBBB, RSB

RBC 1. Red blood corpuscles; red blood cells (E) – rote Blutkörperchen 2. Red blood count (E) – Zählung der Erythrozyten

RBD Right border of dullness (E) – rechte Dämpfungsgrenze

RBE Relative biological efficiency (E) – relative biologische Wirksamkeit; → RBW

RBF Renal blood flow (E) – Nierendurchblutung

RBFD Renal blood flow distribution (E) – intrarenale Blutverteilung

RBK-Aggregation Reversible Blutkörperchenaggregation

RBP Retinol-binding protein (E) – retinolbindendes Protein

RBS Reizbildungsstörung

RBV Röntgenbildverstärker

RBW Relative biologische Wirksamkeit; → RBE

RBW-Dosis Relative biologische Wirksamkeitsdosis

RBW-Faktor Relativer biologischer Wirksamkeitsfaktor

RC 1. Red cell (E) – rotes Blutkörperchen 2. Red Cross (E) – Rotes Kreuz 3. Resistance capacity (E) – Widerstandskapazität 4. Respiration ceases (E) – Atemstillstand 5. Respiratory centre (E) – Atemzentrum

Rc Response conditioned (E) – bedingter Reflex

RCA 1. Red cell agglutination (E) – Erythrozytenagglutination 2. Right coronary artery (E) – rechte Koronararterie

R.c.a. Ramus coni arteriosi

RCBF Regional cerebral blood flow (E) – regionale Gehirndurchblutung

RCD Relative cardiac dullness (E) – relative Herzdämpfung

RCM 1. Radiographic contrast media (E) – Röntgenkontrastmedien 2. Red cell mass (E) – Erythrozytenvolumen 3. Restriktive Kardiomyopathie 4. Right costal margin (E) – rechter Rippenrand

RCR 1. Renale Clearancerate 2. Retrokardialraum; → RKR

RCS 1. Rabbit aorta contracting substance (E) – Substanz die bei Kaninchen eine Verengung der Aorta bewirkt 2. Reticulum cell sarcoma – Retothelsarkom

RCT 1. Race-Coombs-Test (Antiglobintest) 2. Radio-Chemotherapie

RD 1. Reaction of degeneration (E) – Entartungsreaktion 2. Respiratory distress dyspnoe (E) – respiratorische Insuffizienz 3. Retinal detachment (E) – Netzhautablösung 4. Rubberdam (E) – Kofferdamm

Rd Reading (E) – Ablesung, Wert

rd 1. Radiant = Radius, Halbmesser; → rad 2. Radiation absorbed dose (E) – Strahlen-Energie-Dosis, wurde ersetzt durch die SI-Einheit Gray (Gy); → RAD, Rad, rad

R & D Research and development (E) – Forschung und Entwicklung

RDA Right dorsoanterior (E) – rechte vordere Rückenlage (des Fetus)

Rda Reading age (E) – Lesealter

RDE Receptor destroying enzyme (E) – Neuramidase

RDH Ribitol-Dehydrogenase

RDP 1. Ribulose diphosphate (E) – Ribulosediphosphat 2. Right dorso-posterior (E) – rechte hintere Rückenlage (des Fetus)

RDS 1. Reizdarmsyndrom 2. Respiratory distress syndrome (E) – Atemnotsyndrom der Frühgeborenen; → RD-Syndrom, RSD

RD-Syndrom, RDS Respiratory distresssyndrome (E) – Atemnotsyndrom Frühgeborener; → RSD

RDT Regular dialysis treatment (E) – regelmäßige Dialysebehandlung

RE 1. Exspiratorische Resistance 2. Radiumemanation 3. Ratteneinheit; → RU 4. Rentenempfänger; vgl. OAP 5. Right eye (E) – rechtes Auge 6. Reticuloendothelial

RE Symb. f. Rhenium

Rec. 1. Recessus 2. Recipe – nimm; → R, Rp

rec. Recens, recenter – frisch

rect. Rektal; → rekt.

red Reduced (E) – reduziert

REDOX Reduktion-Oxidation

REF Renaler erythropoetischer Faktor

ref doc Referring doctor (E) – überweisender Arzt

REFSE Russisch-europäische Frühjahr-Sommer-Enzephalitis

REG 1. Radioenzephalogramm 2. Rheoenzephalogramm 3. Rheoenzephalographie

Reg. Registered (E) – staatlich anerkannt

Reg umb Umbilical region (E) – Nabelgegend

rekt. Rektal; → rect.

Rel. Religion

rel. Relativ

REM 1. Rapid eye movement (E) – schnelle Augenbewegung 2. Rasterelektronenmikroskop 3. Reflection electron microscope (E) – Reflexionselektronenmikroskop

Rem Roentgen equivalent man (E) – nicht mehr zugelassene Einheit der Äquivalentdosis

Rem. Remanentia – Rest

REM-Phasen Rapid eye movement phase (E) – Phasen mit schnellen Augenbewegungen

REO-Viren Respiratory-enteric-orphan-Viren; → RES-Viren

REP Retrograde pyelogram (E) – retrogrades Pyelogramm

Rep. Repetatur – das Rezept soll wiederholt werden

RER Rough-(granuläres)-endoplastisches Retikulum

RES, R.E.S. Retikuloendotheliales System

Rest-C Restkohlenstoff

Rest-N Reststickstoff; → RN

RES-Viren Respiratory-enteric-orphan-Viren; → REO-Viren

Reti. Retikulozyten

Rez. 1. Rezept 2. Rezeptur 3. Rezidiv

rez. Rezidivierend

RF 1. Regenerationsfaktor 2. Releasingfactor (E) – Releasingfaktor 3. Renale Funktion 4. Replicative form (E) – Replikationsform 5. Residualfraktion 6. Resistenzfaktor; → R-Faktor 7. Respiratory failure (E) – respiratorische Insuffizienz 8. Respiratorische Frequenz – Atemfrequenz 9. Rezeptformeln 10. Rheumatic fever (E) – rheumatisches Fieber 11. Rheumatoid factor (E) – Rheumafaktor; → RA-factor 12. Riboflavin 13. Risikofaktor 14. Rückfallfieber

R$_F$ Rate of flow (E) – Wanderungsgeschwindigkeit

Rf Symb. f. Rutherfordium

rF Relative Feuchte; → RH

RFA Right fronto anterior (E) – rechte vordere Vorderhauptslage (des Fetus)

R-Faktor Resistenzfaktor; → RF

RFC Rosette forming cell (E) – rosettenbildende Zellen

RFK Rheumatischer Formenkreis

RFL Right fronto lateral (E) – rechte seitliche Vorderhauptslage (des Fetus)

R-Form Rauhform

RFP 1. Rapid filling phase (E) – rasche Füllungsphase 2. Right fronto posterior (E) – rechte hintere Vorderhauptslage (des Fetus)

RFR Refraktion

RFS Relapse free survival (E) – rezidivfreie Überlebensrate

RFSE Russisch Fernost-Sommer-Enzephalitis

RFT 1. Radiofibrinogen-Test 2. Rapid

filling time (E) – kurze Füllungszeit

RFW Rapid filling wave (E) – schnelle Füllungswelle

RG 1. Rasselgeräusche 2. Reaktionsgeschwindigkeit 3. Reinheitsgrad

RGBl Reichsgesetzblatt

RGT-Regel Reaktionsgeschwindigkeits-Temperatur-Regel

RH 1. Releasinghormon 2. Relative humidity (E) – relative Luftfeuchtigkeit; → rF 3. Retinal hemorrhage (E) – Netzhautblutung 4. Right hand (E) – rechte Hand

Rh 1. Rhesusfaktor 2. Rhesus positiv 3. Symb. f. Rhodium

rh Rhesus negativ

RhA Rheumatoide Arthritis

Rh-Antikörper Rhesusantikörper

RHC Respirations have ceased (E) – Atemstillstand

RHD 1. Relative hepatic dullness (E) – relative Leberdämpfung 2. Rheumatic heart disease (E) – rheumatische Herzerkrankung; → RHK

RhDH Rheumatic disease of heart (E) – Herzklappenleiden nach rheumatischem Fieber; → rheu ht dis

rheu fev Rheumatic fever (E) – rheumatisches Fieber

rheu ht dis Rheumatic heart disease (E) – Herzklappenleiden nach rheumatischem Fieber; → RhDH

Rheumat. 1. Rheumatologe 2. Rheumatologie

rheumat. Rheumatologisch

RHF Right heart failure (E) – Rechtsherzinsuffizienz; → RHI

Rh-Faktor Rhesusfaktor

RHI Rechtsherzinsuffizienz; → RHF

Rhin. 1. Rhinologe 2. Rhinologie

rhin. Rhinologisch

rhiz Rhizoma – Wurzelstock

RHK Rheumatische Herzkrankheit; → RHD

rh-negativ Rhesusfaktor negativ

rh-positiv Rhesusfaktor positiv

RHS Retikulohistiozytäres System

rHuEPO Menschliches rekombinantes Erythropoietin

RI 1. Reduktionsindex 2. Refractive index (E) – Refraktonsindex 3. Regan-Isoenzym 4. Regenerationsindex 5. Renalindex 6. Respiratorische Insuffizienz 7. Respiratory illness (E) – Atemwegserkrankung 8. Retro active inhibition (E) – retroaktive Hemmung

R_i Inspiratorische Resistance

RIA 1. Radioimmunoassay (E) – Radio-immunotest 2. Ramus interventricularis anterior; → R.i.a., RIVA

R.i.a. Ramus interventricularis anterior; → RIA, RIVA

RIA-DA Radioimmunoassay double antibody procedure

RIAGT Radioimmunantiglobulin-Test

RIC Rechteck-Impuls-Charakteristik

RICS Right intercostal space (E) – rechter Zwischenrippenraum

RID 1. Radiale Immundiffusion 2. Radioimmundiffusion

RIF 1. Right iliac fossa (E) – rechte Darmbeingrube 2. Resistance inducing factor (E) – resistenzinduzierender Faktor

RIHSA Radio iodinated human serum albumin (E) – Radioiod-Serumalbumin; → RISA

RI-Insulin Rare-immunogenic-Insulin (E) – hochgereinigtes Insulin

RIMA Right internal mammary artery (E) – rechte innere Brustschlagader

RIN Radioisotopennephrographie; → RING

RIND Reversible ischemic neurological defect (E) – reversibler ischämischer neurologischer Defekt

RING Radioisotopennephrographie; → RIN

RINN Recommended international nonproprietary names (E) – vorgeschlagene internationale Generic-Namen

RIP Radioimmunpräzipitation

R.i.p. Ramus interventricularis posterior; → RPD

RIRB Radioiodinated rose bengal (E) – radioiodiertes Bengalrosa

RISA 1. Radioactive iodinated serum albumin (E) – radioaktiv iodiertes Serumalbumin 2. Radio immuno sorbent assay (E) – Radioimmunosorbent-Test; → RIST 3. Radioiod-Serumalbumin; → RIHSA

RIST Radioimmunosorbent-Test; → RISA

RIVA Ramus interventricularis anterior; → RIA, R.i.a.

RIVA-Stenose Ramus-interventricularis-anterior-Stenose

RI-Viren Respiratory-illness-Viren (E) – Erreger von Atemwegserkrankungen

RIVT Right idiopathic ventricular tachycardia (E) – idiopathische Tachykardie des rechten Ventrikels

RJT Radioiod-Test

RK 1. Right kidney (E) – rechte Niere 2. Rotes Kreuz

RKM Röntgenkontrastmittel

RKR Retrokardialraum; → RCR

RKY Röntgen-Kymographie

RKZ Rekalzifizierungszeit

RL 1. Coarse rales (E) – grobblasiges Rasseln 2. Radiologisches Laboratorium 3. Residualluft

R_L Pulmonary resistance (E) – Atemwiderstand

Rl 1. Medium rales (E) – mittelblasiges Rasseln 2. Röntgenliter

rl Fine rales (E) – feinblasiges Rasseln

RLBCD Right lower border of cardiac dullness (E) – rechte untere Grenze der Herzdämpfung

RLE Right lower extremity (E) – rechte untere Extremität

RLF Retrolental fibroplasia (E) – retrolentale Fibroplasie

RLL Right lower lobe (E) – rechter Unterlappen (der Lunge)

RLP Rezirkulierender Lymphozytenpool

RLQ Right lower Quadrant (E) – rechter unterer Quadrant

RLS 1. Reizleiterstörung 2. Reizleitungssystem

RLSh Rechts-links-Shunt

RLV Rauscher-Leukämievirus

RM 1. Respiratory movement (E) – Atembewegung 2. Rückenmark

R.m. Ramus marginalis

RMA Right mentoanterior (E) – rechte vordere Kinnlage (des Fetus)

RMBF Regional myocardial blood flow (E) – regionale Herzdurchblutung

RMBl Reichsministerialblatt

RMCD-Test Ratten-Mastzell-Degranulationstest

R.m.d. Ramus marginalis dexter

RML 1. Right mediolateral (episiotomy) (E) – rechts-medio-laterale Episiotomie 2. Right middle lobe (E) – rechter Mittellappen (der Lunge)

RMP 1. Right mentoposterior (E) – rechte hintere Kinnlage (des Fetus) 2. Ruhemembranpotential

RMS Root-mean-square (E) – quadratischer Mittelwert

RMSF Rocky-Mountain spotted fever (E) – Rocky-Mountain-Fleckfieber

RMT Right mentotransverse (E) – rechte transversale Kinnlage (des Fetus)

RMV Respiratory minute volume (E) – Atemminutenvolumen; → AMV

RN 1. Radionuclid 2. Rest-N, Reststickstoff; → Rest-N 3. Registered nurse (E) – geprüfte Krankenschwester
Rn Symb. f. Radon
RNA Ribonucleic acid (E) – Ribonucleinsäure; → RNS
RNase Ribonuclease
R.n.a.v. Ramus nodi atrioventricularis
RNP Ribonucleoprotein
RNS Ribonucleinsäure; → RNA
R.n.s. Ramus nodi sinuatrialis
Rnt 1. Roentgenologist (E) – Röntgenologe; → R 2. Roentgenology (E) – Röntgenologie; → R
RNU Ruhe-Nüchtern-Umsatz
R/O Rule out (E) – auszuschließen
ROA Right occipito anterior (E) – rechte vordere Hinterhauptslage (des Fetus)
ROCM Restriktive obliterative Kardiomyopathie
Rö. Röntgen
Röntg. 1. Röntgenologe 2. Röntgenologie
röntg. Röntgenologisch
RöV Röntgenverordnung
ROM Range of movement (E) – Motilität
ROP Right occipito posterior – rechte hintere Hinterhauptslage (des Fetus)
R$_{os}$ Oszillatorische Resistance
ROT Remedial occupational therapy (E) – Heilgymnastik
RP 1. Refractory period (E) – Refraktärzeit 2. Reiter-Protein 3. Rheumatoid polyarthritis (E) – rheumatoide Polyarthritis 4. Ribose phosphate (E) – Ribosephosphat
Rp. Recipe – nimm; lat. Rezepturanweisung; → R, Rec.
RPA Right pulmonary artery (E) – rechte Lungenarterie
RPCF Reiter protein complement fixation (E) – Reiter-Komplementbindungsreaktion
RPD Right posterior descending (E) – Ramus interventricularis posterior; → R.i.p.
RPF 1. Relaxed pelvic floor (E) – Beckenboden entspannt 2. Renal plasma flow (E) – Nierenplasmadurchfluß
RPG Rheoplethysmographie
RPHA Reserve passive Hämagglutination
RPL Radiophotolumineszenz
R.p.l.d. Ramus posterolateralis dexter
R.p.l.s. Ramus posterolateralis sinister
RPM Retropulsiv-Petit-mal
rpm Revolutions per minute (E) – Umdrehungen pro Minute
RPR Radiusperiostreflex; → BRR
RPRC-test Rapid plasma reagin card test (E) – Plasma-Reagin-Kartentest; → RPRK-Rest
RPRK-Test, RPRC-test Plasma-Reagin-Kartentest
RPS Rockland-Pollin-Scale – psychiatrischer Test
RPV Right portal vein (E) – rechte Pfortader
RQ 1. Recovery quotient (E) – Erholungsquotient 2. Respiratory quotient (E) – respiratorischer Quotient
RR 1. Radiation response (E) – Bestrahlungsreaktion 2. Respiratory rate (E) – Atem- und Beatmungsfrequenz 3. Riva-Rocci – Zeichen für (unblutige) Blutdruckmessung
Rr Rami – Äste, Zweige
RR & E Round, regular and equal (E) – rund, regelmäßig und gleich
RRG Rentenreformgesetz
rRNA Ribosomal ribonucleic acid (E) – ribosomale Ribonucleinsäure; → rRNS
rRNS Ribosomale Ribonucleinsäure; → rRNA
RRP Relative refractory period (E) – relative Refraktärperiode
RRU Röntgenreihenuntersuchung
RS 1. Respiratory system (E) – Atemwege 2. Ringer solution (E) – Ringer-Lösung
RSA 1. Refractory sideroblastic anemia (E) – Anaemia refractoria sideroblastica 2. Respiratory syncytial agent (E) – respiratorisch synzytiale Substanz 3. Right sacroanterior (E) – rechte vordere Steißlage (des Fetus) 4. Right subclavian artery (E) – rechte Schlüsselbeinschlagader
RSAI Rechtsventrikulärer Schlagarbeitsindex
RSB Rechtsschenkelblock; → RBBB, RBBsB
RSC Reed-Sternbeck-Zellen
RSD Respiratory distress syndrome (E) – Atemnotsyndrom der Frühgeborenen; → RDS, RD-Syndrom
RS-Dissociation Rough-smooth dissociation (E) – Rauh-glatt-Dissoziation
RSI Repetitive strain injury (E) – englische Krankheitsbezeichnung für Schmerzen an Hand, Handgelenk oder Unterarm bei längerer Arbeitszeit an Computereingabegeräten

RSP 1. Reizschwellenpotential 2. Rezeptorspezifische Proteine 3. Right sacroposterior (E) – rechte hintere Steißlage (des Fetus)

R.s.p. Ramus septalis posterior

R$_{spez}$ Spezifische Resistance

RSR 1. Regulärer Sinusrhythmus 2. Retrosternalraum

RSSE Russian spring summer encephalitis (E) – russische Frühjahr-Sommer-Enzephalitis

RSV 1. Respiratory syncytial virus (E) – vgl. RS-Virus 2. Rous-Sarkom-Virus

RS-Virus Respiratory-syncytial-Virus (E) – Gruppe von Viren, die banale Erkältungskrankheiten hervorrufen; → RSV

RT 1. Radioimmuntherapie 2. Radiotherapy; radium-therapy (E) – Strahlentherapie 3. Reaction time (E) – Reaktionszeit 4. Reading test (E) – Lesetest 5. Recirculation time (E) – Rezirkulationszeit 6. Recovery time (E) – Erholungszeit 7. Reduction time (E) – Reduktionszeit 8. Rektaltemperatur 9. Room temperature (E) – Zimmertemperatur

R$_t$ Totale Resistance

RTA 1. Radiologisch-technischer Assistent 2. Renale tubuläre Azidose 3. Road traffic accident (E) – Verkehrsunfall

RTB Radioiod markiertes Toluidinblau

RTF Resistance transfer factor (E) – Resistenztransferfaktor

RTP Radiation treatment planning (E) – Bestrahlungsplanung

rtPA Recombinant tissue plasminogen activator (E) – rekombinanter Gewebsplasminogenaktivator

RTS Rechter Tawara-Schenkel

RTW Rettungswagen

RU 1. Rat unit (E) – Ratteneinheit; → RE 2. Reihenuntersuchung 3. Roentgen unit (E) – Röntgen-Einheit 4. Röntgenuntersuchung

Ru Symb. f. Ruthenium

RUE Right upper extremity (E) – rechte obere Extremität

RUL Right upper lobe (E) – rechter Oberlappen (der Lunge)

RUQ Right upper quadrant (E) – rechter oberer Quadrant

RUV Residual urine volume (E) – Restharn

RV 1. Rattenvirus 2. Rentenversicherung 3. Reservevolumen 4. Residualvolumen 5. Restvolumen 6. Retroversion 7. Rhinovirus 8. Right ventricle (E) –

rechter Ventrikel 9. Rubella vaccine – Rötelnimpfstoff

RVA Right vertebral artery (E) – rechte Wirbelschlagader

R-Variante Rauhformvariante

RVD Right ventricular diameter (E) – Durchmesser des rechten Ventrikels

R.v.d. Ramus ventricularis dexter

RVEDD Right ventricular end-diastolic diameter (E) – rechtsventrikulärer enddiastolischer Durchmesser

RVEDP Right ventricular end-diastolic pressure (E) – rechtsventrikulärer enddiastolischer Druck

RVEF Right ventricular ejection fraction (E) – rechtsventrikuläre Auswurffraktion

RVET Right ventricular ejection time (E) – rechtsventrikuläre Auswurfzeit

RVH Right ventricular hypertrophy (E) – rechtsventrikuläre Hypertrophie

RVI Rechtsventrikulär Infarkt

RVO Reichsversicherungsordnung

RVP Right ventricular pressure (E) – rechtsventrikulärer Druck

RVR Renal vascular resistance (E) – renaler Gefäßwiderstand

RVSW Rechtsventrikuläre Schlagarbeit (work)

RVSWI Rechtsventrikulärer Schlagarbeits(work)index

RV%TLC Residualvolumen in % der totalen Lungenkapazität

R-wave R-Zacke im EKG

RW-Test Rideal-Walker-Test

RWTH Rheinisch-Westfälische Technische Hochschule

Rx Prescription (E) – Rezept (in den USA); → R

RZ 1. Reaktionszeit 2. Rekalzifizierungszeit 3. Reduktionszeit 4. Refraktärzeit 5. Reinheitszahl 6. Reptilasezeit 7. Recirculation time (E) – Rezirkulationszeit

R-Zacke Positive Zacke der Kammeranfangsschwankung (im EKG)

RZT Riesenzelltumor

RZV Rotes Zellvolumen

S

S 1. Antigen S 2. Entropy (E) – Entropie 3. Sakral – zum Kreuzbein gehörend 4. Saline – Kochsalz 5. Salmonella; → S. 6. S-Antigen – soluble (lösliche) Antigen-Komponente 7. Section (L) –

Schnitt 8. Sedimentationskoeffizienz; → s 9. Sehschärfe 10. Sensation (F) – Gefühl 11. Sensitive (E) – empfindlich 12. Septum 13. Serum 14. Siemens – SI-Einheit für elektrischen Leitwert 15. Sigma; → s. 16. Silicate (E) – Silicat 17. Single (E) – ledig 18. Sinister; → s, s., sin. 19. Sinus 20. Skala 21. Smooth (E) – glatt; → s. 22. Soft (E) – weich 23. Soluble (E) – löslich 24. Sound (E) – Herzton 25. Space (E) – Raum, Zwischenraum 26. Subject (E) – Versuchsperson 27. Substanz 28. Substrat 29. Symb. f. Sulfur – Schwefel 30 Surgeon (E) – Chirurg 31. Sutur (L) – Naht 32. Svedberg-Einheit 33. Syndrom 34. Synthese 35. Systole 36. Zacke im QRS-Komplex des EKG

S. 1. Salmonella; → S 2. Sarcocystis 3. Sarcoptes 4. Signa (L) – mache die Aufschrift; → s, s. 5. Strongyloides

s 1. Scruple (E) – Skrupel, amerikanisches Apothekergewicht; → scr 2. Second (E) – Sekunde; → s. 3. Sedimentationskoeffizienz; → S 4. See (E) – siehe 5. Signa – mache die Aufschrift; → S., s. 6. Sinister – links; → S, s, sin. 7. Soluble (E) – löslich; → S, s.

s. 1. Second (E) – Sekunde; → s 2. Sedimentationskoeffizienz; → S, s 3. Sekunde – SI-Einheit der Zeit; → sec., Sek. 4. Sigma; → S 5. Signa – mache die Aufschrift; → S., s 6. Sinister (L) – links; → S, s, sin. 7. Smooth (E) – glatt; → S 8. Soluble (E) – löslich; → S, s

S1 bis S5 Kurzzeichen für ersten bis fünften Sakralwirbel

S₁ bis S₅ Kurzzeichen für das erste bis fünfte sakrale spinale Segment

SA 1. Serumalbumin 2. Serumaldolase 3. Sideroblastische Anämie 4. Sinusarrhythmie 5. Soluble in alkaline (E) – Solution alkalilöslich 6. Surface area (E) – Oberfläche 7. Sustained action (E) – Langzeitwirkung

S-A Sino-auricular – sinoaurikulär

Sa 1. Samarium; → Sm 2. Sarkom

s.a. Secundam artem (L) – nach den Regeln der Kunst

SAB 1. Serumalbumin 2. Sinuatrialer Block; → SA-Block 3. Subarachnoidalblutung; → SAH

SA-Block 1. Sinuatrialer Block; → SAB 2. Sinuaurikulärer Block

SABP Systolic arterial blood pressure (E) – systolischer arterieller Blutdruck;

→ SAP

SAC Staphylococcus aureus Cowan Stamm I

SACT Sinoatrial conduction time (E) – sinuatriale Leitungszeit; → SALZ

SAD Sugar, acetone, diacetic acid (E) – Zucker, Azeton, Azetylessigsäure

SAG Schweizer Typ der Agammaglobulinämie

SAH Subarachnoid hemorrhage (E) – Subarachnoidalblutung; → SAB

SA-Knoten Sino-atrialer Knoten

SALD Serumaldolase

SALZ Sinuatriale Leitungszeit; → SACT

SAM 1. S-Adenosylmethionin 2. Systolic ànterior motion (E) – systolische Ventralverlagerung

S-A node Sinu-atrial node (E) – Vorhofsinusknoten

S-Antigen Soluble antigen (E) – lösliches Antigen

S-Antikörper Serumkrankheits-Antikörper

SAP Systolic arterial pressure (E) – systolischer arterieller Blutdruck; → SABP

SAR Search and Rescue (E) – Suchen und Retten

SARAH Skin activity reference allergen histamine (E) – auf Hautwirksamkeit bezogenes Allergen Histamin

SAS 1. Sterile aqueous suspension (E) – sterile wäßrige Suspension 2. Subaortenstenose 3. Surface-active substances (E) – oberflächenaktive Substanzen

SAT 1. Satellite (E) – Satellit 2. Serumantitrypsin 3. Spontane autoimmune Thyreoiditis

sat Saturated (E) – gesättigt

SAT-Chromosom Sine-acido-thymonucleinico-Chromosom

SAT Sodium ammonium thiosulfate – Natriumammoniumthiosulfat

SATL Surgical achilles tendon lengthening (E) – operative Verlängerung der Achillessehne

SAVE Schnelle ambulante vorklinische Erstversorgung

SA-Virus Parainfluenzavirus Typ 5

SB 1. Serumbilirubin 2. Single blind (E) – einzelblind 3. Sinusbradykardie 4. Spontaneous breathing (E) – Spontanatmung 5. Standardstamm Bryan 6. Stanford-Binet-Intelligenztest 7. Stillbirth (E) – Totgeburt

Sb 1. Symb. f. Stibium – Antimon 2. Strabismus

sb Stilb
SBA Sojabohnenagglutinin
SBD Systolischer Blutdruck; → BPS, SBP
SBE 1. Shortness of breath on exertion (E) – Belastungsdyspnoe 2. Subacute bacterial endocarditis (E) – subakute bakterielle Endokarditis
SBF Small bowel factor (E) – Dünndarmfaktor
SBH Säure-Basen-Haushalt
SBP 1. Spontane bakterielle Peritonitis 2. Suprapubische Blasenpunktion 3. Systolic blood pressure (E) – systolischer Blutdruck; → BPS, SBD
SBPS Sinobronchopulmonales Syndrom
SBR Schaf-Blutkörperchen-Agglutinationsreaktion; → SCAT, SEA-Test
SC 1. Säulenchromatographie 2. Satellite cell (E) – Mantelzelle 3. Secretory component (E) – sekretorische Komponente 4. Stimulus, conditioned (E) – bedingter Reiz
Sc 1. Symb. f. Scandium 2. Scianna-Blutgruppen
s.c. 1. Sectio caesarea (L) – Kaiserschnitt 2. Subkutan
SCA 1. Seminal coating antigen (E) 2. Sickle cell anemia (E) → Sichelzellanämie; → SCD 3. Subclavian artery (E) – Schlüsselbeinarterie
SCAD Suspected coronary artery disease (E) – Verdacht auf Koronararterienerkrankung
SCAT Sheep cell agglutination test (E) – Schaf-Blutkörperchen-Agglutinationstest; → SBR, SEA-Test
SCB Strictly confined to bed (E) – strikte Bettruhe
SCC 1. Severe common cold (E) – schwere Erkältungskrankheit 2. Small cell carcinoma (E) – kleinzelliges Karzinom 3. Squamous cell carcinoma (E) – Plattenepithelkarzinom
SCC-Ag Squamous cell carcinoma antigen (E) – schuppenförmiges Zellkarzinomantigen
SCCK Sekretin-Cholezystokinin-Test
SCCL Small cell carcinoma of the lung (E) – kleinzelliges Lungenkarzinom
SCD 1. Sickle cell disease (E) – Sichelzellanämie; → SCA 2. Subacute coronary disease (E) – subakute Herzkrankheit
ScDA Scapulodextra anterior – rechte vordere Schulterlage (des Fetus)

ScDP Scapulodextra posterior – rechte hintere Schulterlage (des Fetus)
SCE-analyse Sister chromatid exchange analyse (E) – schwesterchromatider Austauschprozeß
SCG 1. Sodium cromoglycate (E) – Natriumcromoglycat 2. Sternoklavikulargelenk 3. Sternoklavikulargrube 4. Supraklavikulargrube
SCh Succinylcholine – Sucamethonium, Cholinsuccinat
SChE Serumcholin-Esterase
SCI 1. Spinal cord injury (E) – Rückenmarkverletzung 2. Structured clinical interview (E) – psychiatrischer Test
SCID Severe combined immunedeficiency (E) – schwerer kombinierter Immundefekt
SCKT Sekretin-Cholezystokinin-Kurztest
SCL 1. Sklerodermie 2. Symptom check list (E) – Symptom-Kontrolliste
ScLA Scapulo-laeva anterior – linke vordere Schulterlage (des Fetus)
ScLP Scapulo-laeva posterior – linke hintere Schulterlage (des Fetus)
SCM State Certified Midwife (E) – geprüfte Hebamme
SCMC Spontaneous, cell-mediated cytotoxicity (E) – spontane zellvermittelte Zytotoxizität
SCPK Serum creatine phosphokinase – Serum-Kreatinkinase
SCR Sauerstoff-Kardiorespirogramm
scr Scruple (E) – amerikanisches Apothekergewicht; → s
SCT 1. Staphylokokken-Clumping-Test 2. Sugar coated tablet (E) – Dragee
SCU Special care unit (E) – Intensivpflegeabteilung
SCV Subclavian veine (E) – Schlüsselbeinvene
SD 1. Schilddrüse 2. Senile dementia – Altersdemenz 3. Serologische Determinante 4. Serologisch definiert 5. Septumdefekt 6. Short time dialysis (E) – Kurzzeitdialyse 7. Skin dose (E) – Hautdosis 8. Spontanous delivery (E) – Spontanentbindung 9. Standard deviation (E) – Standardabweichung 10. Streptodornase 11. Sudden death (E) – plötzlicher Tod 12. Systolic discharge (E) – Systolendauer
sd, s-d Sinister-dexter – Strahlengang (in der Radiologie) von links nach rechts
SDA 1. Sacro-dextra anterior – rechte vordere Steißlage (des Fetus) 2. Specif-

ic dynamic action (E) – spezifisch dynamische Wirkung; → SDW 3. Succinic dehydrogenase activity (E) – Succinat-Dehydrogenaseaktivität

SD-Antigen Serologisch definierbare Antigene

SDH 1. Schilddrüsenhormon 2. Sorbit-Dehydrogenase 3. Succinat-Dehydrogenase

SDP Sacro-dextra posterior – rechte hintere Steißlage (des Fetus)

Sdp Siedepunkt

SDS Self-rating depression scale (E) – Selbstbestimmungsskala für Depressionen

Sds Sounds (E) – Geräusche

SDS-Elektrophorese Sodiumdodecylsulfat-Elektrophorese

SDW Spezifisch-dynamische Wirkung; → SDA

SE 1. Saline enema (E) – Kochsalz-Tropfklistier 2. Schaferythrozyten; → SRBC, SRC 3. Schutzeinheit = Antitoxin-Einheit; vgl. AE 4. Standard error (E) – Standardfehler

Se 1. Symb. f. Selen 2. Serum

SEA Schaferythrozytenagglutination

SEAS Sympathisch-ergotrop-adrenergisches System

SEA-Test Schaferythrozytenagglutinationstest; → SBR, SCAT

SEC Soft elastic capsular (E) – Gelatinekapsel

sec. 1. Section (E) – Schnitt 2. Sekundär; → sek. 3. Sekunde; → s., Sek.

SED Skin erythem dose (E) – Hauterythemdosis

Sed. Sediment

SEE Scopolamin-Eukodal-Ephetonoin-Scophedal

SEEG Stereoelektroenzephalographie

SEG Sonoenzephalographie

Sek. Sekunde – SI-Einheit der Zeit; → s., sec.

sek. Sekundär; → sec.

SEM 1. Scanning electron microscope (E) – Rasterelektronenmikroskop 2. Scanning electron microscopy (E) – Rasterelektronenmikroskopie 3. Slow eye movement (E) – langsame Augenbewegung 4. Standard error of the mean (E) – mittlere Standardabweichung 5. Systolic ejection murmur (E) – systolisches Austreibungsgeräusch

sem. Semen – Samen

SEM-Phase Slow eye movements phase (E) – langsame Phase der Augenbewegungen

SEP 1. Saure Erythrozytenphosphatase; → ACP, acP 2. Somatosensibel evoziertes Potential

Sep/Ser Gas-gangrene antitoxin(septicum) (E) – Gasgangränantitoxin (septicum)

sept. Septisch

Serol. 1. Serologe 2. Serologie

serol. Serologisch

SES Supraventrikuläre Extrasystolen

SEV 1. Sekundärelektronenvervielfacher 2. Sprachentwicklungsverzögerung

sex. Sexual, sexuell

SeXO Serum xanthine oxidase (E) – Serum-Xanthinoxidase

SF 1. Exspiratorischer Spitzenfluß 2. Salzfrei 3. Schädigungsfaktor 4. Spinal fluid (E) – Spinalflüssigkeit 5. Svedberg flotation (unit) (E) – Svedberg-Flotationseinheit

Sf, sf Svedberg-Flotationskonstante

SFA 1. Saturated fatty acid (E) – gesättigte Fettsäure 2. Suppressorfaktor der Allergie

SFC Spinal fluid count (E) – Liquorzellzählung

sFcR Soluble fragment cristalline rezeptor

SF-Nährboden Streptococcus-faecalis-Nährboden

S-Form Smooth-form (E) – Glattform

SFP Slow filling phase (E) – langsame Füllungsphase; → LFP

SFR Stroke with full recovery (E) – Schlaganfall mit vollständiger Wiederherstellung

SFT 1. Sabin-Feldmann-Test; → SF-Test 2. Serofarbtest 3. Slow filling time (E) – langsame Füllungszeit

SF-Test, SFT 1. Sabin-Feldmann-Test 2. Spurenfindungstest

SFW Slow filling wave (E) – langsame Füllungswelle

SG 1. Soluble gelatine (E) – lösliche Gelatine 2. Sonogramm 3. Spatiale Ventrikelgradienten 4. Spezifisches Gewicht 5. Substantia gelatinosa

Sg Sphygmogramm

SGB Sozialgesetzbuch

SGN Sekundär chronische Glomerulonephritis

SGOT Serum-Glutamatoxalacetat-Transaminase

SGPT Serum-Glutamatpyruvat-Transaminase

SGR, S.G.R. Sachs-Georgi-Reaktion
SGTT Standard glucose tolerance test (E)
– Standard-Glukose-Toleranz-Test
SH 1. Schenkelhals 2. Serumhepatitis
3. Somatotrophic hormone (E) – soma-
totropes Hormon 4. Sulfhydryl(-Grup-
pe) 5. Sulfonylharnstoff
SH-Ag, SH-Antigen Serumhepatitis-Anti-
gen
SHBD Serum-α-hydroxybutyratedehydro-
genase (E) – Serum-α-Hydroxybutyrat-
Dehydrogenase
SHBG Sex hormone binding globulin (E)
– sexualhormonbindendes Globulin
SHDI Supraoptical hypophyseal diabetes
insipidus (E) – Diabetes insipidus neu-
rohumoralis
SH-Enzyme Sulfhydryl-Enzyme
SHG-diet Sauerbruch-Herrmannsdorfer-
Gerson diet (Diät)
SH-Gruppe Sulfhydryl-Gruppe
SHN Subacute hepatic necrosis (E) –
subakute Lebernekrose
SHT 1. Schädel-Hirn-Trauma 2. Sims-
Huhner-Test
SHW Short wave (E) – Kurzwelle
SI 1. Saturation index (E) – Sättigungs-
index 2. Septum interventriculare; →
SIV 3. Serum iron (E) – Serumeisen
4. Seruminsulin 5. Small intestine (E)
– Dünndarm 6. Soluble insulin (E) –
lösliches Insulin (Altinsulin) 7. Stroke
index (E) – (Herz-)Schlag-Index 8. Sy-
stème International d'Unités – Interna-
tionales Einheitensystem; → SI- Einheiten, vgl. SI, SI-Einheiten S. 128
Si Symb. f. Silicium
SIADH Syndrom der inadäquaten Sekre-
tion des antidiuretischen Hormons
SIC Serum insulin concentration (E) –
Insulinkonzentration im Serum
sicc 1. Siccatus – getrocknet 2. Siccus
– trocken
SIDS Sudden infant death syndrome (E)
– plötzlicher Kindstod
SI-Einheiten Système International d'Unités – Internationales Einheitensystem;
→ SI, vgl SI, SI-Einheiten S. 128
SIF Somatotropin inhibiting factor (E) –
somatotropinhemmender Faktor
SIG Standardimmunglobuline
Sig. Sigmoidoskopie
sig. Signa, Signatur
SIGA, SIgA Sekretorisches Immunglobu-
lin A
SIH Somatotropin inhibiting hormone

(E) – somatotropinhemmendes Hormon
SILA Suppressible insulin like activity
(E) – immunologisch unterdrückbare insulinähnliche Aktivität
SIMV Synchronized intermittent mandatory ventilation (E) – Spontanatmung
mit Synchronisation der intermittieren-
den kontrollierten Beatmung
sin. Sinister – links; → S, s, s.
Sir. Sirup
SIRS Soluble immune response suppres-
sor (E) – ein Glykoprotein, das in vitro
nach mitogener Stimulation von T-
Lymphozyten freigesetzt wird und hem-
mend auf die humorale Immunantwort
auf antigene Reize in vitro wirkt
SIS 1. Skin immune system (E) – Ge-
samtheit des Immunorgans Haut 2. Sterile injectable suspension (E) – sterile
injizierbare Suspension
SISI Short increment sensitivity index
(E) – überschwelliger Tonaudiometrie-
test
SIV Septum interventriculare; → SI
SIW Self-inflicted wound (E) – Selbst-
verstümmelung
S-J Syndrom Stevens-Johnson-Syndrom
SK 1. Sekundenkapazität 2. Sinusknoten
3. Streptokinase 4. Subklaviakatheter
Skar. Skarifikation
SKE, SKEZ Sinusknotenerholungszeit; →
SNRT
s.konj. Subkonjunktival
SKRG Saarländisches Krebsregister
SKS Sinusknotensyndrom
SKT Syndromkurztest
SL 1. Satellite like (E) – satellitenähnlich
2. Small lymphocytes (E) – kleine
Lymphozyten 3. Sodium lactate (E) –
Natriumlactat 4. Streptokokkenhämoly-
sin 5. Streptolysin 6. Sublingual
s.l. Subläsional
SLA Sacro-laeva anterior – linke vordere
Beckenendlage (des Fetus)
SLD, SLDH Serum-Lactatdehydrogenase
SLE 1. Saint-Louis-Enzephalitis-Virus
SLO Streptolysin O
SLP 1. Sacro-laeva posterior – linke hin-
tere Beckenendlage (des Fetus) 2. Se-
rumlabilitätsprobe
SLPP Serumlipophosphoprotein
SLR Serumlabilitätsreaktion
SLS Stein-Leventhal-Syndrom
SLT Single load test (E) – einfacher Be-
lastungstest
SM 1. Schrittmacher 2. Smooth muscle

(E) – glatter Muskel 3. Space medicin (E) – Raumfahrtmedizin 4. Spektrometrie 5. Staumanschette 6. Stereomikroskop 7. Streptomycin 8. Submandibular – unter dem Unterkiefer gelegen 9. Sustained medication (E) – Dauermedikation 10. Systolic murmur (E) – systolisches Geräusch

Sm Symb. f. Samarium; → Sa

s.m. Submukosa

sm Small (E) – klein

SMA 1. Smooth muscle antibodies (E) – Antikörper gegen glatte Muskulatur 2. Sozialmedizinische(r) Assistent(in) 3. Superior mesenteric artery (E) – Arteria mesenterica superior

SMAF 1. Spezifischer Makrophagenaktivierungsfaktor; vgl. MAF 2. Specific macrophage arming factor (E) – spezifischer Makrophagenausrüstungsfaktor

SMD 1. Serum malic dehydrogenase (E) – Serum-Malatdehydrogenase 2. Submanubrial dullness (E) – Dämpfung unter dem obersten Teil des Brustbeins

SMDH Serum-Milchsäuredehydrogenase – Lactat-Dehydrogenase; → LAD, LD, LDH

SMIF Surface membrane immunofluorescence (E)

SMLR Syngeneic mixed lymphocyte reaction (E) – syngenetische Mischlymphozytenreaktion

SMON Subakute Myelooptikoneuropathie

SMP, SMPS Saure Mucopolysaccharide

SMS Stiff-man syndrome (E) – Steifer-Mann-Syndrom

SMV Superior mesenteric vein (E) – Vena mesenterica superior

SMX, SMZ Sulfamethoxazol

SN 1. Serumneutralisation 2. Staff nurse (E) – Oberschwester 3. Streptonigrin 4. Student nurse (E) – Lernschwester

Sn Symb. f. Stannum – Zinn

s.n. 1. Secundam naturam – auf Grund der natürlichen Gegebenheiten 2. Suo nomine – mit seinem Namen

SNE Subakute nekrotisierende Enzephalomyelopathie

S-Niere Einseitige S-förmige Verschmelzungsniere

SNOMED Systematized Nomenclature of Medicine (E) – Systematisierte Nomenklatur für Medizin

SNOP Systematized Nomenclature of Pathology (E) – Systematisierte Nomenklatur für Pathologie

SNP 1. Sodium nitroprusside – Natrium nitroprussicum (Nitroprussidnatrium) 2. Soluble nucleoprotein (E) – lösliches Nucleoprotein

SNRT Sinus node recovery time (E) – Sinusknotenerholungszeit; → SKE, SKEZ

SNS Sympathetic nervous system (E) – sympathisches Nervensystem

SO Sonographie

SO₂ Schwefeldioxid

SOB Shortness of breath (E) – Atemnot

SOD Superoxid-Dismutase

SOL Space-occupying lesion (E) – raumfordernder Prozeß

Sol. Solution – Lösung

sol. 1. Solvatur – ist zu lösen 2. Solve – löse

SOP Subokzipitalpunktion

SOS Si opus sit – falls nötig

Soziol. 1. Soziologe 2. Soziologie

soziol. Soziologisch

SP 1. Saure Phosphatase 2. Schwangerschaftsspezifisches Protein 3. Serumphosphor 4. Serumprotein – Serumeiweiß 5. Sperma 6. Subklaviapunktion 7. Systolic pressure (E) – systolischer Druck

Sp. 1. Space (E) – Raum, Zwischenraum 2. Specific (E) – spezifisch 3. Species – Art; → Spec. 4. Spinal 5. Spirillum

SPA 1. Serumphenylalanin 2. Stromata prospective antigen (E) – Bestandteil des Keuchhustenerregers Bordetella pertussis

SPC Salicylamide, phenacetin and coffein (E) – Salicylamid, Phenacetin und Coffein

SPCA Serum prothrombin conversion accelerator (E) – Prokonvertin (Blutgerinnungsfaktor VII)

sp cd Spinal cord (E) – Rückenmark

SpE Spendererythrozyten

Spec. Species – Art; → SP

SPECT Single-Photon-Emissions-Computertomographie

SPET, SPE-Test Sekretin-Pankreozymin-Evokationstest; → SPT

SPF 1. Specific pathogen free (E) – spezifisch pathogenfrei 2. Split products of fibrin (E) – Fibrinspaltprodukte

S-Phase Synthesephase

SPI Strukturiertes psychologisches Interview

Spir. Spiritus

S-Protein Soluble (lösliches) Protein
SPS Serumprolactinspiegel
SpS Spenderserum
SPT Sekretin-Pankreozymin-Test; →
SPET, SPE-Test
SPV Selektive proximale Vagotomie
spez. Speziell
spezif. Spezifisch
SPZ Sozialpsychiatrisches Zentrum
SR 1. Sarkoplasmatisches Retikulum
2. Secretion rate (E) − Ausscheidungs-
geschwindigkeit, Sekretionsrate 3. Sedi-
mentation rate (E) − Senkungsgeschwin-
gigkeit 4. Senkungsreaktion 5. Sensiti-
sation response (E) − Sensibilisierungs-
reaktion 6. Sex ratio (E) − Ge-
schlechtsverhältnis 7. Sinus rhythm (E)
− Sinusrhythmus 8. Stimulus response
(E) − Reizreaktion 9. Synaptische Reaktion
S-R Smooth rough (E) − glatt-rauh
Sr Symb. f. Strontium
SRA Skin reactive antigen (E) − hautre-
aktives Antigen
SRBC, SRC Sheep red blood cells (E) −
Schaferythrozyten
SRBCR, SRBC-R Sheep red blood cell ro-
settes (E) − Schaf-Erythrozyten-Roset-
ten
src-Gen Sarkominduzierendes Onkogen
SRF 1. Salmonellosis resistance factor
(E) − Salmonelloseresistenzfaktor
2. Skin reactive factor (E) − hautreak-
tiver Faktor 3. Somatotropin-Releasing-
faktor
SRH Somatotropin-Releasinghormone
SRID Single radial immunodiffusion (E)
− einfache radiale Immundiffusion
SRIF Somatotropin-release inhibiting
factor (E) − Somatotropin-Release-
hemmfaktor
SRN State registered nurse (E) − staatlich
anerkannte Krankenschwester
sRNA Soluble ribonucleic acid (E) − lösliche Ribonucleinsäure; → sRNS
sRNS Soluble (lösliche) Ribonucleinsäure; .→ sRNA
SRS Slow reacting substances (E) −
langsam reagierende Substanzen
SRSA, SRS-A Slow reacting substance of
anaphylaxis (E) − langsam reagierende
Substanz der Anaphylaxie
SS 1. Saliva sample (E) − Speichelprobe
2. Single stranded (E) − einsträngig; →
ss 3. Soap suds (E) − Seifenlauge
4. Sparingly soluble (E) − schwer lös-

lich 5. Sterile solution (E) − sterile Lö-
sung 6. Stimulierende Substanz 7. Sy-
stemische Sklerose
Ss Sinus (pl.)
ss Single stranded (E) − einsträngig; →
SS
SSA Skin sensitizing antibodies (E) −
hautsensibilisierende Antikörper
SSB Skin surface biopsy (E) − Biopsie
der Hautoberfläche
SSBH Sexualstereoidbindendes Hormon
SSD Source skin distance (E) − Quelle-
Haut -Abstand
SSE Soapsuds enema (E) − Seifenwas-
sereinlauf
SSL Scheitel-Steiß-Länge
SSLE Subakute sklerosierende Leukoen-
zephalitis
SSM Superfiziell spreitendes Melanom
SSP Schwartzman-Sanarelli-Phänomen
Ssp Subspezies − Unterart
SSPE Subakute sklerosierende Panenze-
phalitis
SSS, SS-Syndrom Sick-Sinus-Syndrom
SSV, SSVO Strahlenschutzverordnung
s.s.v. Sub signo venini − mit Giftzeichen
versehen
SSW Schwangerschaftswoche
ST 1. Sedimentation time (E) − Sedi-
mentationszeit, Blutsenkungszeit
2. Skin test (E) − Hauttest 3. Slight tra-
ce (E) − leichte Spuren 4. Stuhl 5. Su-
praventrikuläre Tachykardie 6. Surface
tension (E) − Oberflächenspannung
7. Survival time (E) − Überlebenszeit
STA Serotypantigen
STADA Standesorganisation Deutscher
Apotheker
stb. Stillborn (E) − totgeboren
STC Soft tissue calcification (E) −
Weichteilverkalkung
STD 1. Sexually transmitted disease (E)
− durch Geschlechtsverkehr übertragene
Krankheit; → MTS 2. Skin test dose
(E) − Hauttestdosis 3. Standard test dose
(E) − Standardtestdosis
Std. Stunde(n)
StGB Strafgesetzbuch
STH Somatotropes Hormon, Somatotro-
pin; → GH
STI 1. Serum trypsin inhibitor (E) − Se-
rumtrypsin-Hemmer 2. Systolic time in-
terval (E) − systolisches Zeitintervall
STNR Symmetrischer tonischer Nacken-
reflex
STP 1. Standard temperature and pulse

(E) – normale Temperatur- und Puls-
werte 2. Standard temperature and pres-
sure (E) – normale Temperatur- und
Druckwerte 3. Stauungspapille 4. Ster-
nalpunktion
STPD Standard temperature and pres-
sure, dry (E) – Standardbedingungen für
Temperatur und Druck, trocken
StPO Strafprozeßordnung
StrVG Strahlenschutzvorsorgegesetz
STS Serological test for syphilis (E) –
Blutuntersuchung auf Syphilis
ST-Strecke Segment zwischen dem QRS-
Komplex und dem Einsetzen der T-Wel-
le beim EKG
STT Sensitisation test (E) – Sensibilisie-
rungstest
STU Skin test unit (E) – Scharlacheinheit
SU 1. Strontium unit (E) – Strontium-
Einheit 2. Sulfonyl urea (E) – Sulfonyl-
harnstoff
SUA Serum uric acid (E) – Harnsäure
im Serum
substc. Stoffmengenkonzentration
subt. Subtilis – fein
SUD 1. Skin unit dose (E) – Hautein-
heitsdosis 2. Sudden and unexpected
death (E) – plötzlicher, unerwarteter
Tod
SUP Selektive Ultraviolettphototherapie
sup. Superior – der obere
Super GAU Nicht mehr beherrschbarer
Störfall (in einem Kernkraftwerk)
Supp. Suppositorium – Zäpfchen
SV 1. Selektive Vagotomie 2. Simian-
Virus 3. Sinus venosus 4. Stroke vol-
ume (E) – (Herz-)Schlagvolumen
S.V., S.v. Spiritus vini – Weingeist
Sv Symb. f. Sievert
S-Variante Smooth-form (E) – Glattform
SVAS Supraventrikuläre Aortenstenose
SVC Vena cava superior
SVCS Superior vena cava syndrome (E)
– Vena-cava-superior-Syndrom
SVE Supraventrikuläre Extrasystole; →
SVES
SV/EDV Quotient Schlagvolumen/end-
diastolisches Volumen
SVES Supraventrikuläre Extrasystole; →
SVE
SVI 1. Schlagvolumenindex 2. Slow-vi-
rus-infection (E) – schleichende Virus-
infektion
SVR Systemic vascular resistance (E) –
systemischer Gefäßwiderstand
SVRT Supraventricular re-entry tachy-

cardia (E) – supraventrikuläre Tachy-
kardie; → SVT
SVT Supraventrikuläre Tachykardie; →
SVRT
SW 1. Sakralwirbel 2. Stoffwechsel
3. Stroke work (E) – Schlagarbeit eines
Ventrikels 4. Systolische Welle
s-Welle Systolische Welle im Venenpuls
SWI Strike work index (E) – Schlagar-
beitsindex
S-W-Komplex Spike and wave complex
(E) – Spitze-Welle-Komplex im EKG
SWR 1. Schlaf-Wach-Rhythmus 2. Se-
rum Wassermann reaction (E) – Was-
sermann-Reaktion; → WAR, WaR, WR
Sympt. Symptom, Symptomatik
Syn. Synonym
syst. 1. Systemisch 2. Systolisch
SZ 1. Säurezahl 2. Schließungszuckung
Sz. Seizure (E) – Anfall
S-Zacke Teil des Kammerkomplexes im
EKG
S-Zellen Zellen im oberen Dünndarm
SZD Streuzusatzdosis
SZI Szintigraphie
SZ-Test Spurenziehtest

T

T 1. Tablespoon (E) – Eßlöffel; → tbs,
tbsp 2. T-Antigen 3. Temperatur
4. Temporal; → t 5. Tempus – Zeit; →
t 6. Tension – Spannung 7. Tera – zehn-
faches 8. Tesla – Hochfrequenzstrom
sehr hoher Spannung 9. Test 10. Testo-
steron 11. Thoracic (E) – Thorax, Brust
12. Thyreonin 13. Thymin 14. Thymus
15. Time (E) – Zeit; → t 16. Topical –
äußerlich 17. Torr 18. Total; → t
19. Toxicity (E) – Toxizität 20. Transverse – quer 21. Translokation; → t
22. Transplantation 23. Symb. f. Tri-
tium 24. Trituration 25. Tuberculum
26. Tubulus
t 1. Teaspoon (E) – Teelöffel 2. Temperature (E) – Temperatur 3. Temporal
– vorläufig, vorübergehend; → T
4. Tempus – Zeit; → T 5. Ter – dreimal
6. Time (E) – Zeit; → T 7. Tonne –
Maßeinheit des Gewichts 8. Total; →
T 9. Transfer 10. Translokation; → T
T$_{1/2}$ Halbwertszeit; → EHL, HL, HWZ
T15 Ein mit Anti-Phosphorylcholin-An-
tikörper assoziierter Idiotyp
Ta 1. Axillary temperature (E) – Ach-
seltemperatur 2. Thermoanalyse 3. Ther-

mostabiles Antigen 4. Titratable acid (E) – titrierbare Säure 5. Toxin-Antitoxin; → TAT 6. Transaldolase 7. Transplantationsantigen; → T-Antigen 8. Trikuspidalareal

T & A 1. Tonsillectomy and adenectomy (E) – Tonsillektomie und Adenektomie 2. Tosillitis and adenoiditis (E) – Tonsillitis und Adenoiditis

Ta Symb. f. Tantal

TAA 1. Thioacetamid 2. Tumor-associated antigen (E) – Tumorassoziiertes Antigen

TAB, T.A.B. Thyphus-Parathyphus-A u. -B(-Impfstoff)

Tab. Tabelle

tab. Tabellarisch

TAC Truncus arteriosus communis

TAF 1. Thrombozytenagglutinierender Faktor 2. Toxoid-antitoxin floccules (E) – Toxin-Antitoxin-Flocken 3. Tumor-Angiogenese-Faktor

TAG 1. Tennessee-Antigene 2. Tumor-Antigen; → T-Antigen

T-Agglutinin Thomsen-Agglutinin

TAH 1. Thrombozyten-Aggregationshemmer 2. Total abdominal hysterectomy (E) – totale abdominelle Hysterektomie (Uterusexstirpation)

TAK Thyreoglobulin-Antikörper

TAM Toxin-Antitoxin-Mischung

T-Antigen 1. Thomsen-Antigen 2. Transplantationsantigen; → TA 3. Tumorantigen; → TAG

TAO Thromboangiitis obliterans – Buerger-Winiwarter-Krankheit

TAPVC Total anomalous pulmonary venous connection (E) – totale Fehlverbindung der Lungenvenen

T-Areal Thymusabhängiges Areal

TAT 1. Tetanusantitoxin 2. Thematic apperception test (E) – thematischer Apperzeptionstest 3. Thrombozytenausbreitungstest 4. Toxin-Antitoxin; → TA 5. Tyrosin-Aminotransferase

TATA Tumorassoziierte Transplantatantigene; → TSTA

TAVB Total atrioventricular block (E) – totaler atrioventrikulärer Block

TA-Welle Welle bzw. Zacke im EKG

TB 1. Thymol blue (E) – Thymolblau 2. Total beats (E) – gesamte Herztätigkeit pro Tag 3. Tuberkelbakterien 4. Tuberkulin 5. Tuberkulose; → Tb, Tbc, Tbk.

Tb 1. Symb. f. Therbium 2. Tuberkulo-

se; → TB, Tbc, Tbk.

TBA 1. Tertiary butyl acetat (E) – t-Butylacetat 2. Thiobarbituric acid (E) – Thiobarbitursäure 3. Thyroxin-binding albumin (E) – thyroxinbindendes Albumin 4. Trichlorbenzoic acid (E) – Trichlorbenzoesäure

TbB Tuberkulosebakterium, Tuberkelbakterien

TBC Thyroxin-Bindungskapazität; → TBK

Tbc. 1. Tubercle bacillus – Tuberkelbazillus 2. Tuberculosis – Tuberkulose; → TB, Tb, Tbk

tbc Tuberculosus

TBE 1. Tick-borne encephalitis (E) – Zekenenzephalitis; → ZE 2. Total binding energy (E) – Gesamtbindungsenergie

TBG 1. Testosteronbindendes Globulin 2. Thyroxinbindendes Globulin

TBI 1. Thyroxin boundet iodine (E) – thyroxingebundenes Iod 2. Total body irradiation (E) – Ganzkörperbestrahlung; → GKB, WBR 3. Triiodthyronin-Bindungsindex

TBK Thyroxin-Bindungskapazität; → TBC

Tbk. Tuberkulose; → TB, Tb, Tbc

tbk Tuberkulös

Tbl. Tabletten

TBM Tuberculous meningitis – tuberkulöse Meningitis

TBN Total base number (E) – Gesamtalkalinität

TBP 1. Testosteronbindendes Protein 2. Thyreoideahormonbindendes Protein 3. Thyroxine-binding protein (E) – thyroxinbindendes Protein 4. Thyroxinbindendes Präalbumin; → TBPA 5. Tributylphosphat 6. Tuberculous peritonitis (E) – tuberkulöse Peritonitis

TBPA, TBP Thyroxinbindendes Präalbumin

TBR Trockenblutreaktion

TBS Total body surface (E) – Gesamtkörperoberfläche

tbs, tbsp Tablespoon (E) – Eßlöffel; → T

TBV Total blood volume (E) – gesamtes Blutvolumen

TBW Total body water (E) – Gesamtkörperflüssigkeit

TC 1. Tetracyclin 2. Throat culture (E) – Rachenkultur 3. Tissue culture (E) – Gewebekultur 4. Total capacity (E) –

Totalkapazität der Lungen 5. Transcobalamin

Tc 1. Symb. f. Technetium 2. Zytotoxische T-Zellen (thymusabhängige Lymphozyten)

TCA 1. Transluminale koronare Angioplastie 2. Tricarboxylic acid (E) – Tricarboxylsäure 3. Trichloracetic acid (E) – Trichloressigsäure; → TCE 4. Trizyklische Antidepressiva 5. Tumorzellenantigen

TCAR T-cell-antigen-receptor (E) – thymusabhängiger Lymphozyten-Antigen-Rezeptor

TCAS Tetrachlorsalicylanilid

TCAT, T-CAT Transmission computed axial tomography (E) – Transmissionscomputertomographie

TCBA Trichlorobenzoic acid (E) – Trichlorbenzoesäure

TCBC Trichlorbenzyl chloride – Trichlorbenzylchlorid

TCBS Thiosulphate citrate bile salts (E) – Thiosulfatcitrat-Gallensalze

TCC Trichlorcarbanum

TCD Tissue culture dose (E) – Gewebekulturdosis

TCDD Tetrachloriertes Dibenzoparadioxin

TCE 1. Trichlorethylen 2. Trichloressigsäure; → TCA

T-cells Thymus-derived cells (E) – T-Lymphozyten

TCF 1. Two colour fluorescence test (E) – Zwei-Farben-Fluoreszenz-Test 2. T-Zell-Faktor – thymusabhängiger Lymphozytenfaktor

TCGF T-cell growth factor (E) – thymusabhängiger Lymphozytenwachstumsfaktor, Interleukin 2

TCH Thiocarbohydrazid

TCID Tissue culture infectious dose (E) – Gewebekulturinfektionsdosis

TCM Tissue culture medium (E) – Gewebekulturboden

TCP 1. Tetrachlorphenol 2. Trichlorophenoxyacetic acid (E) – Trichlorphenoxyessigsäure 3. Trikresylphosphat; → TKP

tcPO Transkutane Messung des Sauerstoffpartialdruckes

TCR T-cell receptor (E) – thymusabhängiger Lymphozytenrezeptor

TCT 1. Thrombin clotting time (E) – Thrombinzeit; → TT, TZ 2. Thrombin coagulation time (E) – Thrombingerin-

nungszeit 3. Thyreocalcitonin 4. Transmissions-Computer-Tomographie

Tct Tinctura – Tinktur; → Tkt., Tinct.

TD 1. Tagesdosis 2. Tetanus-Diphtherie 3. Thoracic duct (E) – Milch-Brust-Gang 4. Thymus dependent (E) – thymusbedingt 5. Tiefendosis 6. Torsion dystonia (E) – Torsionsdystonie 7. Typhoiddysentery (E) – Typhus-Ruhr

Td Kombiniertes Tetanus- und Diphtherietoxoid zur Impfung von Erwachsenen

TDA Thymus dependant area (E) – thymusabhängige Region

TDD Thoracic duct drainage (E)

T-dep T-Zell-abhängige Antigene

TDF Thymusdifferenzierungsfaktor

TDI Toluoldiisocyanat

TDL Thoracic duct lymphocytes (E) – Lymphozyten, die aus dem Ductus thoracicus isoliert werden können

TDN Total digestible nutrients (E) – Gesamtnährstoffgehalt

TDP Thymidindiphosphat

T-Drain T-förmiges elastisches Rohr

TDS Thiamine disulphide (E) – Thiamindisulfid

TDT Terminale Desoxynucleotidyl-Transferase

Tdth T-cell delayed type hypersensitivity (E) – thymusabhängiger Lymphozyt und verzögerter Überempfindlichkeitstyp

TE 1. Tonsillektomie; → T.E. 2. Toxizitätsäquivalent 3. Trial and error (E) – Ausprobieren 4. Tuberkulineinheit; → T.E.

T.E., TE 1. Tonsillektormie 2. Tuberkulineinheit

Te Symb. f. Tellur

TEA 1. Tetraethylammonium 2. Thorakale epidurale Analgesie 3. Thrombendarteriektomie 4. Triethanolamin

TEAB Tetraethylammoniumbromid

TEAC Tetraethylammoniumchlorid

T-Ebene Terminalebene

TEBK Totale Eisenbindungskapazität; → TIBC

TEC Total (blood) eosinophil count (E) – Eosinophilenzahl

TED Threshold erythema dose (E) – Erythemschwellendosis

TEF Triethylenphosphoramid; → TEPA

TEG 1. Tetraethylene glycol (E) – Tetraethylenglykol 2. Thrombelastogramm 3. Thrombelastographie 4. Triethylenglykol

tej Ejection time (E) – Austreibungszeit

TEM 1. Transmissionselektronenmikroskop 2. Triethylenmelamin

Temp. Temperatur

TEN 1. Total excretory nitrogen (E) – Gesamtmenge des ausgeschiedenen Stickstoffs 2. Toxic epidermal necrolysis (E) – Epidermolysis acuta toxica 3. Triethylenamine – Triethylamin

TENS Transkutane elektrische Nervenstimulatiion

TEP 1. Tetraethylpyrophosphat; → TEPE, TEPP 2. Thromboembolieprophylaxe 3. Totalendoprothese (Gelenkprothese)

TEPA Triethylenphosphoramid; → TEF

TEPE, TEPP Tetraethylpyrophosphat; → TEP

TES 1. Toxisch-epidemisches Syndrom 2. Transkutane Elektrostimulation

TESD Total end-systolic diameter (E) – totaler endsystolischer Durchmesser

TETA Triethylene tetramine (E) – Triethylentetramid

TETAHA Triethylenetetraaminehexaacetic acid (E) – Triethylentetraminhexaessigsäure

TETD Tetraethylthiuramdisulphide – Disulfiram

TETRAC Tetra iodothyroacetic acid (E) – Tetraiodthyroninessigsäure

TF 1. Tactile fremitus (E) – Fremitus tactilis 2. Tetralogy of Fallot (E) – Fallot-Tetralogie 3. Transferfaktor; → T-Faktor 4. Tuberkulininfiltrat 5. Tubuläre Flüssigkeit 6. Tuning fork (E) – Stimmgabel 7. Thymic humoral factor (E) – humoraler Thymusfaktor; → THF

Tf Transferrin

TFA 1. Total fatty acid (E) – Gesamtfettsäure 2. Trifluoroacetic acid (E) – Trifluoressigsäure

T-Faktor Transferrin-Faktor; → TF

TFE Tetrafluorethylen

TFN Total fecal nitrogen (E) – Gesamtfäzesstickstoff

TFS Testikuläres Feminisierungssyndrom

TF-System Transferrin-System

t_FVK Gesamtdauer der forcierten Vitalkapazität

TG 1. Thyreoglobin 2. Tokographie 3. Totgeburt 4. Trigeminal neuralgia (E) – Trigeminusneuralgie 5. Triglyceride; → Tgl 6. Trockengewicht

Tg Tag(e)

TGA Transposition der großen Arterien

TGC Time gain compensation (E) – Zeitverstärkungsausgleich (bei der Echokardiographie)

TGE 1. Transmissible gastroenteristis – infektiöse Gastroenteritis 2. Tryptone glucose extract (E) – Tryptonglucoseextrakt

TGFA Triglyceride fatty acids (E) – Triglyceride

TGL Triglycerid-Lipase

TgL Triglyceride; → TG

tgl. Täglich

TGS 1. Thioguanosin 2. Triglycine sulphate (E) – Triglycinsulfat

TGT Tromboplastin-Generationstest

TGV Thorakales Gasvolumen

TH 1. Tetrahydrocortisol 2. Thyroid hormone – Thyroxin (Schilddrüsenhormon) 3. Thyrosin-Hydroxylase

T_H T-Helferzelle

Th. 1. Therapie 2. Thoracic (E) – thorakal 3. Thorakales Segment 4. Symb. f. Thorium 5. Thorax

Th1 bis Th12 Kurzzeichen für die Brustwirbel; → D1 bis D12

Th₁ bis Th₁₂ Kurzzeichen für die Rükkenmarksegmente der Brustwirbel; → D₁ bis D₁₂

THA Tetrahydroaldosteron

THAM Trishydroxymethylaminomethan

THC Tetrahydrocannabinol

THD Tageshöchstdosis

THE Tetrahydrocortison E

ThEm Thoriumemanation

Ther., Therap. Therapie

therap. Therapeuticsh

THF 1. Tetrahydrocortison-F 2. Tetrahydrofuran 3. Tetrahydrofolsäure; → THFA 4. Thymic humoral factor (E) – humoraler Thymusfaktor; → TF 5. Thymus-Serum-Faktor

ThF Thymusfaktor

THFA 1. Tetrahydrofolic acid (E) – Tetrahydrofolsäure; → THF 2. Tetrahydrofurfurylalkohol

THG Thioguanin

THK Thiosemikarbazon; → TSC

THM-Wellen Traube-Hering-Mayersche Wellen

THP Thrombohämorrhagisches Phänomen

ThPP Thiaminpyrophosphat

Thrombo. Thrombozyten; → Thz

THS Tetrahydro-11-desoxycortisol

Thy. Thymin

Thz Thrombozyten; → Thrombo.

Tl 1. Transformationsindex 2. Tricuspid insufficiency (E) – Trikuspidalinsuffizienz 3. Trypsin-Inhibitor; → Ti.

Ti. 1. Symb. f. Titan(ium) 2. Trypsin-Inhibitor; → TI

TIA 1. Transient ischemic attack (E) – transitorische ischämische Attacke 2. Turbidimetric immunoassay (E) – turbidimetrischer Immuntest

TIBA Triiodobenzoic acid (E) – Triiodbenzoesäure

TIBC Total iron-binding capacity (E) – totale Eisenbindungskapazität; → TEBK

TIC Trypsin inhibitory capacity (E) – Trypsininhibitorkapazität

t.i.d. Ter in die – dreimal täglich

TierSchG Tierschutzgesetz

TIG Tetanusimmunglobulin

TIL Tumorinfiltrierende Lymphozyten

TIM Triosephosphat-Isomerase

TIMI Thrombolysis in myocardial infarction (E)

Tinct. Tinctur – Tinktur; → Tct., Tkt.

T-ind T-Zell-unabhängige Antigene

TIPP Tetraisopropylpyrophosphat

TIR Total immunoreactive (insulin) (E) – gesamtes immunreaktives Insulin

TIT Treponema immobilisation test (E) – Treponema-pallidum-Immobilisierungstest

TJ Triceps jerk (E) – Trizepsreflex

TK 1. Techniker-Krankenkasse; → TKK 2. Totale Koloskopie 3. Totalkapazität (der Lungen) ; → TKL, TLC 4. Transketolase

TKBR Treponemenkomplementbindungsreaktion

TKD Tokodynamometer – Wehenkraftmesser

T-Keime Thomsen-Keime

TKK Techniker-Krankenkasse; → TK

TKL Totalkapazität der Lunge; → TK, TLC

TKP Trikresylphosphat; → TCP

Tkt. Tinktur; → Tct., Tinct.

TKZ Thrombinkoagulasezeit

T$_k$-Zellen Killerzellen

TL 1. Temporal lobe (E) – Schläfenlappen 2. Thymusleukämie 3. Total lipids (E) – Gesamtlipide 4. Tubal ligation (E) – Tubenligatur 5. Tuberkuloide Lepra

Tl Symb. f. Thallium

TLA Therapeutische Lokalanästhesie

TL-Antigen Thymus-Leukämie-Antigen

Tl-Antigen Tl ist ein Komplex von mindestens 4 Antigenen auf Thymozyten und Thymus-Leukämie-Zellen der Maus

TLC 1. Thin layer chromatography (E) – Dünnschichtchromatographie 2. Total lung capacity (E) – totale Lungenkapazität; → TK, TKL

TLD 1. Thermolumineszenzdosimeter 2. Thermolumineszenzdosimetrie 3. Thoracic lymph duct (E) – Ductus thoracicus dexter

TLE Thin layer electrophoresis (E) – Dünnschichtelektrophorese

TL$_m$ Median tolerance limit (E) – mittlere Toleranzgrenze

TLR Tonischer Labyrinthreflex

TLV 1. Industrial threshold limit value (E) – maximale Arbeitsplatzkonzentration; → MAK 2. Threshold limit value (E) – Schwellengrenzwert 3. Total lung volume (E) – Gesamtvolumen der Lunge

T-Lymphom Vom T-Lymphozyten abstammendes Lymphom

T-Lymphozyten Thymusabhängige bzw. -stämmige Lymphozyten

TM 1. Thayer-Martin-Medium 2. Transportmechanismus 3. Transzendentale Meditation

Tm 1. Symb. f. Thulium 2. Transportmaximum; → T$_m$ 3. Tumor

T$_m$ 1. Melting temperature (E) – Schmelztemperatur 2. Transportmaximum; → Tm

TMA Trimethylamin

T$_{max}$ Maximale Spannung (des Herzmuskels)

TMD, T.M.D. Tagesmaximaldosis

TMI Transmural infarction (E) – transmuraler Infarkt

TMJ Temporomandibular joint (E) – Kiefergelenk

TML Tetramethyl lead (E) – Tetramethylblei

TMP 1. Thymidinmonophosphat 2. Thymocyte mitogenic protein (E) – thymozytenmitogenes Protein 3. Transmembrane potential (E) – Membranpotential einer erregbaren Zelle 4. Trimethoprim

TMPD Tetramethyl-*p*-phenylendiamin – Wurster-Reagenz

TMS Trimethylsilan

TMT Thrombozytenmigrationstest

TMTD Tetramethylthiuramdisulfid

TMV Tobacco mosaic virus (E) – Tabakmosaikvirus

T-Mykoplasmen (T = tiny [E] – klein) Kleinkolonien von Mykoplasmen

TN 1. Transposon 2. Trigeminusneuralgie

Tn 1. Normal intra-ocular tension (E) – normaler intraokularer Druck 2. Thoron; → Tr

TNA Trinonylamin

TNF Tumornekrosefaktor

TNG Trinitratglycerin

TNI Total nodal irradiation (E) – nodale Bestrahlung

TNM-Klassifikation Tumortastbefund, Nodus, Metastasenstadienbestimmung

TNM-System Tumor-Nodus-Metastasen-system

TNP Trinitrophenol – Pikrinsäure

TNR Tonischer Nackenreflex

TNS Transkutane Nervenstimulation

TNT 1. Tag-Nacht-Therapeutikum 2. Trinitrotoluol

TNV Tabak-Nekrose-Virus

TO 1. Oral temperature (E) – Mundtemperatur, Unterzungentemperatur 2. Original (old) tuberculin (E) – Alttuberkulin 3. Target organ (E) – Zielorgan 4. Tincture of opium (E) – Opiumtinktur 5. Tryptophan-Oxygenase

TOA 1. Technischer Operationsassistent 2. Tuberkulin-Original-Alt

TOCP Triorthocresyl phosphate (E) – Tri-o-kresylphosphat

TOD Total oxygen demand (E) – Gesamtsauerstoffbedarf

Ton. Tonikum

TÖT Trikuspidalöffnungston

TOP Termination of pregnancy (E) – Schwangerschaftsunterbrechung

TORCH-Komplex Toxoplasmose-Other (infectious microorganisms)-Röteln-Zytomegalie-Herpes-simplex-Komplex

tox. Toxisch

Toxik., Toxikol. 1. Toxikologe 2. Toxikologie

toxik., toxikol. Toxikologisch

Toxikol., Toxik. 1. Toxikologe 2. Toxikologie

toxikol., toxik. Toxikologisch

TP 1. Testosteronpropionat 2. Third population cells (E) – Zellen der dritten Population 3. Thrombopoetin 4. Total protein (E) – Gesamtprotein 5. Treatment period (E) – Behandlungszeit 6. Treponema pallidum 7. Trichlorphenol 8. Triosephosphat 9. Triphosphat

TPA 1. Terephthalic acid (E) – Therephthalsäure 2. Tissue plasminogen activator (E) – Gewebeaktivator, der Plasminogen zu Plasmin aktiviert; → t-PA 3. Tissue polypeptide antigen (E) – Polypeptid-Gewebeantigen 4. Treponema-pallidum-Agglutination

t-PA, TPA Tissue plasminogen activator (E) – Gewebeaktivator, der Plasminogen zu Plasmin aktiviert

TPA-Test Treponema-pallidum-Agglutinationstest

TPB Tryptonphosphat-Bouillon

TPC Treponema-pallidum-Komplex

TPCT Treponema-pallidum complement fixation test (E) – Treponema-pallidum-Komplementbindungsreaktion

TPD 1. Thiaminpropylsulfid 2. Transpapilläre Dränage

TPE 1. Totale parenterale Ernährung; → TPN 2. Trypsinprotein-Esterase 3. Typhus-Paratyphus-Enteritis

TPE-Diagnostik Typhus-Paratyphus-Enteritis-Diagnostik

TPE Gruppe Typhus-Paratyphus-Enteritis-Gruppe (veraltete Bezeichnung)

TPER Typhus-Paratyphus-Enteritis-Ruhr

Tpf. Tropfen

TPG Triphenylguanidin

TPH Tetrazol-Probe im Harn; → TPHA

TPHA 1. Tetrazol-Probe im Harn; → TPH 2. Treponema-pallidum-Hämagglutination

TPHA-Test Treponema-pallidum-Hämagglutinations-Test

TPI 1. Treponema-pallidum-Immobilisationstest; → TPI-Test 2. Triosephosphatisomerase

TPIA Treponema-pallidum-Immunadhärenz

TPI-Test Treponema-pallidum-Immobilisationstest; → TPI

TPM Triphenylmethan

TPMB Treponema-pallidum-Methylenblau (-Färbung)

TPN 1. Totale parenterale Nutrition – totale parenterale Ernährung; → TPE 2. Triphosphopyridinnucleotid (neue Bez. NADP)

TPNH Triphosphopyridinnucleotid, reduziert (neue Bez. NADPH)

TPO 1. Triphenylphosphine oxide (E) – Triphenylphosphinoxid 2. Tryptophan-Peroxidase

TPP 1. Thiaminpyrophosphat 2. Triphenylphosphat

TPR 1. Temperatur, Puls, Respiration (Atmung) 2. Tibialis-posterior-Reflex

3. Total peripheric resistance (E) – totaler peripherer Widerstand; → TPW
4. Total pulmonary resistance (E) – Atemwiderstand   5. Tryptophanperchlorsäure-Reaktion 6. Tubuläre Phosphat-Rückresorption

TPRI Index des totalen peripheren Gefäßwiderstandes

TPS-Test Treponema-pallidum-Schwundtest

TP vaccine Tetanus-pertussis-vaccine (E) – Tetanus-Keuchhusten-Vakzine

TPW Totaler peripherer Widerstand; → TPR

TPZ Thromboplastinzeit

TR 1. Temperature range (E) – Temperaturbereich 2. Temperatur, rektal 3. Totraum 4. Tuberculin R (E) – Neutuberkulin 5. Tubuläre Rückresorption

Tr 1. Thoron; → Tn 2. Transferrin

Tr. 1. Tractus – Zug, Strang; → Tt 2. Tropfen

tr 1. Trace (E) – Spur 2. Traction (E) – Zug; → Tr 3. Treatment (E) – Behandlung; → TRT

TRA Tramadol

TRAM-flap Transverserectus-abdominis-myocutaneus-flap – querer Unterbauchlappen

TRC 1. Tanned red cell (E) – tannisierter Erythrozyt 2. Total ridge count (E) – Gesamtleistenwert

TRCH Tanned red cell hemagglutination (E) – Hämagglutination mit tannisierten Erythrozyten

TRCHII Tanned red cell hemagglutination inhibition immunoassay (E) – passiver Hämagglutinationstest zum Nachweis von Autoantikörpern durch tannisierte Erythrozyten

TRD Thermoregulationsdiagnostik

TRF 1. T-cell replacing factor (E) 2. Thyreotropin-Releasingfaktor

TRGA Technische Regel für gefährliche Arbeitsstoffe

TRH 1. Thyreotropin Releasinghormon 2. Tyrosin-Hydroxylase

TRH-Test Thyreotropin Releasinghormon-Test (Funktionsprüfung der Hypophyse)

TRI, Tri. Trichlorethylen

TRIC 1. Trachoma inclusive conjunctivitis (E) – Trachoma-Inklusions-Conjunctivitis; → TRIC 2. Triiodothyroacetic acid (E) – Triiodthyroessigsäure

TRIC Trachoma-Inklusion-Konjunctivitis;

→ TRIC

TRINS Totally reversible ischemic neurologic symptoms (E) – gesamte reversible neurologische Ischämiesymptome

TRIT Triiodothyronine (E) – Triiodthyronin

Trit., trit. Trituratio – Verreibung

TRK Technische Richtkonzentration

TRK-Werte Technische Richtkonzentration für krebserregende Stoffe

TRNA, tRNA Transfer ribonucleic acid (E) – Transfer-Ribonucleinsäure; → tRNS

tRNS Transfer-Ribonucleinsäure; → TRNA, tRNA

TRP, Trp Tryptophan; → Try

TRPA Tryptophanreiches Präalbumin

TrPl Treatment plan (E) – Behandlungsplan

TRT 1. Thrombozytenretentionstest 2. Treatment (E) – Behandlung; → tr

Try. Tryptophan; → TRP, Trp

TS 1. Takayasu-Syndrom 2. Test-solution (E) – Testlösung 3. Thoracic surgery (E) – Thoraxchirurgie 4. Total solids (E) – Trockensubstanz 5. Tricuspid stenosis (E) – Trikuspidalstenose

Ts Suppressor-T-Zelle

TSA Tumorspezifisches Antigen

TSAb Thyroid stimulating antibody (E) – Thyreoideastimulierende Antikörper

TSB Total serum bilirubin (E) – Gesamtbilirubin

TSC Thiosemicarbazon; → THK

TSCA Tumorspezifisches Zytoplasmaantigen

TSD 1. Target skin distance (E) – Fokus-Haut-Abstand 2. Target skin dose (E) – Fokus-Haut-Dosis 3. Tay-Sachs disease (E) – Tay-Sachs-Syndrom

T sect Transverse section (E) – Querschnitt

TSF Trommelschlegelfinger

TSG 1. Thrombozytensenkungsgeschwindigkeit 2. Thyroid stimulating globulin (E) – Thyroidstimulierendes Globulin 3. Transsexuellengesetz

TSH Thyreoid stimulating hormone (E) – thyreoideastimulierende Hormone

T-shaped (E) – T-förmig

TSHRF, TSH-RF Thyreoid stimulating hormone releasing factor (E) – thyreoideastimulierender Hormon-Releasingfaktor

TSHRH, TSH-RH Thyreoid stimulating hormone releasing hormone (E) – thyreoideastimulierendes Hormon-Releasinghormon

TSI 1. Thyreoid stimulating immunglobulin (E) – thyroideastimulierende Immunglobuline 2. Triple sugar iron (E) – Dreizuckeragar

TSI-Agar Triple sugar iron Agar (E) – Fertignährboden zur Differenzierung von Enterobacteriaceaea

Ts-Mutanten Temperatursensitive Mutanten

tsp Teaspoon (E) – Teelöffel

T-splint T-Schiene, T-förmige Schiene

TSR Trizepssehnenreflex

TSRV Total systematic vascular resistance (E) – gesamter Gefäßwiderstand

TSS 1. Temperatur-Struktur-Skala 2. Total suspended solids (E) – Gesamtschwebstoffgehalt 3. Toxic shock syndrome (E) – toxisches Schocksyndrom

TSSA Tumor-specific cell surface antigen (E) – tumorspezifisches oberflächenwirksames Antigen

TSTA Tumorspezifische Transplantationsantigene; → TATA

TT 1. Tablet triturate (E) – zur Injektion aufzulösende Tablette 2. Tetanustoxoid 3. Thrombin time (E) – Thrombinzeit; → TCT, TZ 4. Thrombotest 5. Thymol turbidity (E) – Thymolflockung 6. Tuberkulintest

Tt. Tractus – Strang, Zug; → Tr

TTA Transtracheale Aspiration

TTC Triphenyltetrazoliumchlorid

TTD Thoracic transverse diameter (E) – Querdurchmesser des Thorax

ttd Three times in day (E) – dreimal täglich

TTFD Thiamintetrahydrofurfuryldisulfid

TTH Thyrotropic hormone (E) – thyreotropes Hormon

TTI Tension time index (E) – Spannungs-Zeit-Index

TTP 1. Thrombotic thrombocytopenic purpura (E) – thrombotisch-thrombozytopenische Purpura 2. Thymidintriphosphat

TTS 1. Tarsal-Tunnel-Syndrom 2. Transdermales therapeutisches System

TTT 1. Thymol-Trübungstest 2. Tolbutamide tolerance test (E) – Tolbutamid-Test

TTX Tetrodotoxin

TU 1. Technische Universität 2. Todesursache 3. Toxic unit (E) – Toxineinheit, Gifteinheit; → GE, G.E. 4. Tuber-

culin unit (E) – Tuberkulineinheit 5. Tumor; → Tu 6. Turbidity unit (E) – Trübungseinheit

Tu., TU Tumor

TUC Time of useful consciousness (E) – Selbstrettungszeit

TÜV Technischer Überwachungsverein

TUR Transurethrale (Elektro-)Resektion; transurethrale Resektion der Prostata; → TURP

TURP Transurethral resection of the prostate (E) – transurethrale Prostataresektion; → TUR

TV 1. Tetrazolviolett 2. Tidal volume (E) – Atemzugvolumen; → AZV 3. Tierversuch 4. Thoracic vertebrae (E) – Brustwirbel 5. Totale Vagotomie 6. Total volume (E) – Gesamtvolumen 7. Trichomonas vaginalis 8. Tricuspid valve (E) – Trikuspidalklappe 9. Trunkuläre Vagotomie

TVL Threshold limit value (E) – Arbeitsplatzkonzentration

TVP Trunkuläre Vagotomie mit Pyloroplastik

TVT Tiefe Venenthrombose; → DVT

TVU Total volume urine (E) – Gesamturinmenge (in 24 Std.)

TW Total body water (E) – Gesamtkörperwasser

T-wave T-Zacke, terminale Welle im EKG; → T-Welle, T-Zacke

T-Welle Terminale Welle im EKG; → T wave, T-Zacke

TWVO Trinkwasserverordnung

TYMV Turnip-Yellow-Mosaik-Virus

TYR 1. Tyrosin 2. Tyrothricin

TYR-OH Tyrosin-Hydroxylase

TZ 1. Teilchenzahl 2. Thrombinzeit; → TCT, TT 3. Trocknungszeit

T-Zacke Terminale Welle im EKG; → T wave, T-Welle

T-Zellen Thymusabhängige lymphozytäre Zellen

TZI Themenzentrierte Interaktion

U

U 1. Umdrehung(en) 2. Umwandlungszone; → UZ 3. Unit (E) – Einheit 4. Symb. f. Uranium – Uran 5. Uracil 6. Urea – Harnstoff 7. Uridin 8. Urin 9. Urologist (E) – Urologe 10. Urology (E) – Urologie 11. Urtikaria – Nesselsucht; → UT

U. Ulzeration

UA 1. Umbilical artery (E) – Nabelarterie 2. Unterarm 3. Upper arm (E) – Oberarm 4. Uric acid (E) – Harnsäure 5. Urinanalysis (E) – Urinanalyse (-untersuchung).

u.a.f. Ut aliquid fiat – damit etwas geschieht

UAN Uric acid nitrogen (E) – Harnsäurestickstoff

UAP Urinary alkaline phosphatase (E) – alkalische Phosphatase im Urin

Ub. Urobilin; → Ubn.

UBA Umweltbundesamt

Ubg. Urobilinogen; → U-gen, Uro

UBIP Ubiquitous immunopoetic polypeptide (E)

Ubn. Urobilin; → Ub.

UC 1. Ulcerative colitis – ulzeröse Kolitis 2. Urine culture (E) – Harn-, Urinkultur 3. Uterine contractions (E) – Wehen

UC-Amb. Unfallchirurgische Ambulanz

UCG 1. Ultrasound cardiogram (E) – Ultraschallkardiogramm; → UKG, USCG 2. Ultrasound cardiography (E) – Ultraschallkardiographie; → UKG, USCG

UCG-Test Urin-Choriongonadotropin-Test

UCHD Usual childhood disease (E) – übliche Kinderkrankheiten; → UDC

UCL 1. Upper confidence limits (E) – obere Konfidenzgrenzen 2. Urea clearance – Harnstoff-Clearance

UCN Ureterocystoneostomy (E) – Ureterozystoneostomie

UCR Unconditioned reflex (response) (E) – unbedingter Reflex

UCS 1. Unconditioned stimulus (E) – unbedingter Reiz; → US 2. Urocaninsäure

UD 1. Urethral discharge (E) – Harnröhrenausfluß 2. Uridine diphosphat (E) – Uridindiphosphat; → UDP

U.d. Ulcus duodeni – Zwölffingerdarmgeschwür

u.d. Ut dictum – wie angegeben; nach Vorschrift

UDC 1. Urodesoxycholsäure; → UDCA 2. Usual disease of childhood (E) – übliche Kinderkrankheiten; → UCHD

UDCA Urodesoxychol acid (E) – Urodesoxycholsäure; → UDC

UDP Uridindiphosphat; → UD

UDPG Uridine diphosphate glucose (E) – Uridindiphosphatglucose

UDPGA Uridine diphosphate glucuronic acid (E) – Uridindiphosphatglucuron-

säure

UDP Gal Uridindiphosphatgalactose

UDPG-DH Uridindiphosphoglucose-Dehydrogenase

UDPGM Uridindiphosphatglucose-Metabolismus

UDPGT Uridindiphosphatglucuronyl-Transferase

UDRP Uridine diribose phosphate (E) – Uridindiribosephosphat

UDS Ultraschalldopplersonographie

ÜE Überwanderungselektrophorese; → UEP

UEBK Ungesättigte Eisenbindungskapazität

UEG Ultraschallenzephalographie

UEMO, U.E.M.O. Union Européenne des Médicine omnipracticiens = Europäische Vereinigung der Praktischen Ärzte

UEMS, U.E.M.S. 1. Union Européenne des Médicine Sociale = Europäische Union für Sozialmedizin 2. Union Européenne des Médicine Specialistes = Europäische Vereinigung der Fachärzte

UEP Überwanderungselektrophorese; → ÜE

UET Urinexkretionstest

U-Excr. Urea excretion (E) – Harnstoffausscheidung

UFA Unesterified fatty acid (E) – unveresterte Fettsäure; → FFA, FFS, UFS

U-Fasern Assoziationsfasern zwischen Hirnwindungen

UFR Urinfiltrationsrate

UFS Unveresterte Fettsäure; → FFA, FFS, UFA

U-gen Urobilinogen; → Ubg., Uro

UGI-tract Upper gastrointestinal tract (E) – oberer Magen-Darm-Trakt

UGT 1. Urogenitaltrakt 2. Urogenitaltuberkulose

UHF Ultrahochfrequenz

UHL Universal hypertrichosis lanuginosa (E) – Hypertrichosis universalis

UHMW Ultra-high molecular weight (E) – ultrahohes Molekulargewicht

UHT Ultrahigh temperature (E) – ultrahohe Temperatur

UHT-Verfahren Ultrahohe Temperaturverfahren = Uperisation

UIBC Unsaturated iron-binding capacity (E) – latente Eisenbindungskapazität; → LEBK, LIBC

UICC Union internationalis contra cancrum – Internationale Gesellschaft für Krebsbekämpfung

UIP Usual interstitial pneumonia (E) – klassische interstitielle Pneumonie

UIPF Usual interstitial pulmonary fibrosis (E) – klassische interstitielle Lungenfibrose

UK 1. Unterkiefer 2. Ureterkatheter 3. Urokinase

UKG 1. Ultraschallkardiogramm; → UCG, USCG 2. Ultraschallkardiographie; → UCG, USCG

UL Unterlappen (der Lunge)

U/l Unit(s) pro Liter – Einheit(en) pro Liter

ULF Ultra low frequency (E) – ultraniedrige Frequenz

U/l/h Unit(s) pro Liter in der Stunde – Einheit(en) pro Liter in der Stunde

ULQ Upper left quadrant (E) – linker oberer Quadrant

U/min Umdrehungen pro Minute; → UPM

UMP Uridinmonophosphat

UMPK Uridinmonophosphat-Kinase

U-Naht U-förmig verlaufende Wundnaht

UNESCO United Nations Eductional, Scientific and Cultural Organization (E) = Organisation der Vereinten Nationen für Erziehung, Wissenschaft und Kultur

Ung. Unguentum – Salbe

UNICEF United Nations International Children's Emergency Fund (E) = (in den) Vereinten Nationen bestehender Hilfsfond zur Bekämpfung von Kinderkrankheiten in den tropischen Ländern (Weltkinderhilfswerk der UNO)

UNK Unknown (E) – unbekannt

UP Umschlagpunkt

UPM, UpM Umdrehungen pro Minute; → U/min

UQ 1. Ubiquinone – Ubichinon 2. Upper quadrant (E) – oberer Quadrant

UR 1. Ultrarot = Infrarot 2. Unconditioned response (E) – unbedingte Reaktion

Ur. Urin

URAS, Uras Ultrarotabsorptionsschreiber

Ur-Excr. Urine excretion (E) – Urinausscheidung

URF Uterine relaxing factor (E) – Relaxin (Schwangerschaftshormon)

URI Upper respiratory infection (E) – Infektion der oberen Atemwege

UR-Licht Ultrarotlicht = Infrarotlicht; → IR-Licht

Uro Urobilinogen; → Ubg., U-gen

Urol. 1. Urologe 2. Urologie

urol. Urologisch

Urs. Ursache

US 1. Ultraschall; → U-Schall 2. Unconditioned stimulus (E) – unbedingter Reiz; → UCS 3. Unterschenkel

USCG 1. Ultrasonokardiogramm – Ultraschall-(Echo-)Kardiogramm; → UCG, UKG 2. Ultrasonokardiographie – Ultraschall-(Echo-)Kardiographie; → UCG, UKG

U-Schall Ultraschall; → US

USG 1. Ultrasound echography (E) – Ultraschallechographie 2. Unteres Sprunggelenk

USP United States Pharmacopeia – Arzneibuch der Vereinigten Staaten von Amerika

USPHS United States Public Health Service – öffentlicher Gesundheitsdienst der Vereinigten Staaten von Amerika

UST Ultraschalltomographie

US-Wellen Ultraschallwellen

UT 1. Umgebungstemperatur 2. Unfalltag 3. Urinary tract (E) – Harnsystem, Harnapparat 4. Urtikaria – Nesselsucht; → U

UTI Urinary tract infection (E) – Harnwegsinfektion

UTP Uridintriphosphat

UU Urine urobilinogene (E) – Urobilinogen im Urin

UV 1. Ultraviolett 2. Unfallversicherung 3. Urinvolumen

U.v. Ulcus ventriculi – Magengeschwür

UVB, UV-Bestrahlung Ultraviolette Bestrahlung

UVEB Unifocal ventricular ectopic beat (E) – unifokale ventrikuläre Extrasystole

UVNG Unfallversicherungsneuregelungsgesetz

UVr Ultraviolet rays (E) – ultraviolette Strahlen; → UV-Strahlen

UV-Strahlen, UVr Ultraviolette Strahlen

UVTr Unfallversicherungsträger

UVV Unfallverhütungsvorschrift

U-wave U-Welle im EKG; → U-Welle

U-Welle, U-wave Wellenform im EKG

UZ 1. Ultrazentrifuge 2. Umformungszeit 3. Umwandlungszone; → U

V

V 1. Vaccinated (E) – gegen Pocken geimpft 2. Valin; → Val. 3. Symb. f. Vanadium 4. Vapour (E) – Dampf 5. Variabel 6. Variation 7. Velocity (E) – Geschwindigkeit; → v 8. Vene; → V. 9. Ventilation; → Vent. 10. Verbal 11. Vertex – Scheitel; → Vx 12. Vinum 13. Virulence (E) – Virulenz 14. Virus; → V. 15. Viscosity (E) – Viskosität 16. Visus; → V. 17. Vitrum – Glas/Flasche 18. Volt – SI-Einheit der elektrischen Spannung 19. Volumen; → Vol. 20. Vomitus – Erbrechen 21. Römisches Zahlenzeichen fünf

V., V 1. Vena, Vene 2. Virus 3. Visus

v 1. Velocity (E) – Geschwindigkeit; → V 2. Venös 3. Ventral; → vent. 4. Ventrikulär

VA 1. Vasoregulatorische Asthenie 2. Ventriculoatrial 3. Verdienstausfall 4. Voltampere – Maßeinheit der elektrischen Leistung; → V/A

V/A Volt/Ampere – Maßeinheit des elektrischen Widerstands; → VA

V$_A$ Alveoläre Ventilation

Va 1. Viral antigen (E) – Virusantigen 2. Visual acuity (E) – Sehschärfe

V.a. 1. Verdacht auf 2. Vitrum album – weißes Glas

V-Ableitung Unipolare Brustwandableitung nach Wilson (beim EKG)

vac. 1. Vaccination (E) – Schutzimpfung 2. Vaccine (E) – Impfstoff 3. Vacuum (E) – Vakuum; → Vak.

VACH Vaterschaftsausschlußchance

VACTERL-Syndrom Vertebraldefekte, Analatresie, Cardia-Anomalie, Tracheo-Ösophagealfistel, Ösophagusatresie, renale und Radiusdysplasie, Limbanomaliensyndrom

VÄD, VäD Vertrauensärztlicher Dienst

VAG 1. Vertebralisangiogramm 2. Vertebralisangiographie

Vak. Vakuum; → vac.

VAL Valoron (starkes Analgetikum)

Val 1. Grammäquivalent – wurde durch die SI-Einheit Mol ersetzt 2. Valin; → V 3. Valin-α-aminoisovaleriansäure

VAMP Vincristin, Amethopterin, Mercaptopurin, Prednison

V-Antigen Virus-Antigen

Var. 1. Variante 2. Varietas – Verschiedenheit; → var.

var. 1. Variabel 2. Varietas – Abart, Verschiedenheit; → Var.

VATER-Syndrom Vertebraldefekte, Analatresie, Tracheo-Ösophagealfistel, renale und Radiusdysplasiesyndrom

VB 1. Venous blood (E) – venöses Blut

2. Ventrikuläre Bradykardie 3. Vinblastinum

VBG Verwaltungsvorschriften der Berufsgenossenschaften

VBOS Veronal-buffered oxalated saline (E) – veronalgepufferte Oxalat-Lösung

VC 1. Colour vision (E) – Farbsichtigkeit 2. Variationskoeffizient 3. Veiled cell (E) – verschleierte Zelle 4. Vena cava 5. Venous compliance (E) – venöse Dehnbarkeit 6. Vinylchlorid 7. Vital capacity (E) – Vitalkapazität; → VK

VCC Vasoconstrictor centre (E) – Vasokonstriktorenzentrum

VCF Ventrikelzirkumferenz

VCG 1. Vektorkardiogramm; → VKG 2. Vektorkardiographie; → VKG

VCR Vincristin

VCS Vasoconstrictor substance (E) – gefäßverengende Substanz

VD 1. Veneral disease (E) – Geschlechtskrankheit 2. Verdachtsdiagnose 3. Verweildauer 4. Virusdiarrhö 5. Vorläufige Diagnose

V$_D$ Dead space volume (E) – Totraumvolumen

V.d. Ventriculus dexter – rechter Ventrikel

vd Vapour density (E) – Dampfdichte

v.d. Ventrodorsal – Strahlengang vom Bauch zum Rücken

VdAK Verband der Angestellten-Krankenkassen

VDBP Vitamin-D-bindendes Protein

VDC 1. Vasodilator centre (E) – Vasodilatatorenzentrum 2. Vinylidenchlorid

VDE Verband Deutscher Elektrotechniker

VDG Veneral disease-gonorrhea (E) – Geschlechtskrankheit Gonorrhö

VDH 1. Valvular disease of the heart (E) – Herzklappenerkrankung; → VHD 2. Vascular disease of the heart (E) – Erkrankung der Herzkranzgefäße

VDR Verband Deutscher Rentenversicherungsträger

V.D.R.L.-Test In den Venereal Disease Research Laboratories entwickelter Test zur Diagnose der Syphilis

VDS 1. Vasodilator substance – vasodilatatorische Substanz 2. Venereal disease syphilis (E) – Geschlechtskrankheit Syphilis

VE 1. Vakuumextraktion 2. Venenerkrankung 3. Ventricular ejection (E) – Ventrikelausstoß 4. Ventricular extra-

systoles (E) – Kammerextrasystolen
5. Vesicular exanthem – Bläschenaus-
schlag 6. Viral encephalitis (E) – Virusenzephalitis 7. Visual efficiency (E)
– Sehschärfe 8. Voegtlin-Einheit

V$_E$ Exspirationsvolumen

VEB Ventricular ectopic beat (E) – ventrikuläre Extrasystole; → VES

VECP Visuell evoziertes kortikales Potential

VED Vegetative Erschöpfungsdepres-
sion

VEE Venezuela equine encephalitis (E)
– amerikanische Pferdeenzephalitis

VEE-Virus Venezuela equine encephali-
tis-virus (E) – Virus der amerikanischen
Pferdeenzephalitis

V-Gene Gene, die schwere und leichte
Ketten der variablen Region von Immunglobulin korrigieren

ven. Venös

Venerol. 1. Venerologe 2. Venerologie

Vent. Ventilation; → V

ventr. Ventral(is); → v.

VEP Visuell evoziertes Potential

VER Visually evoked response (E) – visuell evozierte Reaktion

VES 1. Vegetativ endokrines Syndrom
2. Velocity erythrocyte sedimentation
(E) – Erythrozytensenkungsgeschwindigkeit; → BKS, BSG, BSR, ESG, ESR
3. Ventrikuläre Extrasystole; → VEB

VET. 1. Veterinär 2. Veterinärmedizin

VF 1. Extremitätenableitung, vom Fuß
(beim EKG) 2. Ventricular fibrillation
(E) – Kammerflimmern 3. Verstärker-
folie 4. Visual field (E) – Sehfeld
5. Vocal fremitus (E) – Stimmfremitus
6. Vorhofflattern 7. Vorhofflimmern

VFS Veresterte Fettsäure

VG 1. Ventricular gallop (E) – Ventri-
kelgalopp 2. Ventrikulogramm 3. Ven-
trikulographie 4. Very good (E) – sehr
gut

V/G Prozentgehalt Volumen in Gewicht

vgl. Vergleichbar

VH 1. Virushepatitis 2. Vorhof

v.H. Von Hundert

VHA Virushepatitis A

VHB Virushepatitis B

VHD Valvular heart disease (E) – Herzklappenerkrankung; → VDH

VHF Very high frequency (E) – Ultra-
kurzwelle

VHKSt Vegetative Herz- und Kreislauf-
störung

VHL Vorderhauptlage

VHR Vorderherzraum

VI 1. Ventilationsindex 2. Virulent
3. Volume index (E) – Volumenindex

Vi Virginium

VIA Virus inactivating agent (E) – viro-
statisches Mittel

Vi-Ag, Vi-Antigen Virulenz-Antigen

VIC Vaso-inhibitory centre (E) – Vaso-
motorenhemmzentrum

VIG Vakzinaimmunglobulin

VIP Vasoactive intestinal peptide (polypeptide) (E) – vasoaktives intestinales
Peptid (Polypeptid)

VIP-Färbung Untersuchung auf Trichomonas vaginalis, Candida albicans und
Haemophilus vaginalis; → VIP-stain

VIP-stain Vaginal infection of pathogens
stain (E) – = VIP-Färbung

Virol. 1. Virologe 2. Virologie

virol. Virologisch

vis. Visuell

VIT, Vit. Vitamin(e)

vit. Vital

Vitr. Vitrum – Flasche, Glas

VK 1. Variabilitätskoeffizient 2. Vitalkapazität (der Lunge) – maximales
Atemvolumen; → VC 3. Vorderkam-
mer

VKG 1. Vektorkardiogramm; → VCG
2. Vektorkardiographie; → VCG

VKP Verbrauchskoagulopathie

VKZ Vaginalkontrazeptiva

VL 1. Extremitätenableitung, vom linken
Arm (beim EKG) 2. Interventrikuläre
Leitungsstörung 3. Left vision (E) –
Sehkraft des linken Auges; → VOS

VLB Vincaleucoblastine (E) – Vinblastin

VLDL Very low density lipoprotein (E)
– Lipoprotein von sehr geringer Dichte

VLM Visceral larva migrans (E) – Toxo-
kariasis

VM 1. Vasomotorisch 2. Maximale Ventilation 3. Vestibular membrane (E) –
Membrana vestibularis 4. Viomycin

VMA Vanillyl mandelic acid (E) – Vanillinmandelsäure; → VMS

V$_{max}$ 1. Maximale Atemstromstärke
2. Maximale Geschwindigkeit

VMC Vasomotor centre (E) – vasomoto-
risches Zentrum

VMML Vordere Muttermundlippe

VMS 1. Vanillinmandelsäure; → VMA
2. Verner-Morrison-Syndrom; vgl.
WDHA-Syndrom, WDHH-Syndrom
3. Vorderes Mitralsegel

V.n. Vitrum nigrum – schwarzes Glas

VNS 1. Vegetatives Nervensystem 2. Virus-Nucleinsäure

VO Verordnung

VO₂, V₀₂ Sauerstoffverbrauch

VOD 1. Veno occlusive disease (E) – Lebervenenverschlußkrankheit, auch Budd-Chiari-Syndrom; → BCS, HVT 2. Vision (oculus dextra) right eye (E) – Sehkraft des rechten Auges; → VR

Vol., vol. Volumen; → V

vol fr. Volume fraction (E) – Volumenverhältnis

Vol.% Volumprozent, auf das Volumen bezogene Konzentrationsmenge

Vork. Vorkommen

VOS Vision (oculus sinister) left eye (E) – Sehkraft des linken Auges; → VL

VP 1. Plasmavolumen 2. Porphyria variegata 3. Vapour pressure (E) – Dampfdruck 4. Venous pressure (E) – venöser Druck 5. Ventrikelpunktion 6. Vestibularisprüfung

VPB Ventricular premature beat (E) – Kammerextrasystole

VPC 1. Ventricular premature contraction (E) – vorzeitige Ventrikelkontraktion 2. Volume packed cells (E) – Hämatokrit-Wert

VPK Venenpulskurve

VPR, VP-Test Voges-Proskauer-Reaktion (Test)

VR 1. Extremitätenableitung, vom rechten Arm (beim EKG) 2. Ventilationsrate 3. Ventrikuläre Rhythmusstörung 4. Vision right (E) – Sehkraft des rechten Auges; → VOD

VRAM-flap Vertical rectus abdominis myocutaneous flap – vertikaler Unterbauchlappen

V-Region Variable Region

VRI Virus respiratory infection (E) – Virusinfektion der Atemwege

VRV Ventricular residual volume (E) – ventrikuläres Reservevolumen

VS 1. Vanillinsäure 2. Vegetatives System 3. Venae sectio 4. Vesicular sound (E) – vesikuläres Atmen 5. Ventricular septum (E) – Ventrikelseptum 6. Volumetric solution (E) – Standardlösung

Vs 1. Venisection (E) – Aderlaß 2. Voltsekunde

VSD 1. Ventricular septal defect (E) – Ventrikelseptumdefekt 2. Vorhofseptumdefekt; → ASD – ASHD

VSV, VS-Virus Vesicular stomatitis virus

(E) – bläschenförmiger Stomatitisvirus

VSWI Vorderseitenwandinfarkt

VT 1. Tetrazolium violet (E) – Tetrazolpurpur 2. Vagotomie 3. Ventricular tachycardia (E) – Kammertachykardie 4. Volumenanteil

V & T Volume and tension (E) – Schlagvolumen und Pulsspannung

VTA Veterinärmedizinisch-technische(r) Assistent(in)

VTmax, V_Tmax Vitalkapazität = maximales Atemvolumen

VTMS Vinyltrimethylsilan

VU Verkehrsunfall

V_u Urinvolumen

VUR Vesikoureteraler Reflux

VV Vulva and vagina (E) – Vulva und Vagina

V/V Prozentgehalt Volumen in Volumen

Vv 1. Valvulae, Klappen (pl.) 2. Venae, Venen (pl.)

VVG Vasovesikulographie

VW Vessel wall (E) – Gefäßwand

v/w Percentage volume in weight (E) – Prozentgehalt Volumen in Gewicht

VWI Vorderwandinfarkt

Vx Vertex – Scheitel; → V

VZ Verdünnungszeit (disappearance time [E])

VZV Varizella-Zoster-Virus

W

W 1. Water (E) – Wasser 2. Watt – SI-Einheit der elektrischen und mechanischen Leistung 3. Week (E) – Woche; → w, wk 4. Weight (E) – Gewicht; → Wt, wt 5. Whorl (E) – (Fingerbeere) Wirbel 6. Width (E) – Weite, Breite 7. Wife (E) – Ehefrau 8. Wirbel 9. Symb. f. Wolframium, Wolfram 10. Work (E) – Arbeit

W. 1. Watsonius 2. Wirkstoff 3. Wucheria

w 1. Water (E) – Wasser; → W 2. Week (E) – Woche; → W, wk 3. Wife (E) – Ehefrau; → W

WA When awake (E) – bei Wachsein

WAA, WAAK Wärmeautoantikörper; → W-AK

WAIS Wechsler Adult Intelligence Scale – Hamburg-Wechsler-Intelligenztest für Erwachsene; → HAWIE

W-AK Wärmeautoantikörper; → WAA, WAAK

WAR, WaR Wassermann-Reaktion; → SWR, WR

WAS   Wiskott-Aldrich-Syndrom
WB   1. Western blot (E) 2. Whole blood (E) – Vollblut
Wb   Weber – SI-Einheit des magnetischen Flusses
WB scale   Wechsler-Bellevue-Intelligenzskala
WBC   1. White blood cells (E) – Leukozyten 2. White blood count (E) – Zählung der Leukozyten
WBE   Weißbroteinheit
WBK   Wirbelkörper; → WK
WBR   Whole body radiation (E) – Ganzkörperbestrahlung; → GKB, TBI
WBS   Wirbelsäule; → WS
WBW   Whole body water (E) – Gesamtkörperwasser; → GKW
WBZ   Weiße Blutzellen
WC   Wheelchair (E) – Rollstuhl
WD   1. Wanddicke 2. Ward (E) – Abteilung, Station; → Wd 3. Wasserdiarrhö 4. Wet dressing (E) – feuchter Verband
Wd, WD   Ward (E) – Abteilung, Station
w/d   Well developed (E) – gut entwickelt
WDB   1. Wechseldruckbeatmung 2. Wehrdienstbeschädigung
WDHA-Syndrom   Watery diarrhea hypokalaemia achlorhydria syndrome (E) – wäßrige Diarrhö, Hypokaliämie, Achlorhydrie-Syndrom; auch Verner-Morrison-Syndrom – VMS
WDHH-Syndrom   Watery diarrhea hypokalaemia hypochlorhydria syndrome (E); auch Verner-Morrison-Syndrom – VMS
wds   Wounds (E) – Wunden, Verletzungen
WDWN   Well developed-well nourished (E) – guter Entwicklungs- und Ernährungszustand
WE   1. Wärmeeinheit 2. Wohlgemuth-Einheit 3. Wroblewsky-Einheit 4. Wurmeier
WEE   Western equine encephalitis (E) – westliche Pferdeenzephalitis
WEEV, WEE-Virus   Western equine encephalomyelitis virus (E) – Erreger der westlichen Pferdeenzephalitis
WEP-Färbung   Wasserblau-Eosin-Ploxin-Färbung
WET   Wartegg-Erzählungstest
WEUP-Syndrom   Wilful exposure to unwanted pregnancy (E) – ambivalente Haltung verschiedener Frauen, die eine Schwangerschaft nicht möchten, aber Kontrazeptiva ablehnen
WFR   Weil-Felix-Reaktion

WFS   Waterhouse-Friedrichsen-Syndrom
WH   1. Wachstumshormon 2. Wärmehämolysine
Wh   1. Wattstunde – Einheit der Arbeit 2. Whispered (E) – geflüstert
WHO   World Health Organization – Weltgesundheitsorganisation
WH-Syndrom   Werdnig-Hoffmann-Syndrom – Muskelatrophie
WHVP   Wedged hepatic venous pressure (E) – geblockter Lebervenendruck
WISC   Wechsler Intelligence Scale for Children (E) – Wechsler-Intelligenzskala für Kinder
WK   1. Wachstumskontrolle 2. Wirbelkörper; → WBK
wk   Week (E) – Woche; → W, w
WKB   Weltmann-Koagulationsband
WK disease   Wilson-Kimmelstiel disease (E) – diabetische Glomerulosklerose, Wilson-Kimmelstiel-Erkrankung
Wkg.   Wirkung
WL   1. Waiting list (E) – Warteliste 2. Wavelength (E) – Wellenlänge
WLXA   Wellenlängendispersive Röntgenanalyse
WMA   World Medical Association – Weltärztebund
w/n   Well nourished (E) – gut genährt
WNL   Within normal limits (E) – innerhalb normaler Grenzen
WN-Virus   West Nile virus (E) – West-Nil-Virus
W/O   Wasser-Öl-Emulsion
Wo.   Woche
w/o   Without (E) – ohne
WP   1. Wet pack (E) – feuchter Umschlag 2. Winkelplatte
WPBS   Wittenborn's psychiatrische Bewertungsskala
WPW-Syndrom   Wolff-Parkinson-White-Syndrom
WR   Wassermann-Reaktion; → SWR, WAR, WaR
Wr   1. Work of right ventricle (E) – Arbeit des rechten Ventrikels; → WRV 2. Symb. f. Wright-Blutgruppen
Wr-Fraktion   Blutgruppenantigene im Wright-System
WRT   Waaler-Rose-Test – Hämagglutinationstest
WRV   Work of the right ventricle (E) – Arbeit des rechten Ventrikels; → Wr
WS   1. Wach-Schlaf 2. Wassersäule 3. Wechselstrom 4. Wirbelsäule; → WBS

Ws Wattsekunde – Einheit der Arbeit
ws Water soluble (E) – wasserlöslich
Wt, wt Weight (E) – Gewicht; → W
WTG Weichteilgewebe
WV 1. Wundverschluß 2. Wundversorgung
W/V Weight in volume (E) – Gewichtsanteil
w/v Percentage weight in volume (E) – Prozentgehalt Gewicht in Volumen
WW Wechselwirkung
w/w Percentage weight in weight (E) – Prozentgehalt Gewicht in Gewicht
WxB Wax bite (E) – Wachsabdruck
WxP Wax pattern (E) – Wachsmodell
WZT Wartegg-Zeichentest

X

X 1. Faktor X der Blutgerinnung 2. Reactance (E) – Reaktanz 3. Römisches Zahlenzeichen 10 4. Xanthin; → Xan. 5. Xanthosin; → Xao. 6. Xenon; → Xe.
x Axis – Achse
XA Xanthurenic acid (E) – Xanthurensäure; → XS
Xa Chiasma – Kreuzung
Xan. Xanthin; → X
Xao. Xanthosin; → X
X-Arm Cubitus valgus
X-Bein Genu valgum
X-cell (E) – X-Zelle
X-Chromosomen Geschlechtschromosomen
XDH Xanthin-Dehydrogenase
Xe Symb. f. Xenon; → X
X-Fuß Pes valgus – Knickfuß
X-Hüfte Coxa valga
X-irradiation (E) – Röntgenbestrahlung
XLA, xla X-linked infantile Agammaglobulinaemia (E) – X-chromosomal rezessiv vererbbare Defektimmunopathie
XLP X-chromosomal vererbbare lymphoproliferativer Immundefekt
X-mas factor (E) – Christmas Faktor; → CF
X-matching (E) – Kreuzprobe bei der Blutgruppenbestimmung
XMP Xanthosinmonophosphat
XO Turner-Syndrom
XOD Xanthin-Oxidase
X-ograph (E) – Röntgenbild
XPS X-ray photoelectron spectroscopy (E) – Röntgenstrahlelektronenspektroskopie
X-ray(s) (E) – Röntgen(strahlen)
XRD X-ray diffraction (E) – Röntgenbeugung
XS Xanthurensäure; → XA

X-Strahlen Röntgenstrahlen
XT Exotrophia – Strabismus divergens
XTE-Syndrom Xeroderma, Talipes, enamel defect (E) – Xeroderma, Talipes (Klumpfuß) und Zahnschmelzdefekt (Syndrom)
XU Excretion urogram (E) – Ausscheidungsurogramm
Xu Xylulose
XUP, XuP Xylulosephosphat
x-Welle Teil der Jugularisvenenpulskurve
XX Normaler weiblicher Chromosomentyp
XXX Trisomie des X-Chromosoms – Chromosomenaberration
XXY Klinefelter-Syndrom
XY Normaler männlicher Chromosomentyp
Xyl. Xylose
XYP, XyP Xylosephosphat
XYZ-Schema Klassifikation immunkompetenter Zellen, die an der Entstehung der humoralen Immunität beteiligt sind
X-Zehe Hallux valgus
X-Zone Zone X – Nebennierenrinde

Y

Y 1. Yellow (E) – gelb 2. Yersinia (Bakterienform); → Y. 3. Young (E) – jung 4. Symb. f. Yttrium 5. Männliches Geschlechtschromosom
Y. Yersinia (Bakterienform); → Y
YADH Yeast alcohol dehydrogenase (E) – Alkohol-Dehydrogenase von Hefe
YAG Yttrium-Aluminium-Granatkristalle
YAG-Laser Yttrium-Argon-Granat-Laser
Yb. Symb. f. Ytterbium
Y-Band Y-förmiges Kapselband des Hüftgelenks, das Ligamentum iliofemorale
Y-Bypass Aortoiliakale Bifurkationsprothese
Y-Chromosom Männliches Geschlechtschromosom
YE Yellow enzymes (E) – gelbe Enzyme, Flavin-Enzyme
YEH Yellow enzymes, reduced (E) – gelbe Enzyme (Flavin-Enzyme) reduziert
Yel/Vac Yellow fever vaccine (E) – Gelbfieberimpfstoff
YEP Yeast extract peptone (E) – Hefeextraktpeptonmedium
YF Yellow fever (E) – Gelbfieber
Y-Fraktur Y- bis T-förmig verlaufender Frakturspalt im Knochen

Y-Fuge Y-förmige Knorpelfuge
y/o Years old (E) – Jahre alt
yr Year (E) – Jahr
yrs Years (E) – Jahre
ys Yellow spot (E) – gelber Fleck (im Auge)
Y-Schnitt Y-förmige Inzision
Yt Symb. f. Cartwright-Blutgruppen
Y-Welle Teil der Jugularvenenpulskurve

Z

Z 1. Impedanz 2. Zahl 3. Zeichen 4. Zero (E) – Null 5. Zone 6. Zusammensetzung; → Zus.
ZA 1. Zahnarzt 2. Zellansammlung 3. Zentralapotheke
zAMP Zyklisches Adenosinmonophosphat; → cAMP
z.B. 1. Zum Beispiel 2. Zur Beobachtung
ZBV-Test Zahlen-Buchstaben-Verbindungstest
Z disk (E) – Z-Membran, Z-Streifen; → Z line
ZE 1. Zeckenenzephalitis; → TBE 2. Zonenelektrophorese
ZEE Zentraleuropäische Enzephalitis; → CEE
ZEEP Zero endexspiratory pressure (E) – Nullbeatmungsdruck in der endexspiratorischen Phase
Zellz. Zellzahl
ZES, ZE-Syndrom Zollinger-Ellison-Syndrom
ZEV, ZE-Virus Virus der Zeckenenzephalitis
ZH Zwischenhirn
ZHÄ Zusatzhaftpflichtversicherung für Ärzte
ZHR-Syndrom Zerebrohepatorenales Syndrom
ZIA Zonen-Immunassay
ZIG Zoster Immunglobulin
ZIK Zirkulierende Immunkomplexe
zIMP Zyklisches Inosinmonophosphat
ZIP Zoster Immunplasma

ZIR Zellgebundene Immunitätsreaktion
ZK Zellkern
ZKM Zellkernmembran
ZKS Zentrale Koordinationsstörung
Z line (E) – Z-Linie, Z-Membran, Z-Streifen; → Z disk, Z-Linie
Z-Linie 1. Zickzacklinie 2. Z-Streifen; → Z line
ZMV Zytomegalievirus; → CMV
ZN 1. Ziehl-Neelsen 2. Zystenniere
Zn Symb. f. Zincum – Zink
ZnO Zinkoxid
ZNS Zentralnervensystem; → CNS
ZN-Test Zahlennachsprechtest
ZNV Zentrale Niedervoltage (im Elektrokardiogramm)
Zool. 1. Zoologe 2. Zoologie
zool. Zoologisch
ZPB Zero pressure breathing (E) – Spontanatmung
ZPE Zytopathogener Effekt; → CPE
ZPI Zink-Protamin-Insulin
ZPLF Zystische Pankreas- und Lungenfibrose
ZPO 1. Zinkperoxid 2. Zivilprozeßordnung
ZPW Zentrale Pulswellenzeit
Zr. Symb. f. Zirkonium
ZST, ZS-Test Zahlensymboltest
ZSZ Citronensäure-Zyklus
ZTS Zentrale Tonusstörung
Zus. Zusammensetzung; → Z
Zust. Zustand
ZVD Zentraler Venendruck; → CVP
ZVI Zerebrovaskuläre Insuffizienz; → CVI
ZVK 1. Zentraler Venenkatheter(ismus) 2. Zentralverband der Krankengymnasten
ZVT, ZV-Test Zahlenverbindungstest
ZVV Zentralvenenverschluß
Z-Welle Teil des Venenpulses
Zy. Zyanose
Zyl. Zylinder
Zytol. 1. Zytologe 2. Zytologie
zytol. Zytologisch
ZZ 1. Zellzahl 2. Zweieiige Zwillinge

2. Abkürzungen für medizinische bzw. arzneiliche Rezepte

Abkürzungen und Zeichen, die in der Pharmazie und für medizinische bzw. arzneiliche Rezepte verwendet werden

aa̅, a̅a̅. pt. aequ. ana partes aequales (L) – zu gleichen Teilen

a.c. ante cenam, ante cibos, ante cibum (L) – vor dem Essen, vor der Mahlzeit

ad baln. ad balneum (L) – zum Bad(en), für das Bad

ad caps. amyl. ad capsulum amylaceum (L) – in eine Oblatenkapsel (zu geben)

ad caps. gelat. ad capsulum gelatinosam (L) – in eine Gelatinekapsel (zu geben)

ad ch., ad chart. ad chartam (L) – in einen Papierbeutel (zu geben); → ad sac. pap.

ad chart. cerat. ad chartam ceratam (L) – in gewachstem Papier (zu geben)

ad chart. paraff. ad chartam paraffinatam (L) – in paraffiniertem Papier (zu geben)

add. adde (L) – füge hinzu

add. c. trit. adde cum tritu (L) – füge Zerriebenes hinzu

ad feb. adstante febre (L) – bei Fieber; → adst. feb.

ad lib. ad libitum (L) – nach Belieben

ad man. med. ad manus medici (L) – für die Hand des Arztes

ad neutr. ad neutralisandum (L) – zum Neutralisieren

ad sac. pap. ad sacculum papyraceum (L) – in einem Papierbeutel (zu geben); → ad chart., ad ch.

ad sat. ad saturandum (L) – bis zu Sättigung

ad scat. ad scatulam (L) – in eine Schachtel (zu geben)

adst. feb. adstante febre (L) – bei Fieber; → ad feb.

ad us. ad usum (L) – zum Gebrauch

ad us. ext. ad usum externum (L) – zum äußerlichen Gebrauch

ad us. med. ad usum medicinalem (L) – zum arzneilichen Gebrauch

ad us. prop. ad usum proprium (L) – zum eigenen Gebrauch, → a.u.p.

ad us. vetr. ad usum veterinarium (L) – zum veterinärärztlichen Gebrauch

adv. adversum (L) – gegen

ad vitr. ad vitrum (L) – in ein Glas (eine Flasche zu geben)

ad vitr. adl. ad vitrum adlatum (L) – in eine mitgebrachte Flasche (geben)

ad vitr. ampl. ad vitrum amplum (L) – in eine Weithalsflasche (zu geben); → ad vitr. c. coll. ampl

ad vitr. c. coll. ampl. ad vitrum cum collo amplo (L) – in eine Weithalsflasche (zu geben); → ad vitr. ampl.

ad vitr. c. ep. ad vitrum cum epistomato (L) – in eine Glasstöpselflasche (zu geben)

ad vitr. gutt. ad vitrum guttatum (L) – in ein Tropfglas (Tropfflasche zu geben)

ad vitr. nigr. ad vitrum nigrum (L) – in eine dunkle Flasche (zu geben)

ad vitr. pat. ad vitrum patentatum (L) – in eine normale Flasche (zu geben)

agit. ante sum. agita ante sumendum (L) – vor Gebrauch schütteln

Alc. dep., alc. dep. alcohol depuratus (L) – durch Alkohol gereinigt

Alc. dil., alc. dil. alcohol dilutus (L) – verdünnter Weingeist

alt. dieb. alternis diebus (L) – jeden anderen Tag (jeden zweiten Tag)

alt. hor. alternis horis (L) – jede andere Stunde (alle zwei Stunden)

alt. noc. alternis nocta (L) – jede andere Nacht (jede zweite Nacht)

a.m. ante meridiem (L) – vor dem Mittag, vormittags

Amp. Ampulla (L) – Ampulle

ant. jentac. ante jentaculum (L) – vor dem Frühstück

AP Anstaltpackung

a.p. ante prandium (L) – vor dem Mittagessen

Aq. bidest. Aqua bidestillata (L) – bidestilliertes Wasser

Aq. dest. Aqua destillata (L) – destilliertes Wasser

Aq. Am. am. Aqua Amygdalarum amararum (L) – Bittermandelwasser

aquos. aquosus (L) – wäßrig

a.u.p. ad usum proprium (L) – zum eigenen Gebrauch; → ad us. prop.

b. a., bal. arenae. balneum arenae (L) – Sandbad

bal. mar. balneum marinum (L) – Bad im Meerwasser; → b. m.

bal. vap. balneum vaporis (L) – Dampfbad; → b.v.

b. d., b. i. d. bis in die (L) – zweimal täglich

bisdep. bisdepuratus (L) – doppelt gereinigt

b. m. 1. balneum marinum (L) – Bad im Meerwasser; → bal. mar. 2. bene misceatur (L) – gut mischen; vgl. m. b.

Btm Betäubungsmittel

btr., b. tr. bene tritum (L) – gut zerrieben

c/a contra (L) – gegen; → con., ctr.

Caps., caps. Capsula (L) – Kapsel

Caps. amyl., caps. amyl. Capsulae amylaceae (L) – Oblatenkapsel

Caps. gelat., caps. gelat. Capsulae gelatinosae (L) – Gelatinekapsel

c. f. cum formula (L) – Rezept

Ch. cerat. Charta cerata (L) – Wachskapsel

c. m. s. cras mane sumendus (L) – morgen früh (einzunehmen)

c. n. s. cras noctu sumendus (L) – morgen Nacht (einzunehmen)

Coch. Cochleare (L) – Löffel(voll)

Coch. amp. Cochleare amplum (L) – großer Löffel (Eßlöffel)

Coch. mag. Cochleare magnum (L) – großer Löffel (Eßlöffel)

Coch. med. Cochleare medium (L) – mittelgroßer Löffel

Coch. parv. Cochleare parvum (L) – kleiner Löffel (Teelöffel)

coct. coctus (L) – gekocht

comp. compositus (L) – zusammengesetzt

compr. compressus (L) – zusammengepreßt

con. contra (L) – gegen; → c/a, ctr.

conc. 1. concentratus (L) – konzentriert 2. consisus (L) – geschnitten

conc. gross. consisus grosse (L) – grob geschnitten

Consp. consperge (L) – bestreue

cont. 1. contunde (L) – zerstoße 2. contusus (L) – zerstoßen

cont. rem. continuetur remidia (L) – Anweisung zur Wiederholung der Arzneidispensation

Coq., coq. coque, coquatur (L) – man koche

ctr. contra (L) – gegen; → c/a, con.

D, D., d, d. 1. da (L) – gib 2. detur (L) – es soll gegeben werden, es ist zu geben 3. divide (L) – teile; → div.

D.C.F., D. c. f. detur cum formula (L) – abzugeben mit genauer Rezeptur

Dct. Decoctum (L) – Drogenauszug

div. divide (L) – teile; → D, D., d, d.

div. i. part. aeq. divide in partes aequales (L) – man teile in gleiche Teile

D.S., d. s. 1. da, signa (L) – gib (dem Patienten), beschrifte (die Arznei) 2. detur, signetur (L) – man gebe (dem Patienten) und beschrifte (die Arznei)

d. s. n. detur suo nomine (L) – unter dem richtigen Namen abzugeben

d. t. d., D. tal. dos. 1. da tales dosis (L) – gib folgende Mengen 2. detur tales dosis (L) – man gebe folgende Mengen, solche Dosen sollen gegeben werden

e bac. e baccis (L) – aus den Beeren

e fruct. e fructibus (L) – aus den Früchten

e. m. p. ex modo praescripto (L) – wie angegeben, verschrieben, vorgeschrieben

Empl. Emplastrum (L) – Pflaster

excort. excorticus (L) – ausgeschält

express. expressus (L) – ausgedrückt, ausgepreßt

exsicc. exsiccatus (L) – (aus)getrocknet

ext. externus (L) – äußerlich

Extr. Extractum (L) – Auszug (aus einer Droge)

f. emuls. fiat emulsio (L) – man bereite eine Emulsion

f. h. fiat haustus (L) – man bereite einen Trank

Fl. Flores (L) – Blüten; → Flor.

fl. fluidus (L) – flüssig

f. l. a. fiat lege artis (L) – man bereite kunstgerecht

Flor. Flores (L) – Blüten; → Fl.

F. M., f. m. fiat mixtura (L) – man bereite eine Mischung

Fol. Folia (L) – Blätter

f. p. fiat pulvis (L) – man bereite ein Pulver; → f. pulv.

f. pil. 1. fiat pilula (L) – man bereite eine Pille 2. fiat pilulae (L) – man bereite Pillen

f. pulv. fiat pulvis (L) – man bereite ein Pulver; → f. p.

f. solut. fiat solutio (L) – man bereite eine Lösung

f. suppos. fiat suppositorium (L) – man bereite Zäpfchen

f. ung. fiat unguentum (L) – man bereite Salbe

fus. fusus (L) – gegossen

Glob. vag. Globuli vaginalis (L) – Vaginalkugeln

granul. granulatus (L) – gekörnt

gr. m. p. grosso modo pulverisatum (L) – grob gepulvert

gross. grossus (L) – grob
gro. p. grosse pulverisatus (L) – grob pulverisiert
gt. Gutta (L) – (der) Tropfen
gtt. Guttae (L) – (die) Tropfen
h. d. hora decubitus (L) – vor dem Schlafengehen
hor. um. spat. horae unius spatio (L) – stündlich
i. bacill. in bacillis (L) – in Stäbchen
i. bacul. in baculis (L) – in Stangen
i. fol. in foliis (L) – in Blättern
l. glob., i. glob. in globulis (L) – in Kugeln (kugelförmig)
i. gran. in granis (L) – in Körnern
i. lacr. in lacrimis (L) – in Tränen (in Tropfen)
i. lam. in lamellis (L) – in Blättchen
inf. aq. bull. infunde aquam bullientem (L) – gieße kochendes Wasser hinzu
inf. aq. ferv. infunde aquam fervidam (L) – gieße heißes Wasser hinzu
Infus., infus. Infusum (L) – Aufguß
i.p. ipse paratus (L) – selbst bereitet
i. tabul. in tabulis (L) – in Tafeln
Kaps. Kapsel(n)
L, L. Liquor (L) – Flüssigkeit; → Liq., lq.
laevig. laevigatus (L) – zerrieben
Lax. Laxantia (L) – Abführmittel
Lin. Linimentum (L) – flüssiges Einreibemittel
Liq. Liquor (L) – Flüssigkeit; → L, L., lq.
liq. 1. liquefactus (L) – verflüssigt; → liquef. 2. liquidus (L) – flüssig; → liquid.
liquef. liquefactus (L) – verflüssigt; → liq.
liquid. liquidus (L) – flüssig; → liq.
lq. Liquor (L) – Flüssigkeit; → L, L., Liq.
m. misce (L) – mische
Mac. Maceratio (L) – Mazeration, Auszug aus einer Droge
m. accur. misce accuratissime (L) – mische ganz genau
MAL, mal. malaxando (L) – durch Kneten
Mass. pil. Massa pilularum (L) – Pillenmasse; → M. pil.
m. b. misce bene (L) – mische gut; vgl. b.m.
m. d. 1. misce, da (L) – mische (die Arznei), gib (dem Patienten) 2. more dicot (L) – wie angegeben, angewiesen
M. D. S., m. d. s. misce, da, signe (L) – mische, gib und bezeichne

m. et n. mane et noctu (L) – morgens und nachts
m. f. mass. pil. misce, fiat massa pilularum (L) – mische und bereite eine Pillenmasse
M. f. p., m. f. p. 1. misce, fiat pilulae (L) – mische und bereite Pillen 2. misce, fiat pulvis (L) – mische und bereite Pulver
M. f. sol., m. f. sol. misce, fiat solutio (L) – mische und bereite eine Lösung
m. ft. mixtura fiat (L) – bereite eine Mischung
Mixt. Mixtura (L) – Mixtur, Mischung
M. pil. Massa pilularum (L) – Pillenmasse
M. T. D. mitte tales doses (L) – verteile auf gleiche Dosen
m. u. f. misce ut fiat (L) – mische, damit ... entstehe
mund. mundatus (L) – geschält
n. et m. noctu et mane (L) – nachts und morgens
n. r. 1. non reiteretur (L) – (das Mittel) wurde nicht noch einmal angefertigt; → non reiter. 2. non repetatur (L) – (das Mittel) wurde nicht noch einmal gegeben; → non rep.
non reiter. non reiteretur (L) – (das Mittel) wurde nicht noch einmal gegeben; → n. r.
non rep. non repetatur (L) – (das Mittel) wurde nicht noch einmal gegeben; → n.r.
NP, N.P. Normalpackung
obd. obduce (L) – überziehe
o. d. omni die (L) – jeden Tag, täglich
o. m., omn. man. omni mane (L) – jeden Morgen
omn. noc. omni nocte (L) – jede Nacht; → o. n.
omn. quad. hor. omni quadrante horae (L) – jede Viertelstunde
o. n. omni nocte (L) – jede Nacht; → omn. noc.
OP, O.P. Originalpackung
P 1. Pilula (L) – Pille; → P., p., pil. 2. Pilulae (L) – Pillen; → P., p., Pil.
P. 1. Pilula (L) – Pille; → P, p., Pil. 2. Pilulae (L) – Pillen; → P, p., Pil. 3. Pulvis (L) – Pulver; → p., plv., pulv.
p. 1. Pilula (L) – Pille; → P, P., Pil. 2. Pilulae (L) – Pillen; → P, P., Pil. 3. pulveratus (L) – gepulvert, pulverform; → plv., pulv. 4. pulvis (L) – Pulver; → P., plv., pulv.

P. ae., p. ae. partes aequales (L) – zu gleichen Teilen; → pt. ae.

Past. Pasta (L) – Paste

Pastil. Pastilli (L) – Pastillen

p. b. pro balneo (L) – für das Bad; → pro baln.

p. c. 1. post cenam (L) – nach der Mahlzeit 2. post cibos (L) – nach den Mahlzeiten 3. post cibum (L) – nach dem Essen

p. d. 1. per diem (L) – pro Tag, täglich 2. pro die (L) – pro Tag, für den Tag 3. pro dosi (L) – pro Dosis, für die einzelne Gabe

p. grossus pulvis grossus (L) – grobes Pulver; → Pulv. gross.

P.I. Praescriptio internationalis (L) – internationale Vorschrift (für stark wirkende Arzneimittel)

Pil. 1. Pilula (L) – Pille; → P, P., p. 2. Pilulae (L) – Pillen; → P, P., p.

plv. 1. pulveratus (L) – gepulvert, Pulverform; → p., pulv. 2. Pulvis (L) – Pulver; → P., p.

p.m. pondus medicinale (L) – Medizinalgewicht

pro baln. pro balneo (L) – für das Bad; → p. b.

pro us. ext. pro usu externo (L) – zum äußerlichen Gebrauch

pro us. med. pro usu medici (L) – zum arzneilichen Gebrauch

pro us. vet. pro usu veterenario (L) – zum tierärztlichen Gebrauch

p. subt. pulvis subtilis (L) – feines Pulver; → Pulv. subt.

pt. ae. partes aequales (L) – zu gleichen Teilen; → P. ae., p. ae.

pulv. pulveratus (L) – gepulvert, Pulverform; → p., plv.

Pulv. gross. pulvis grossus (L) – grobes Pulver; → p. grossus

Pulv. subt. pulvis subtilis (L) – feines Pulver; → p. subt.

pur. purus (L) – rein

qd, q. d. 1. Quaque die (L) – jeden Tag, täglich 2. Quarter in die (L) – viermal täglich

qh, q. h. quaque hora (L) – jede Stunde, stündlich

q.i.d. quarter in die (L) – viermal täglich; → qd, q. d.

ql, q. l. quantum libet (L) – beliebig viel; vgl. qp, q. p., qv, q. v.

qm, q. m. quaque mane (L) – jeden Morgen

qn, q. n. quaque nocte (L) – jede Nacht

qp, q. p. quantum placet (L) – beliebig viel; vgl. ql, q. l., qv, q. v.

q. r. quantum rectum (L) – die richtige Menge

qs, Q. s., q. s. 1. quantum satis (L) – in genügender Menge 2. quantum sufficit (L) – zur Genüge, so viel wie nötig

qv, q. v. quantum vis (L) – beliebig viel; vgl. ql, q. l., qp, q. p.

Rec. Recipe (L) – nimm; → Rp.

rec. par. recenter paratus (L) – frisch zubereitet; → r. p.

reiter. reiteretur (L) – es werde nochmals angefertigt

Rem. 1. Remanentia (L) – Rest 2. Remedium (L) – Heilmittel

Rep., rep. repetatur (L) – es soll wiederholt werden

Rez. 1. Rezept 2. Rezeptur

Rot. Rotula (L) – Kügelchen

Rp. Recipe (L) – nimm. Einleitende Formel bei jeder ärztlichen Rezeptausfertigung; → Rec.

r. p. recenter paratus (L) – frisch zubereitet; → rec. par.

R. s. renovetur semel (L) – einmal zu erneuern

s. 1. semi (L) – halb, Hälfte 2. signa (L) – bezeichne, beschrifte 3. signetur (L) – man bezeichne 4. sume (L) – nimm 5. sumendus (L) – man nehme

s. a. secundam artem (L) – kunstgerecht

s. c. sine confectione (L) – ohne Umhüllung, ohne Originalpackung

Scat. orig. scatula originalis (L) – Originalschachtel

s. cop. sine copia (L) – ohne Kopie, ohne Rezeptabschrift; → sine cop.

Sed. Sedativum (L) – Beruhigungsmittel

S. f., s. f. sub finem (L) – zum Schluß, am Ende

S. f. c. a., s. f. c. a. sub finem coquendi adde (L) – setze am Ende des Kochens hinzu

sicc. 1. siccatus (L) – getrocknet 2. siccus (L) – trocken

SID, s. i. d. semel in die (L) – einmal täglich

Sig., sig. 1. signa (L) – bezeichne, beschrifte 2. signetur (L) – es möge bezeichnet werden

sine cop. sine copia (L) – ohne Kopie, ohne Rezeptabschrift; → s. cop.

s. len. cal. solve leni calore (L) – löse bei gelinder Wärme; → solv. len. cal.

s. n. suo nomine (L) – mit seinem Namen

s. n. p. signa nomine proprio (L) – beschrifte mit dem Namen des Patienten

Sol, sol. solutio (L) – Lösung

sol. solve, solvatur (L) – man löse

solv. len. cal. solve leni calore (L) – löse bei gelinder Wärme; → s. len. cal.

s. op. s. si opus sit (L) – wenn nötig

spiss. spissus (L) – eingedickt

S. q., s. q. sufficiens quantitas (L) – ausreichende Menge

SSN, s. s. n. signetur suo nomine (L) – Bestandteile der Arznei sind auf dem Etikett anzugeben

S. s. v., s. s. v. sub signo venei (L) – mit Giftzeichen versehen

stat. statim (L) – sofort

su. sumat (L) – man soll nehmen

subt. subtilis (L) – fein

Supp., supp. Suppositorium (L) – Zäpfchen

S. v. Spiritus vini (L) – Weingeist

s. vitr. sine vitro (L) – ohne Glas

tal. tales (L) – solche

Tct., tct. Tinctura (L) – Tinktur; → Tinct.

t. d., t. i. d. ter in die (L) – dreimal täglich

Tinct. Tinctura (L) – Tinktur; → Tct., tct.

Tr. Tropfen

trit. 1. trituratio (L) – Verreibung 2. tritus (L) – verrieben

u. a. f. ut aliquid fiat (L) – damit etwas geschieht

u. d. ut dictum (L) – wie angegeben, nach Vorschrift; → ut dict.

ugt. Unguentum (L) – Salbe; → Ung., Ungt., ungt.

u. n. usu noto (L) – zu bekanntem Gebrauch

Ung., Ungt., ungt. Unguentum (L) – Salbe; → ugt

ust. ustus (L) – gebrannt

ut dict. ut dictum (L) – wie angegeben, nach Vorschrift; → u. d.

V.a ., v. a. 1. Vitrum album (L) – weißes Glas, weiße Arzneiflasche 2. Vitrum allatum (L) – mitgebrachtes Glas, mitgebrachte Arzneiflasche

V. ampl., v. ampl. Vitrum amplum (L) – Weithalsflasche

Vap. par. vapore paratus (L) – im (durch) Dampf zubereitet; → v. p.

V. c. ep., v. c. ep. Vitrum cum epistamio vitreo (L) – Flasche mit Glasstöpsel

V. gutt., v. gutt. Vitrum guttatorium (L) – Tropfglas, Tropfflasche

v. h. p. via humida paratus (L) – auf feuchtem Weg bereitet

V. n., v. n. Vitrum nigrum (L) – schwarzes Glas, schwarze Arzneiflasche

v. p. vapore paratus (L) – im (durch) Dampf zubereitet; → Vap. par.

V. patent., v. patent. Vitrum patentatum (L) – Tropfglas, Tropfflasche

V. rost., v. rost. Vitrum rostratium (L) – Tropfglas, Tropfflasche

V. s., v. s. Vitrum simplex (L) – einfaches Glas, einfache Arzneiflasche

V. tect., v. tect. Vitrum tectum (L) – Flasche mit Glasstöpsel

3. SI, SI-Einheiten

Im Jahr 1960 wurde durch die 11. „Conférence Générale des Poids et Mesures" (CGPM) gleich „Generalkonferenz für Maß und Gewicht" der Name „Système international d'Unités" und daraus die Abkürzung „SI", zu deutsch „Internationales Einheitensystem", festgelegt.

Interessant ist, daß die erste Conférence Générale des Poids et Mesures bereits 1889 stattfand. Zu diesem Zeitpunkt und in der dritten CGPM im Jahr 1901 wurde bereits das Kilogramm als Einheit der Maße festgelegt.

Diese laufenden Konferenzen (CGPM) legten schließlich ein internationales Einheitensystem fest. Und in der Bundesrepublik Deutschland wurde durch das Einheitengesetz vom 2.7.1969 gesetzlich vorgeschrieben, daß mit Wirkung vom 1.1.1978 nur noch SI-Einheiten zu verwenden sind.

Viele Maßeinheiten für gleiche Meßgrößen wurden verwendet. Dies führte leider immer wieder zu Verwechslungen bei der Angabe unterschiedlicher Maßeinheiten – aber auch zu Rechenfehlern durch unterschiedliche Umrechnungsfaktoren.

Ein Rechenfehler oder die Verwechslung von Maßeinheiten kann besonders im medizinischen Bereich gesundheitsschädigende oder gar tödliche Folgen haben.

Wie groß die Gefahr der Verwechslung und/oder Rechenfehler sein kann, zeigen zwei folgende Beispiele.

Beispiel 1

Im medizinischen Bereich ist als Maßeinheit für Volumen das Milliliter (ml) festgelegt worden. Hier eine Auswahl von Maßeinheiten für Volumen.

cbm, m^3 = Kubikmeter, 1 cbm = 1000 l = 1 000 000 ml
ccm, cm^3 = Kubikzentimeter, 1 ccm = 1 ml
cdm, dm^3 = Kubikdezimeter, 1 cdm = 1 l = 1000 ml
cl = Zentiliter, 1 cl = 10 ml
cm^3, ccm = Kubikzentimeter, 1 cm^3 = 1 ml
dl = Deziliter, 1 dl = 100 ml
dm^3, cdm = Kubikdezimeter, 1 cdm = 1 l = 1000 ml
hl = Hektoliter, 1 hl = 100 l = 100 000 ml
l = Liter, 1 l = 1000 ml
m^3, cbm = Kubikmeter, 1 m^3 = 1000 l = 1 000 000 ml
ml = Milliliter, 1 ml = 0,001 l
μl = Mikroliter, 1 μl = 0,000 001 l

Dazu eine Auswahl amerikanischer bzw. britischer Maßeinheiten für Volumen:

gal. = gallon, 1 gal. (amerikanisch)	= 3,785332 l = 3785,332 ml
1 gal. (britisch)	= 4,545963 l = 4545,963 ml
fl.dr. = fluid drachm, 1 fl.dr. (amerikanisch)	= 3,69661 ml
1 fl.dr. (britisch)	= 3,55153 ml
minim, 1 minim (amerikanisch)	= 0,0616102 ml
1 minim (britisch)	= 0,059122 ml
fl.oz. = fluid ounce, 1 fl.oz. (amerikanisch)	= 0,029573 l
	= 29,57 ml
1 fl.oz. (britisch)	= 0,02841231 l
	= 28,47 ml

Beispiel 2

Als Maßeinheit für den Druck ist die abgeleitete SI-Einheit Pascal (Pa) festgelegt worden.

Zur Messung des Blutdrucks und Drucks anderer Körperflüssigkeiten ist im medizinischen Bereich, zumindest in der Bundesrepublik Deutschland, eine Ausnahme verfügt. Hier darf weiter die Maßeinheit „Millimeter Quecksilbersäule" (mmHg) verwendet werden.

Auch hier eine Auswahl von Maßeinheiten für Druck:

at = technische Atmosphäre, 1 at = 9 806 650 Pa
atm = physikalische Atmosphäre, 1 atm = 101 325 Pa
b, bar = Luftdruck, 1 b = 100 000 Pa
cmH_2O = Zentimeter Wassersäule, 1 cmH_2O = 98,07 Pa
mmHg, mmQS = Millimeter Quecksilbersäule, 1 mmHg = 133,322 Pa
mmH_2O, mmWS = Millimeter Wassersäule, 1 mmH_2O = 9,807 Pa
mmQS, mmHg = Millimeter Quecksilbersäule, 1 mmQS = 133,322 Pa
mmWS, mmH_2O = Millimeter Wassersäule, 1 mmWS = 9,807 Pa
Torr, 1 Torr = 1 mmHg = 133,322 Pa

Um die vielen Fehlerquellen zu beseitigen oder stark einzuschränken und vor allem international gleiche Bezeichnungen und Werte zu erhalten wurde das SI-Einheitensystem geschaffen.

SI-Einheiten sind sieben SI-Basiseinheiten (Tab. 1) und die daraus abgeleiteten SI-Einheiten (Tab. 2). Alle Basiseinheiten sind voneinander völlig unabhängig. Multipliziert man verschiedene Basiseinheiten miteinander oder dividiert sie durcheinander erhält man abgeleitete SI-Einheiten.

Neben den SI-Basiseinheiten und abgeleiteten SI-Einheiten sind eine Reihe anderer Einheiten und Zeichen zugelassen. Eine Auswahl zeigt die Tab. 3.

Zur Umrechnung dienen Vorsätze für dezimale Vielfache und Teile von Einheiten (Tab. 4). Genau definiert sind Meßgrößen, Namen und Zeichen in der DIN 1301.

Tabelle **1** SI-Einheiten

Meßgröße	Einheit	Kurzzeichen
Länge	das Meter	m
Lichtstärke	die Candela	cd
Masse	das Kilogramm	kg
Stoffmenge	das Mol	mol
elektrische Stromstärke	das Ampere	A
thermodynamische Temperatur	das Kelvin	K
Zeit	die Sekunde	s

Tabelle **2** Auswahl von Abkürzungen (Abk.) und Kurzzeichen (Kurzz.) abgeleiteter SI-Einheiten

Abk. Kurzz.	Einheit	Meßgröße
Bq	Becquerel	Einheit der Aktivität eines radioaktiven Strahlers
C	Coulomb	Einheit der Elektrizitätsmenge und der elektrischen Ladung
°C	Grad Celsius	Einheit der Temperatur
F	Farad	Einheit der elektrischen Kapazität
Gy	Gray	Einheit der Energiedosis
H	Henry	Einheit der Induktivität
Hz	Hertz	Einheit der Frequenz
J	Joule	Einheit der Arbeit, Energie und Wärmemenge
lm	Lumen	Einheit des Lichtstroms
lx	Lux	Einheit der Beleuchtungsstärke
N	Newton	Einheit der Kraft
Ω	Ohm	Einheit des elektrischen Widerstandes
Pa	Pascal	Einheit des Drucks
rad	Radiant	Einheit des ebenen Winkels
S	Siemens	Einheit des elektrischen Leitwertes
Sv	Sievert	Einheit der Äquivalentdosis
sr	Steradiant	Einheit des räumlichen Winkels
T	Tesla	Einheit der magnetischen Induktion bzw. Polarisation
V	Volt	Einheit der elektrischen Spannung
W	Watt	Einheit der elektrischen und mechanischen Leistung
Wb	Weber	Einheit des magnetischen Flusses

Tabelle **3** Auswahl zugelassener Abkürzungen (Abk.) und Kurzzeichen (Kurzz.) von Einheiten die nicht SI-Einheiten sind

Abk. Kurzz.	Einheit	Meßgröße
a	Ar	Einheit des Flächenmaßes
a	anno (L)	Zeiteinheit Jahr
b	Barn	Einheit der Querschnittsfläche eines Atomkerns
bar	Bar	Einheit des Druckes
d	dies (L)	Zeiteinheit Tag
dpt	Dioptrie	Einheit des Brechwertes optischer Systeme
eV	Elektronvolt	Energieeinheit der Kernphysik
g	Gramm	Einheit der Masse
gon	Gon	Einheit für ebene Winkel
h	hora (L)	Zeiteinheit Stunde
ha	Hektar	Einheit des Flächenmaßes
Kt	Karat	1. Einheit der Gewichtsbestimmung von Edelsteinen, 1 Kt = ca. 205 mg, 1 metrisches Kt = 200 mg 2. Feinheit einer Goldlegierung, 24 Kt = reines Gold
L, l	Liter	Einheit für Volumen
min	Minute	Zeiteinheit
mmHg	Millimeter Quecksilbersäule	Einheit des Druckes (vgl. Hinweis im Beispiel 2)
P	Poise	Einheit der Viskosität von Flüssigkeiten und Gasen
St	Stokes	Einheit der kinetischen Viskosität
t	Tonne	Einheit der Masse
tex	Tex	Maßeinheit für längenbezogene Masse textiler Fasern und Garne
u	atomare Masseneinheit	Einheit der Masse in der Kernphysik
°	Grad	1. Einheit für ebenen Winkel 2. Einheit der Temperatur
'	Minute	Einheit für ebener Winkel, 1 ' = 1/60°
"	1. Sekunde 2. Inch	Einheit für ebener Winkel, 1 " = 1/60 ' Einheit für (angloamerikanisches) Längenmaß, 1 " = 25,4 mm
	3. Zoll	Einheit für Längenmaß, 1 " = 25,4 mm

Tabelle **4**   Vorsätze und Kurzzeichen für dezimale Vielfache von Einheiten

Kurz-zeichen	Vorsatz	Zehner-potenz		Bedeutung						
E	Exa-	10^{18}	= Trillionenfach	1 000	000	000	000	000	000
P	Peta-	10^{15}	= Billiardenfach		1 000	000	000	000	000
T	Tera-	10^{12}	= Billionenfach			1 000	000	000	000
G	Giga-	10^{9}	= Milliardenfach				1 000	000	000
M	Mega-	10^{6}	= Millionenfach					1 000	000
k	Kilo-	10^{3}	= Tausendfach						1 000
h	Hekto-	10^{2}	= Hundertfach						100
da	Deka-	10^{1}	= Zehnfach						10
d	Dezi-	10^{-1}	= Zehntel	0,1
c	Zenti-	10^{-2}	= Hundertstel	0,01
m	Milli-	10^{-3}	= Tausendstel	0,001
μ	Mikro-	10^{-6}	= Millionstel	0,000 001
n	Nano-	10^{-9}	= Milliardstel	0,000 000 001
p	Piko-	10^{-12}	= Billionstel	0,000 000 000 001
f	Femto-	10^{-15}	= Billiardstel	0,000 000 000 000 001
a	Atto-	10^{-18}	= Trillionstel	0,000 000 000 000 000 001

4. Auswahl von Abkürzungen und Umrechnungsfaktoren amerikanischer (Abk. a), britischer (Abk. b) und metrischer Maße und Gewichte

Bei amerikanischen und britischen Gewichtsbezeichnungen findet man den Zusatz troy. Das Troygewicht ist nach der französischen Stadt Troyes benannt. Es ist in den USA und England eine Gewichtseinheit für Edelmetalle und Edelsteine.
Die Abkürzung av. heißt avoirdupois und bedeutet nordamerikanisches Handelsgewicht.
Die Abkürzung ap. heißt apothecaries und zeigt an, daß es sich um eine Gewichtseinheit für Arzneimittel handelt.

1. Maßeinheiten für Volumen

Metrische Maße

Abkürzung	Bezeichnung	Abkürzung	Bezeichnung
cbm, m^3	Kubikmeter	hl	Hektoliter
ccm, cm^3	Kubikzentimeter	l	Liter
cdm, dm^3	Kubikdezimeter	μl	Mikroliter
cm^3, ccm	Kubikzentimeter	ml	Milliliter
cmm, mm^3	Kubikmillimeter	m^3, cbm	Kubikmeter
dl	Deziliter	mm^3, cmm	Kubikmillimeter
dm^3, cdm	Kubikdezimeter		

Amerikanische und britische Maße

Abkürzung	Bezeichnung	Abkürzung	Bezeichnung
bbl	barrel	gal.	gallon
cu.ft., ft^3	cubic foot	gill	gill
cu.in., in^3	cubic inch	in^3, cu.in.	cubic inch
cu.yd., yd^3	cubic yard	minim	minim
fl.dr.	fluid drachm	pt.	pint
fl.oz.	fluid ounce	qt.	quart
ft^3, cu.ft.	cubic foot	yd^3, cu.yd.	cubic yard

Umrechnungsfaktoren
cbm = m^3
1 cbm = 10^9 mm^3 (1 000 000 000) mm^3) = 10 000 dl = 1 000 dm^3
   = 1 000 l = 10 hl
   = 35,317 ft^3 = 6,289 822 bbl (a) = 1,307 950 yd^3

ccm = cm^3
1 ccm = 1 000 mm^3 = 1 ml = 0,001 dm^3 = 0,000 001 m^3
   = 0,061 026 m^3 = 0,033 914 fl.oz. (a) = 0,035 195 fl.oz. (b)

cdm = dm^3
1 cdm = 1 000 cm^3 = 1 l = 0,001 m^3
   = 61,024 in^3 = 1,759 755 pt (b) = 0,879 879 qt. (b)
   = 0,264 172 gal. (a) = 0,219 969 gal. (b) = 0,035 315 ft^3

cmm = mm^3
1 cmm = 1 µl = 0,001 cm^3

dl
1 dl = 0,1 l = 0,001 hl

hl
1 hl = 1 000 dl = 100 l
  = 26,41 gal. (a) = 21,997 gal. (b)

l
1 l = 1000 ml = 10 dl = 1 dm^3 = 0,001 hl = 0,001 m^3

µl
1 µl = 10^{-9} m^3 (0,000 000 001 m^3) = 1 mm^3

ml
1 ml = 16,894 minims (b) = 16,231 minims (a) = 0,061 026 in^3

bbl
1 bbl (a) = 31,5 gal. (a) = 119,228 l = 0,158 987 m^3
1 bbl (b) = 36 gal. (b) = 163,656 l
1 bbl petroleum (Öl) = 42 gal. (a) = 158,656 l

cu.ft. = ft^3
1 cu.ft. = 1 728 cu.in. = 28,316 8 dm^3 = 0,028 316 8 m^3

cu.in. = in^3
1 cu.in. = 16,386 62 cm^3 = 0,016 387 1 dm^3 = 0,016 386 6 l

cu.yd. = yd^3
1 cu.yd. = 27 cu.ft. = 0,764 555 m^3

fl.dr.ap.
1 fl.dr.ap. (a) = 60 minims (a) = 1,041 1 fl.dr.ap. (b)
     = 3,696 61 ml
1 fl.dr.ap. (b) = 60 minims (b) = 0,960 55 fl.dr.ap. (a)
     = 3,55 153

fl.oz.ap.
1 fl.oz.ap. (a) = 8 fl.dr.ap. (a) = 29,57 ml = 0,029 573 l
1 fl.oz.ap. (b) = 8 fl.dr.ap. (b) = 28,47 ml = 0,028 412 l

gal.

1 gal. (a) = 4 qt. (a) = 0,133 68 cu.ft. = 0,832 68 gal. (b)
      = 3,785332 l

1 gal. (b) = 4 qt. (b) = 0,160 544 cu.ft. = 1,200 95 gal. (a)
      = 4,545963 l

gill

1 gill (a) = 7,21882 cu.in. = 0,118 291 6 l
1 gill (b) = 8,66938 cu.in. = 0,142 061 3 l

minim

1 minim (a) = 1/60 fl.dr.ap. (a) = 1,041 minim (b) = 0,061 610 2 ml
1 minim (b) = 1/60 fl.dr.ap. (b) = 0,961 minim (a) = 0,059 122 ml

pt.

1 pt. (a) = 4 gills (a) = 0,125 gal. (a) = 0,832 68 pt. (b)
      = 0,473 166 l

1 pt. (b) = 4 gills (b) = 0,125 gal. (b) = 1,200 94 pt. (a)
      = 0,568 245 l

qt

1 qt (a) = 2 pt. (a) = 57,749 cu.in. = 0,832 68 qt. (b)
      = 0,946333 l

1 qt. (b) = 2 pt. (b) = 69,35 cu.in. = 1,200 90 qt. (a)
      = 1,136 491 l

2. Maßeinheiten für Gewicht und Masse

Metrische Maße

Abkürzung	Bezeichnung	Abkürzung	Bezeichnung
cg	Zentigramm	mg	Milligramm
dz	Doppelzentner	ng	Nanogramm
g	Gramm	t	Tonne
kg	Kilogramm	Ztr.	Zentner
µg	Mikrogramm		

Amerikanische und britische Maße

Abkürzung	Bezeichnung	Abkürzung	Bezeichnung
cwt.	hundredweight	l.t.	long ton
dr.ap.	drachm	oz.	ounce
dr.av.	dram	qr.	quarter
dwt.	pennyweight	scr.	scruple
gr.	grain	sh.t.	short ton
lb.	pound	stone	stone

Umrechnungsfaktoren

cg
1 cg = 10 mg = 0,01 g = 0,00001 kg

dz
1 dz = 100 kg

g
1 g = 1000 mg = 100 cg = 0,001 kg
= 0,257 206 dr.ap. = 0,564 783 dr.av. = 0,643 015 dwt.troy
= 15,432 4 gr. = 2,679 229 lb.ap. = 0,077 161 7 scr.ap.troy
= 0,032 14 oz.ap.

kg
1 kg = 1 000 000 mg = 10 000 cg = 1 000 g = 0,01 dz = 0,02 Ztr.
= 0,019 684 cwt. = 2,204 622 lb.av. = 2,679 229 lb.ap.troy
= 32,150 74 oz.troy = 35,273 96 oz.av.

µg
1 µg = 10^{-6} g = 0,000 001 g

mg
1 mg = 0,1 cg = 0,001 g = 0,000 001 kg = 0,015 43 gr.

ng
1 ng = 10^{-9} g = 0,000 000 001 g

t
1 t = 1 000 kg = 0,984 21 l.t = 1,102 31 sh.t

Ztr.
1 Ztr. = 50 kg = 0,984 2 cwt. (b) =1,102 3 cwt. (a) = 110,23 lb.av.

cwt.
1 cwt. (a) = 100 lb (a) = 45,359 kg
1 cwt. (b) = 112 lb (b) = 50,82 kg

dr.ap.
1 dr.ap = 3 scr. = 3,887 93 g

dr.av.
1 dr.av. = 27,343 8 gr. = 1,771 84 g

dwt.
1 dwt. = 24 gr. = 1,555 2 g

gr.
1 gr. = 0,05 scr.ap. = 0,016 66 dr.ap. = 0,064 798 9 g

lb.
1 lb.ap.troy = 0,822 86 lb.av. = 12 oz.ap.troy = 5760 gr.
= 373,2418 g
1 lb.av. = 16 oz.av. = 7000 gr. = 453,592 g = 0,453 59 kg

lt.
1 lt. = 20 cwt. = 1,12 sh.t = 1016,47 kg = 1,016 047 t

oz.
1 oz.ap.troy = 8 dr.ap. = 20 cwt. = 1,097 14 oz.av. = 31,103 48 g
1 oz.av. = 16 dr.av. = 28,349 53 g = 0,028 35 kg

qr.
1 qr. (a) = 25 lb. = 11,339 kg
1 gr. (b) = 28 lb. = 12,701 kg
scr.
1 scr.ap.troy = 20 gr. = 1,295 97 g
sh.t.
1 sh.t. = 2 000 lb. = 0,892 9 l.t. = 907,185 kg = 0,907 185 t
stone
1 stone = 14 lb. = 6,35 kg.

3. Maßeinheiten für Länge

Metrische Maße

Abkürzung	Bezeichnung	Abkürzung	Bezeichnung
britische (oder Statute) Meile		Meile	geographische Meile
cm	Zentimeter	μm	Mikrometer
dm	Dezimeter	mm	Millimeter
km	Kilometer	nm	Nanometer
	Landmeile	sm	Seemeile
μ	Mikron	Zoll	Zoll
m	Meter	"	Kurzzeichen für Zoll

Amerikanische und britische Maße

Abkürzung	Bezeichnung	Abkürzung	Bezeichnung
	cable	μin.	microinch
	chain	min.	milliinch
	fathom		nautical mile
ft.	foot		perch
	furlong		pole
	hand		rod
in.	inch		statute mile
	line	yd.	yard
	mile	"	Kurzzeichen für inch

Umrechnungsfaktoren
Britische oder statute Meile vgl. Landmeile

cm
1 cm = 10 mm = 0,393 70 in.

dm
dm = 100 mm = 10 cm

km
1 km = 1 000 m = 39 370,79 in. = 3 280,869 3 ft. = 1 093,637 yd
    = 0,134 8 geographische Meile = 0,621 372 britische oder
    statute Meile (Landmeile)
Landmeile = britische oder statute mile (Meile)
1 Landmeile = 1,609 31 km = 1 760 yd. = 8 furlong

μ
1 μ = 1 μm = 10^{-6} m = 0,000 001 m

m
1 m = 1 000 mm = 100 cm = 10 dm = 39,370 11 in. = 3,280 843 ft
    = 1,093 614 yd.

Meile = geographische Meile
1 Meile = 7,420 4 km

μm
1 μm = 10^{-6} m = 0,000 001 m = 39,37 μin.

mm
1mm = 39,37 min. = 0,039 370 79 in. = 0,001 093 6 yd.
    = 0,003 280 9 ft.

nm
1 nm = 10^{-9} m = 0,000 000 001 m

sm
1 sm = 1852 m = 1,852 km

Zoll
1 Zoll = 25,4 mm = 2,54 cm = 0,025 4 m = 12 lines = 1 in.
" vgl. Zoll

cable
1 cable = 100 fathoms = 18 288 cm = 182,88 m
1 cable (a) = 720 ft. = 21945,6 cm = 219,45 m
1 cable (b) = 608 ft. = 18531,84 cm = 185,3 m

chain
1 chain = 4 perch oder pole oder rod = 66 ft. = 20,116 m

fathom
1 fathom = 6 ft. = 182,88 cm = 1,828 m

ft.
1 ft. = 12 in. = 304,79 mm = 30,47 cm = 0,304 79 m

furlong
1 furlong = 10 chains = 201,168 m

hand
1 hand = 4 in. = 101,6 mm = 10,16 cm

in.
1 in. = 12 lines = 25,4 mm = 2,54 cm = 0,025 4 m = 1 Zoll
line
1 line = 2,116 6 mm
mile – statute oder britische (= Landmeile)
1 mile = 8 furlong = 1 760 yd. = 1,609 31 km = 1 Landmeile
µin.
1 µin. = 0,025 4 µm
min.
1 min. = 0,025 4 mm
nautical mile (= Seemeile)
1 nautical mile = 1 852 m = 1,852 km = 1 Seemeile
perch
1 perch = 1 pole oder rod = 5 ½ yd. = 5,029 m
pole vgl. perch
rod vgl. perch
statute mile vgl. mile
yd
1 yd. = 3 ft. = 919,4 mm = 91,44 cm = 0,914 m

4. Maßeinheiten für Fläche

Metrische Maße

Abkürzung	Bezeichnung	Abkürzung	Bezeichnung
a	Ar		Morgen
ha	Hektar		
cm², qcm	Quadratzentimeter	qcm, cm²	Quadratzentimeter
dm², qdm	Quadratdezimeter	qdm, dm²	Quadratdezimeter
km², qkm	Quadratkilometer	qkm, km²	Quadratkilometer
m², qm	Quadratmeter	qm, m²	Quadratmeter
mm², qmm	Quadratmillimeter	qmm, mm²	Quadratmillimeter

Amerikanische und britische Maße

Abkürzung	Bezeichnung	Abkürzung	Bezeichnung
	acre	sq.mi., mi²	square mile
ft², sq.ft.	square foot	sq.perch	square perch
in², sq.in.	square inch	sq.pole	square pole
mi², sq.mi	square mile	sq.rod	square rod
	rood	sq.ys., yd²	sqaure yard
sq.ft., ft²	square foot	yd², sq.yd.	square yard
sq.in., in²	square inch		

Umrechnungsfaktoren

a
1 a = 100 m^2 = 0,01 ha = 119,599 yd^2

cm^2 = qcm
1 cm^2 = 100 mm^2 = 0,155 0 in^2

dm^2 = qdm
1 dm^2 = 100 cm^2 = 0,107 639 ft^2

ha
1 ha = 10^4 m^2 = 1 000 m^2 = 100 a = 4 Morgen = 107 641,03 ft^2
     = 1 196,11 yd^2 = 2,471 06 acres

km^2 = qkm
1 km^2 = 1 000 000 m^2 = 100 ha = 247,11 acres = 0,386 103 mi^2

m^2 = qm
1 m^2 = 100 000 mm^2 = 1 000 cm^2 = 100 dm^2 = 0,01 a = 0,0001 ha
    = 1550 in^2 = 10,763915 ft^2 = 1,196 yd^2

mm^2 = qmm
1 mm^2 = 0,001 55 in^2 = 0,000 010 764 1 ft^2 = 0,000 001 196 yd^2

Morgen
1 Morgen = 2 500 m^2

acre
1 acre = 4 840 yd^2 = 4 rood = 4 046,849 m^2 = 0,404 685 ha

ft^2 = sq.ft.
1 ft^2 = 144 sq.in. = 929,029 cm^2 = 0,092 903 m^2

in^2 = sq.in.
1 in^2 = 6,451 59 cm^2

mi^2 = sq.mi.
1 mi^2 = 640 acres = 259 ha = 2,589 99 km^2

rood
1 rood = 40 sq.rood = 1 011,72 m^2 = 10,12 a

sq.perch = sq.pole = sq.rod
1 sq.perch = 30 ¼ sq.yd. = 25,293 m^2

yd^2 = sq.yd.
1 yd^2 = 9 sq.ft. = 0,836 127 m^2 = 8 361,26 cm^2

5. Römische Ziffern und Zahlenzeichen

Die Römer verwendeten 7 Ziffern und Zahlenzeichen.

Vier Stufenziffern	I	X	C	M
und drei Zwischenziffern		V	L	D

Ein Zahlenzeichen für die Null kannten sie nicht.

Wenn eine Stufenziffer hinter einer gleichen oder hinter einer höheren Ziffer steht, wird der Wert zusammengezählt. Es dürfen nicht mehr als 3 Stufenziffern hintereinander gestellt werden. Steht die Stufenziffer vor einer höheren Ziffer, wird der Wert abgezogen. Zwischenziffern dürfen nur hinter eine größere Ziffer gestellt werden.

röm.Ziffer/arab.Ziffer		röm.Ziffer/arab.Ziffer		röm.Ziffer/arab.Ziffer	
I	1	XVII	17	LX	60
II	2	XVIII	18	LXX	70
III	3	XIX	19	LXXX	80
IV	4	XX	20	XC	90
V	5	XXI	21	XCI	91
VI	6	XXII	22	C	100
VII	7	XXIII	23	CC	200
VIII	8	XXIV	24	CCC	300
IX	9	XXV	25	CD	400
X	10	XXVI	26	D	500
XI	11	XXVII	27	DC	600
XII	12	XXVIII	28	DCC	700
XIII	13	XXIX	29	DCCC	800
XIV	14	XXX	30	CM	900
XV	15	XL	40	M	1000
XVI	16	L	50	MM	2000

Die arabischen Ziffern bzw. Zahlenzeichen wurden von den Indern erfunden. Durch die Araber wurden diese Ziffern nach Europa gebracht, und seit dem 16. Jahrhundert werden sie hier allgemein verwendet.